pVz

DR. MED. R. ARON-BRUNETIÈRE

DAS GESCHÄFT
MIT DER SCHÖNHEIT

GEFAHREN FALSCHER KOSMETIK

PAUL ZSOLNAY VERLAG
WIEN · HAMBURG

Berechtigte Übersetzung von
Hilde Linnert und Jasminka Filipović

Alle Rechte vorbehalten
© Paul Zsolnay Verlag Gesellschaft m. b. H., Wien/Hamburg 1975
Originaltitel: La beauté et la médecine © 1974 Éditions Stock
Umschlag und Einband: Walter Strohmaier
Druck: Josef Müller, Wien
Bindearbeit: Wiener Verlag, Wien
Printed in Austria
ISBN 3-552-02700-9

DAS GESCHÄFT
MIT DER SCHÖNHEIT

EINLEITUNG

Es ist zu einer fixen Idee geworden: Man muß jung sein oder zumindest jung bleiben. Jung sein ist alles, die Jugend bestimmt die Welt. Und zwar nicht nur die, die Krach schlägt, Mauern vollschmiert, die Pflastersteine aus den Straßen reißt, sich mit Polizisten prügelt, deren männliche Angehörige sich die Haare wachsen lassen, während die weiblichen sie sich abschneiden; sondern auch die Jugend, in die Industrieunternehmen Milliarden investieren — indem sie ihr eine besondere Kleidung, neue „Schminktrends" und Schallplatten gleichsam vorschreiben — weil sie entdeckt haben, daß sich hier ein noch nicht erschlossener Absatzmarkt bietet; die Jugend, derentwegen Werbeleute ihr Gehirn strapazieren, um neue Stile, neue Moden zu erfinden: Röcke, die gerade noch das Gesäß bedecken — solange die Beine hübsch sind, hat kein Mann etwas dagegen —, dann wieder bodenlange Kleider, zur Freude des städtischen Straßenreinigungsdienstes.

Und alle machen, gehen, laufen mit. Wenn jung sein identisch ist mit verrückt oder dumm sein, dann sind unzählige Erwachsene jung. Aber in Wirklichkeit ist jung sein etwas anderes: Es ist die Fähigkeit, sich aufzulehnen, zu sagen: „Macht Liebe, nicht Krieg", sich über Tabus hinwegzusetzen, sich nicht in Systeme pressen zu lassen, alles in Frage zu stellen, kräftige Muskeln, bewegliche Gelenke, ein leistungsfähiges Herz, gesunde Blutgefäße zu haben. Jung sein heißt nicht notwendigerweise schön sein, denn Jugend muß nicht unbedingt schön sein. Ich habe kürzlich im Fernsehen einen Varietékünstler gesehen, den ich sehr schätze: Er ist vierzig und sieht jetzt eindeutig besser aus als in seinen Anfangszeiten.

Jugend allein ist bestimmt kein Schönheitsmittel, und man

wird nicht schöner, indem man sie nachahmt. Man wird es um so weniger, als jeder Tag, der vergeht, uns älter macht, und die Bereitschaft zu Faltenbildung, Rheumatismus und Kurzatmigkeit zunimmt.

Also kann man nichts tun? Muß man sich mit Abnützung, Gebrechlichkeit, Verfall abfinden? Aber nein! Man muß nicht Fett ansetzen, man kann etwas gegen die Cellulitis-Wülste unternehmen, man kann das Auftreten von Hautschäden verzögern und ihr Ausmaß verringern, man kann einen Hängebusen liften. Alle diese Möglichkeiten gibt es bereits, man muß sie nur ausnützen. Und ich möchte gleich feststellen, daß es besser ist, gar keine Schönheitspflege zu betreiben, als dabei entscheidende Fehler zu begehen.

Aber wie soll man Schönheitspflege nun wirklich betreiben? Meist höre ich: „Ich trage Cremes und Lotionen auf. Ich gebe sehr viel Geld dafür aus. Und ich sehe keinen Erfolg."

Aber das kann man nicht als Schönheitspflege bezeichnen. Der Arzt versteht unter Schönheitspflege die verschiedenen hygienischen, medikamentösen und chirurgischen Methoden zur Erhaltung oder Wiederherstellung der Gesundheit. Das Gemeinsame all dieser Methoden ist, daß sie auf genau definierten wissenschaftlichen Eigenschaften beruhen, durch deren Auswertung man ein bestimmtes Ergebnis erzielen kann.

Soweit es sich um Krankheiten handelt, entsprechen alle Behandlungsmethoden diesem Grundsatz.

Aber auf dem Gebiet der Dermatologie hat es bis vor kurzem zwei Bereiche gegeben: den der Hautkrankheiten, auf dem die erwähnten Prinzipien streng angewendet wurden, und den der Hautschäden, die — da sie nur das Aussehen beeinträchtigten und keine Krankheiten im eigentlichen Sinn waren — von der traditionellen Dermatologie als unwesentlich betrachtet wurden. Das ging so weit, daß jeder Arzt, der bereit war, sich mit bloßen Hautschädigungen zu beschäftigen, von seinen konservativen Kollegen für einen Scharlatan gehalten wurde.

Und dennoch, mit welchem Recht betrachtet die Dermatologie, deren Aufgabe nicht nur das Erkennen und die Behandlung von Hautkrankheiten, sondern auch deren Prophylaxe ist, solche häufig vorkommenden Schäden als unwichtig? Weil es sich nicht um echte Krankheiten handelt? Es ist doch bekannt, daß eine unbedeutende Entzündung das Frühstadium eines Ekzems sein kann, und ein Schnupfen der Anfang einer Lungenentzündung!

Millionen von Verbrauchern wenden Milliarden von Cremes, Lotionen, Schminken an; womit rechtfertigt die Medizin ihre Gleichgültigkeit gegenüber den Folgen dieser Anwendung?

Damit, daß Kosmetik als „oberflächlich" eingestuft wird? Aber Kosmetika sind keine harmlosen Mittel, sondern können heftige Reaktionen der Haut hervorrufen.

Oder mit dem asketischen Standpunkt, daß wir unsere erbärmliche fleischliche Hülle verachten und nur den geistigen Werten unseres Lebens Beachtung schenken sollen? Aber wenn sich unsere Einstellung dem Universum gegenüber ändert, könnten wir vielleicht eines Tages der Meinung sein, daß wir das Werk des Herrn pflegen und es verschönern, um Ihm unsere Ehrerbietung zu beweisen.

Oder vielleicht mit dem Standpunkt von Opas Medizin, die sich darauf beschränkte, zu retten, was noch zu retten war, und keine Zeit hatte, an mehr zu denken? Diese Zeiten sind endgültig vorbei.

Ich erinnere mich an eine Vorlesung meines Lehrers René Leriche, eines der größten Chirurgen seiner Zeit. Es war im Jahr 1935; er sprach über Kreislaufstörungen und sagte in diesem Zusammenhang, daß in einem Land wie Frankreich die Lebenserwartung vierundfünfzig Jahre betrage. Heute liegt sie bei dreiundsiebzig bis vierundsiebzig, wir haben also in weniger als vierzig Jahren zwanzig dazugewonnen.

Damit ändert sich sehr vieles; notwendigerweise auch unsere Einstellung dem Leben und den Kranken gegenüber, und damit mußte die Schranke zwischen den beiden Bereichen der Dermatologie fallen.

Während der letzten zwanzig Jahre haben sich in dieser Beziehung verschiedene Entwicklungen angebahnt. Aber die große Wende ist erst 1972 eingetreten, und zwar beim letzten Internationalen Dermatologen-Kongreß. Das Kongreßprogramm sah eine Diskussion über „Dermatologische Kosmetik" vor. Internationale medizinische Kongresse sind wie große Jahrmärkte, auf denen Spezialisten aus der ganzen Welt zusammentreffen. Diese Zusammenkünfte sind wichtig, denn sie ermöglichen den Austausch verschiedener Anschauungen und neuer Erkenntnisse auf den unterschiedlichsten Gebieten. Und bei dieser Gelegenheit manifestieren sich auch neue Strömungen und Zielsetzungen der Medizin.

Für die Hautärzte meiner Generation war eine Diskussion über Kosmetik an einem internationalen Dermatologiekongreß eine Revolution. Die Dermatologie begab sich gewissermaßen auf die Straße; sie bekam endlich Kontakt mit den Realitäten des Alltags, die sie nicht länger ignorieren durfte.

Aber diese Revolution war nur die Folge einer Evolution, ausgelöst durch die Kranken, die nicht nur mit ihren Leiden zu uns kamen, sondern auch mit dem neu erwachten Bewußtsein, daß sie ein Recht auf Gesundheit und auf psychisches und physisches Wohlergehen haben (das eine ist ohne das andere undenkbar), und die immer lauter die — richtige — Ansicht verkündeten, daß nicht nur die Wiederherstellung ihrer inneren Gesundheit wichtig sei, sondern, daß dies auch nach außenhin sichtbar werden müsse.

Im Grunde genommen haben also die Kranken selbst den Anstoß dazu gegeben. Es gibt heute eine Revolution der „Konsumenten medizinischer Heilmittel", um sich der Sprache der Nationalökonomen zu bedienen, so wie es früher eine industrielle Revolution gegeben hat. Und diese Revolution zwingt die Ärzte zu einer neuen Einstellung bei der Ausübung ihres Berufes, in ihrem Verhältnis zu den Kranken, und setzt ihnen neue Ziele; so zum Beispiel müssen sie nun auch die Öffentlichkeit informieren: Es ist kein Zufall, daß sie immer häufiger aufgefordert werden, an Radio- und

Fernsehsendungen teilzunehmen; daß in den bedeutenden Zeitungen immer öfter Artikel über neue Erkenntnisse der Medizin erscheinen. Die ärztliche Wissenschaft hat unzweifelhaft in den letzten dreißig Jahren dank der Entwicklung der anderen Wissenschaften — Physik, Chemie, Mathematik — mehr Fortschritte erzielt als seit dem Erscheinen des Menschen auf der Erde.

Damit der Mensch aber wirklich von diesem Fortschritt profitieren kann, muß er ein Minimum an Wissen besitzen, das es ihm ermöglicht, ein Urteil zu fällen, eine Wahl zu treffen. Wohlgemerkt, man muß nicht unbedingt die Energiegesetze kennen, um sich der Elektrizität zu bedienen, genausowenig wie eine Frau wissen muß, was ultraviolette Strahlen sind, wenn sie ein Sonnenbad nimmt. Aber es gibt doch etliches, was man von der Elektrizität wissen sollte: zum Beispiel, daß es tödlich sein kann, wenn man in der Badewanne telefoniert oder sich rasiert; und ebenso soll man sich im klaren darüber sein, daß starke Sonnenbestrahlung erheblich zum Altern der Haut beiträgt.

Hier fängt die Freiheit der Wahl an, die ja die wirkliche Freiheit ist. Aber hier stellt sich auch ein Problem, das meiner Meinung nach eines der aktuellsten unserer Zeit ist: die Weitergabe von Informationen. Ich halte es für notwendig, dieses Problem zu erwähnen, denn es betrifft das vorliegende Buch: Die Dinge, über die ich schreibe, sind für Leser bestimmt, die nicht unbedingt auf das vorbereitet sind, was ich ihnen vermitteln will. Daraus ergibt sich die Notwendigkeit, mich verständlich auszudrücken. Oft, während ich mir im Fernsehen eine der ausgezeichneten Sendungen über medizinische Themen ansah, dachte ich, daß einige meiner Kollegen wohl Schwierigkeiten in dieser Hinsicht haben würden, obwohl sie sich ehrlich bemühten, ihre Vorträge und Reden möglichst verständlich zu gestalten. Denn es gibt nichts Schwierigeres, als Dinge zu vereinfachen, die absolut nicht einfach sind; noch dazu, wenn man es vermeiden will, die Tatsachen zu verfälschen.

Ich habe das selbst in einer TV-Direktsendung erlebt; ich habe mich verzweifelt bemüht, mich klar auszudrücken, aber ich weiß keineswegs, ob es mir gelungen ist. Es ist ja eine bekannte Tatsache, daß jede Sparte der Wissenschaft ihr eigenes, eigentümliches Vokabular hat, das für jeden Nichteingeweihten unverständlich bleibt; ich verstehe nichts — oder beinahe nichts — von der Sprache der Mathematiker, die wiederum mit der meinen nichts anfangen können.

Man wirft den Ärzten manchmal vor, „große Worte" zu verwenden, die der Laie nicht begreife. Das wäre — nach der jeweiligen Auffassung — entweder ein Mittel, um ihr eigenes Unwissen zu kaschieren (was zur Zeit Molières zutraf), oder eine Möglichkeit, um den Patienten zu beeindrucken. Es stimmt, daß lässig, selbstsicher eingestreute Worte, unter denen sich der Nichteingeweihte nichts vorstellen kann, beim Gesprächspartner ein Gefühl der Unterlegenheit, des Unbehagens, also der Unsicherheit erwecken. Aber ein „Bindegewebe" ist ein Bindegewebe, ich kann nichts dafür, und ich habe kein anderes Wort, um es zu bezeichnen. Ich kann aber erklären, wo es sich befindet, warum man es so nennt, wozu es dient (und das werde ich sicherlich tun, denn es ist einer der wichtigsten Bestandteile der Haut, spielt zum Beispiel eine große Rolle bei der Entstehung von Falten, und die Falten sind eines der Probleme, mit denen ich mich in diesem Buch beschäftige).

Die wissenschaftliche Terminologie ist keineswegs abstrakt; sie wird auch nicht boshafterweise von Leuten kompliziert gestaltet, die sich über ihre Mitmenschen erhaben fühlen wollen. Sie wird dann verwendet, wenn es in der Alltagssprache keine Entsprechung für ihre Begriffe gibt; diese bezeichnen entweder mit gebräuchlichen Worten Dinge, die aber dem Laien fremd sind, oder arbeiten überhaupt mit spezifischen, in der Umgangssprache nicht existierenden Worten. Das Ergebnis ist eine Fachsprache, die jeder Medizinstudent lernt und anwendet, sobald er Arzt ist, um sich mit seinen Kollegen zu verständigen.

Aber nicht nur die medizinische Terminologie ist ungewöhnlich; ungewöhnlich sind auch ihre Formulierungen und ihre geistige Grundhaltung. Ein medizinisches Gutachten ist kein Roman: es ist ein kaltes, präzises, unpersönliches Exposé über Tatsachen, die man analysiert und bespricht; Umschreibungen oder kunstvolle Wortspiele wären darin fehl am Platz. Ärzte und Forscher — und unter den Ärzten gibt es viele Forscher — haben begriffen, daß nur Tatsachen maßgebend sind, unabhängig von den Vorstellungen, die man hat, und daß die Vorstellungen sich immer an den Tatsachen orientieren müssen. Der wissenschaftlich geschulte Geist muß ständig wachsam sein, und der Wissenschaftler muß immer bereit sein, seine eigenen Thesen anzuzweifeln. Er ist dadurch das Gegenteil eines Politikers, denn ich kann mir keinen Parteimann vorstellen, der ununterbrochen seine Doktrin in Frage stellt und Hemmungen hat, seine Vorstellungen mit der Wirklichkeit in Einklang zu bringen — seine Laufbahn wäre sicherlich sehr kurz!

Diese einleitenden Bemerkungen sollten erklären, warum es Menschen, die eine solche Ausbildung — man könnte beinahe sagen, eine solche Erziehung — genossen haben, schwerfällt, mit ihrer Umgebung in ein Gespräch über ihr Fachgebiet zu kommen.

Natürlich sehen einige von ihnen von der Höhe ihres Wissens auf die anderen hinab und weigern sich, von ihrem Piedestal zu steigen; ihr Können ist ausschließlich *ihr* Eigentum, *ihr* Monopol; die „große Masse" muß sich mit dem begnügen, was man ihr zugesteht, sie darf ja nicht den Versuch machen, es zu verstehen, und soll auch noch schön dankbar dafür sein.

Aber auch die anderen, die weder stolz, noch herablassend, noch überheblich sind, erweisen sich oft als nicht weniger zurückhaltend, weil sie Angst haben, man könne ihnen nicht folgen, weshalb sie mißverstanden würden. Und darum mißtrauen sie Journalisten.

Ich spreche hier selbstverständlich nicht von den Journalisten, die auf medizinische Probleme spezialisiert und meist selbst Ärzte sind: sie liefern ausgezeichnete volkstümliche Darstellungen; und selbst die Nicht-Ärzte unter ihnen bemühen sich, komplizierte Fragen zu begreifen und anschließend dem breiten Publikum zugänglich zu machen, ohne sie zu entstellen und Ungenauigkeiten einzufügen; sie entwikkeln da sehr viel Einfühlungsvermögen.

Aber leider ist das nicht immer der Fall. Ich habe 1952 gemeinsam mit meinem Kollegen E. Sidi ein Buch mit dem Titel *Précis de dermatologic corrective* (Leitfaden der korrektiven Dermatologie) herausgebracht. Zweck dieses Werkes war es, die Nicht-Spezialisten unter den Ärzten und medizinischen Assistenten darüber zu unterrichten, welche Erfolge sie von den damals zur Verfügung stehenden Mitteln erwarten konnten, um kosmetische Schädigungen, die im Gefolge einiger Hautkrankheiten auftreten, zu beseitigen. Ein Kapitel behandelte ein bestimmtes Problem, auf das ich mich spezialisiert hatte. In diesem Zusammenhang machte ich kein Hehl aus meiner Meinung über die verheerenden Folgen gewisser Behandlungsmethoden, die, obwohl klassisch, unbedingt abgelehnt werden müssen. Eine Wochenzeitschrift für Frauen besprach mein Buch im allgemeinen und mein Kapitel im besonderen. Ich weiß nicht, welche geheimnisvolle Macht den Journalisten damals veranlaßt hat, ziemlich genau das Gegenteil dessen wiederzugeben, was ich geschrieben hatte. Das hat mir viel Ärger bereitet; noch zwei Jahre danach kamen immer wieder Patienten zu mir, die mir stolz erklärten: „Herr Doktor, ich halte mich genau an Ihre Vorschriften"; selbstverständlich hatten sie ihr Wissen aus dieser Zeitschrift bezogen, die sich einer großen Lesergemeinde erfreut; und das, was sie mit einer Gewissenhaftigkeit, die einer besseren Sache würdig gewesen wäre, befolgten, war genau das, was ich ausdrücklich verboten oder wovon ich abgeraten hatte.

Schließlich hielt ich meine Ordination nur noch mit meinem Buch in der Hand ab, in dem ich das ominöse Kapitel mit einem Lesezeichen markiert hatte; jedesmal, wenn ein Patient seine Erklärung abgab, schlug ich das Buch auf und ließ ihn die fragliche Seite lesen. Nun, es wird immer wieder zu Mißverständnissen kommen, und dieses hatte zum Glück nicht allzu schwerwiegende Folgen. Aber es gibt eine Art von Zeitungen, die ich sowohl vom ärztlichen als auch vom wissenschaftlichen Standpunkt her fürchte, und zwar diejenigen, welche die Sensation systematisch den alltäglichen Informationen vorziehen, so, als wären nur Neuigkeiten mit Balkenüberschriften brauchbar.

Aber wir wollen nicht pausenlos nur einmalige oder außerordentliche Erkenntnisse vorgesetzt bekommen; wir speisen ja auch nicht jeden Tag bei *Maxim* — sehr viele von uns tun es überhaupt nie. Unser Leben besteht aus vielen kleinen, meist nebensächlichen Dingen, die sich alle Tage wiederholen; das bedeutet aber noch lange nicht, daß sie deshalb unwichtig sind. Der kleine Fehler, den man einmal macht, hat keine Bedeutung, aber er kann, wenn er wiederholt wird, zu schwerwiegenden Konsequenzen führen. Ich habe im Laufe der Jahre sehr oft schwerste Hautschäden gesehen, die dadurch entstanden waren, daß sich die Patienten jahrzehntelang morgens und abends routinemäßig mit anscheinend ganz harmlosen, leider aber gänzlich ungeeigneten Mitteln „gepflegt" hatten.

Ich weiß, daß ein Teil des Publikums gierig die großen Sensationsmeldungen verschlingt und das Wunder braucht, um die Alltagsprobleme zu vergessen. Aber auf dem Gebiet der Gesundheit, das den Leser vor allem anderen interessieren müßte, werden die wirklich interessanten Tatsachen meist unterschlagen. Ich sehe nie einen Artikel über die Leberzirrhose der Alkoholiker und die Herz- und Kreislauferkrankungen, die sie hervorruft. Aber was für einen herrlichen Knüller gibt eine Herztransplantation ab!

Vor fünf Jahren forderten mich die *Cahiers du médecin spécialiste,* das vierteljährlich erscheinende Blatt der Vereinigung französischer Fachärzte, auf, für meine Kollegen einen

Artikel über die „nichtempfängnisverhütenden Wirkungen der Pille" zu schreiben. Am Tag nach dessen Erscheinen faßte eine große Tageszeitung meinen Aufsatz wie folgt zusammen: „Doktor Aron-Brunetière sagt: ‚Die Pille ruft nicht Krebs hervor'." Ich hatte tatsächlich unter anderem geschrieben, daß die bis dahin gemachten Beobachtungen die Pille von diesem Verdacht freisprachen (inzwischen angestellte Untersuchungen haben es im übrigen bestätigt: Frauen, die die Pille nehmen, werden seltener von Gebärmutterkrebs befallen als andere); mein Artikel beschäftigte sich jedoch auch noch mit anderen Tatsachen, die für den Leser interessant und nützlich sein konnten: zum Beispiel, daß gewisse Formen der Pille eine ausgezeichnete Behandlung für Akne bei Frauen sind; aber das war nicht sensationell genug und niemand hatte es für nötig gehalten, darüber zu berichten.

Ich möchte betonen, daß dieses Buch Informationen, aber keine Sensationen vermitteln will. Es ist weder eine Enzyklopädie der Schönheit noch enthält es Schönheitsmittel. Es wird bestimmt jene enttäuschen, die das Geheimnisvolle, das Übernatürliche, das Wunderbare suchen, jene, die an die magischen Eigenschaften der sogenannten „Naturprodukte" glauben. Als ob die Tatsache allein, daß es sich bei diesem oder jenem Mittel um ein Naturprodukt handelt, eine Garantie für Erfolg und Ungefährlichkeit darstellt.

Die gute Mutter Natur läßt in unseren Wäldern sechsundzwanzig Arten von Pilzen wachsen — absolut reine Naturprodukte! Sammelt und ißt man sie, dann kommt es bei leichteren Fällen zu Erbrechen und heftigem Durchfall, bei schwereren zu Halluzinationen oder Delirien, zu Nieren- und Leberschäden, zum Koma und sogar zum Tod.

Die furchtbare Droge Opium, aus der Morphium und Heroin gewonnen werden, ist ein reines Naturprodukt, das Gewalttaten, physische und psychische Zusammenbrüche nach sich ziehen kann; auch der Schierling, mit dessen Gift sich Sokrates den Tod gab, ist ein Naturprodukt; genau wie das Curare, mit dem die südamerikanischen Indianer ihre Pfeilspitzen tränkten, um den Feind zu lähmen, oder der Peyotl, der mexikanische Kaktus, aus dem das Mescalin gewonnen wird, das ähnliche Wahnvorstellungen hervorruft wie LSD. Und so könnte man noch lange fortfahren und auch die tropischen Holzarten erwähnen, von denen die Tischler Ekzeme bekommen, oder das reine Naturprodukt Brennessel, das wir so gerne berühren... Ich könnte mit solchen Beispielen ein dickes Buch füllen.

Unsere Auffassung von Schönheit hat weder etwas mit diesen primitiven Vorstellungen gemein, noch mit dem Schönheitsideal von Dichtern oder Zeitschriften. Es erfordert eingehende Fachkenntnisse, wenn man verstehen will, warum man dieses tun kann, jenes aber nicht, warum dieses möglich ist und jenes nicht; kurz, unsere Einstellung zur Schönheit soll uns die Entscheidung erleichtern, ob wir unser Aussehen unverändert beibehalten oder zu gesunder Schönheit gelangen wollen.

Sie werden bemerken, daß ich ganz allgemein „Schönheit" und nicht „die" Schönheit gesagt habe, da dieser Begriff ungeheuer kompliziert ist; das Lexikon definiert Schönheit als „etwas, was ein Gefühl von Bewunderung oder Wohlgefallen auslöst", und das sagt eigentlich gar nichts. Tatsächlich hängt dieses Gefühl von Bewunderung oder Wohlgefallen größtenteils von der Vorstellung ab, die jeder einzelne von der Schönheit hat; und diese Vorstellung variiert je nach Epoche, Ort, Kulturkreis, persönlichem Geschmack oder Symbolgehalt: die reife Schönheit Junos, der Mutter der römischen Götter, unterscheidet sich wesentlich von der Schönheit Dianas, der Jägerin mit dem Epheben-Leib.

Schönheit setzt harmonische Proportionen voraus. Aber jeder Bildhauer hat seine eigenen Regeln, seinen eigenen Maßstab für die Proportionen seiner Statuen. Bei den Bildhauern des antiken Griechenland hatte die zweite Zehe länger zu sein als die große Zehe; bei den Ägyptern der Pharaonenzeit mußte die Zehenlänge von der großen bis zur kleinen Zehe gleichmäßig abnehmen.

Wir bewundern die Venus von Milo, deren Körper wahrscheinlich die sinnenfreudigen Holländer des 17. Jahrhunderts nicht übermäßig entzückt hätte; denn wenn wir den Bildern Rubens' glauben wollen, bevorzugten sie Frauen mit weit ausladenden Hüften und schweren Brüsten. Bei einigen Negerstämmen hängt die Schönheit von der besonderen Länge des Halses ab, die durch immer neu hinzugefügte Ringe erzielt wird; bei anderen von der Größe des Ohrläppchens, in das Holzscheiben gesteckt werden — was wir wiederum als scheußlich empfinden.

Schönheit setzt eine gewisse faszinierende Hoheit voraus, die oft einschüchternd und kalt wirkt. Außerdem hängt sie auch vom Geschlecht ab. Ein Piratengesicht mit Adlernase und scharfgeschnittenen Zügen, das bei einem Mann als schön gilt, wirkt bei einer Frau häßlich.

Außerdem heißt *schön* nicht unbedingt *hübsch:* man kann das eine oder das andere sein. Ein kleiner, gut proportionierter Mensch mit harmonischen Gesichtszügen wirkt sicherlich hübsch; man wird ihn aber nicht als schön bezeichnen. Umgekehrt kann ein großes, gesundes, vielleicht sogar kräftiges Mädchen mit ebenmäßigen, ruhigen Gesichtszügen fraulich schön wirken; aber niemand wird sagen: Die ist hübsch.

Und damit sind wir beim Kernpunkt unseres Problems angelangt. Ich glaube nicht, daß man schön werden kann: man wird schön geboren. Jemand, dem seine Eltern kurze Beine vererbt haben, wird diese kurzen Beine sein Leben lang behalten. Man kann jedoch ein mehr oder weniger angenehmes Aussehen haben oder es erlangen, also hübsch sein. Hier muß unsere Aktivität einsetzen, denn ein angenehmes Äußeres hängt von Faktoren ab, die man direkt beeinflussen kann: von der Form des Körpers, die von der Beschaffenheit der Muskeln und der subkutanen Fettpolster beeinflußt wird; vom Aussehen des Gesichts, das sich aus verschiedenen Einzelteilen zusammensetzt — Nase, Lider, Ohren, Kinn —, hier kann die plastische Chirurgie sehr viel erreichen; und vom Zustand der Haut, den es zu verbessern oder zumindest zu erhalten gilt.

Man muß kein berühmter Dermatologe sein, um zu wissen, daß es unmöglich ist, schön oder hübsch zu sein, wenn die Haut häßlich ist; daß die Haut sich abnützt, welkt, erschlafft, Falten bekommt — mit einem Wort altert; daß auch die schönste Haut durch das Altern häßlich wird und daß man das Altern zuerst am Zustand der Haut erkennt.

Ich werde also vor allem das Wie und Warum dieser Entwicklung aufzeigen, damit der Leser begreift, wieso gewisse Maßnahmen und Mittel diese Entwicklung geraume Zeit hinauszögern können. Denn es ist doch wichtig, mit Anstand, mit Vernunft, mit Anmut zu altern.

I

WAS IST DIE HAUT?

Diese Frage klingt wohl ziemlich kindisch. Wir kennen doch alle diese maßgeschneiderte Hülle, und jeder von uns wird auf Befragen erklären, daß sie dasjenige ist, was bei Mensch und Tier den Körper bedeckt.

Aber diese Haut, die angenehme Gefühle vermittelt, wenn man sie streichelt, unangenehme oder schmerzliche, wenn man sie verletzt, ist keine gewöhnliche Hülle, keine Schale wie die einer Apfelsine.

Natürlich hat die Haut, wie die Apfelsinenschale, eine schützende Funktion: sie trennt das komplizierte System der Knochen, Muskeln, Nerven, Blutgefäße, Drüsen und Eingeweide, kurzum das „Innenleben" des Menschen, von der Außenwelt.

Wenn Sie so wollen, ist sie eine Grenze, aber eine lebende Grenze, ein echtes Organ, *das neben seiner Schutzfunktion zahlreiche andere Aufgaben zu erfüllen hat.*

Aber alles Lebendige ist bekanntlich hinfällig und vergänglich; alles Funktionierende kann gestört werden. Auch die Haut entgeht diesem Los nicht, und da sie darüber hinaus in direktem Kontakt mit der Außenwelt steht, ist sie mehr als alle anderen Organe ständig Einflüssen der verschiedensten Art ausgesetzt. Und da, um das Maß voll zu machen, auch innere Erkrankungen Hautschäden zur Folge haben können, begreift man, daß ihr Wohlbefinden durch diese Störungen von innen und von außen andauernd bedroht ist.

Unter diesen Umständen kann man sich auch ohne große Mühe vorstellen, daß man sie mit größter Vorsicht behandeln muß, um sie in gutem Zustand zu erhalten. Dazu jedoch braucht man ein bißchen Weitblick; und dieser Weitblick erfordert ein Minimum an Fachkenntnissen.

Ich muß also erklären, woraus die Haut besteht und was in ihr vorgeht. Das erscheint mir deshalb so besonders wichtig, weil ich aufgrund der Äußerungen und der Fragen meiner Patienten unzählige Male feststellen mußte, daß die meisten Menschen nur eine ungenaue oder gar keine Vorstellung davon haben.

Dazu ein Beispiel: Eine Patientin erkundigt sich nach dem „Peeling"; bekanntlich ist „peeling" ein englisches Wort und bezeichnet eine dermatologische Behandlung, bei der die Haut sich schält. Ich werde in einem der folgenden Kapitel näher darauf eingehen, denn in bestimmten Fällen bewährt es sich sehr gut.

Aber im Augenblick steht nicht das Verfahren zur Debatte. Ich fühle, daß meine Gesprächspartnerin (meist sind Frauen weniger informiert als Männer) beunruhigt ist; nicht wegen des Peelings selbst, denn ich habe ihr gerade genau erklärt, wie es vor sich geht, und sie hat keine Angst mehr davor; da ist noch etwas anderes.

„Sie werden also *eine* Haut wegnehmen, Herr Doktor?"

„Nicht wirklich, Madame, nur einen kleinen Teil der Haut an der Oberfläche."

„Also kann das Peeling wiederholt werden?"

„Gewiß!"

„Wie oft?"

„So oft man will, wenn es zweckmäßig ist."

Die Patientin ist erstaunt; nach kurzem Schweigen fährt sie fort:

„Das verstehe ich nicht; ich habe geglaubt, daß man *sieben* Häute hat..."

Als ich diese Erklärung zum ersten Mal vorgesetzt bekam, war ich sprachlos. Ich habe sie später immer wieder gehört. Es existiert also die Vorstellung, daß der Körper nicht von einer, sondern von sieben übereinanderliegenden Häuten bedeckt ist. Ich habe nie herausgefunden, woher diese Legende stammt, in der die Zahl Sieben, die heilige Zahl der okkulten Wissenschaften, die gleiche symbolische Bedeutung zu haben scheint wie bei den Sieben Kirchen, den Sieben Engeln, den Sieben Geißeln, den Sieben Häuptern des Drachen und den Sieben Siegeln der Apokalypse des heiligen Johannes.

Ich beruhige meine Patientin: Wir haben nur eine Haut, die sich während unseres ganzen Lebens immer wieder erneuert; wie käme es sonst zur Bildung von Narben?

DIE STRUKTUR DER HAUT

Die Haut besteht aus drei verschiedenen, übereinandergelagerten, eng miteinander verbundenen Schichten. Von innen nach außen sind es: die Hypodermis (Unterhaut), die Dermis (Lederhaut) und die Epidermis (Oberhaut). Aus diesen drei Teilen setzt sich die Haut zusammen, oder besser, das Hautgewebe.

Hier muß ich unterbrechen, denn ich habe gerade eines der Wörter aus der Umgangssprache niedergeschrieben, von denen ich vorhin gesprochen habe, eines, das in die wissenschaftliche Ausdrucksweise übernommen wurde; das Wort *Gewebe* hat in meinem Text eine ganz andere Bedeutung als im täglichen Sprachgebrauch. Für die Biologen ist ein Gewebe eine Gesamtheit von Zellen, die die gleiche Struktur und die gleichen Funktionen haben. Und das Wort Zelle, das man gemeinhin mit dem Bild der schmucklosen Kammer eines Mönches oder der vier Wände, die einen Gefangenen einschließen, verbindet, bezeichnet hier den primären Baustein jedes lebenden Gewebes, jedes tierischen oder pflanzlichen Lebewesens. So wie Milliarden Sandkörnchen einen Strand bilden, so bilden Milliarden von Zellen ein menschliches Wesen.

Es gibt kein Leben ohne Zellen. Die Zelle macht den wesentlichen Unterschied zwischen lebender und toter Materie (wie etwa Minerale oder Gase) aus. Jede Zelle ist eine kleine Welt für sich, die wir schon seit langem mit Hilfe des gewöhnlichen Mikroskops und neuerdings auch des Elektronenmikroskops kennen- und verstehen gelernt haben: ungeheure Vergrößerungen (bis zum Einmillionenfachen) zeigen uns die winzigsten Details. Alle lebenden Zellen — von einigen wenigen, seltenen Ausnahmen abgesehen — sind von einer Membran (einem Häutchen) umgeben, das sie von den Nachbarzellen trennt.

Alle lebenden Zellen verfügen über ein besonderes Gebilde, das, wie bei Früchten, „Kern" genannt wird; dieser Kern enthält, wenn ich es so ausdrücken darf, den Samen des Lebens. Eine Zelle ohne Kern ist eine tote Zelle. Ich betone diese Tatsache deshalb, weil an der Oberfläche der Haut solche tote Zellen ohne Kern existieren, die für den Schutz des Körperinneren unbedingt notwendig sind.

Jede dieser Millionen winziger Welten schwimmt in einer Flüssigkeit, deren Salzgehalt ungefähr dem des Meeres entspricht: Das Körperinnere ist gewissermaßen ein Meer, aus dem jede Zelle jene Substanzen entnimmt, die sie zum Leben braucht, das heißt, die chemischen Substanzen, die ihre Nahrung darstellen, und den Sauerstoff, den sie zum Atmen benötigt. Keine Zelle kann außerhalb dieses „Salzsees" leben, der achtzig Prozent des Körpergewichts ausmacht; würde man einen hundertsechzig Pfund schweren Mann „austrocknen", dann bliebe nicht viel von ihm übrig.

In diese Flüssigkeit entleeren die Zellen auch die Atmungs- und Verdauungsrückstände, ohne jedoch dabei die „Umwelt zu verschmutzen", denn solange der Körper normal funktioniert, werden die Abfälle so aufbereitet, daß sie die innere „Umwelt" nicht verunreinigen. Aber wenn der Mechanismus gestört wird, wenn in irgendeinem Winkel des Körpers die Zellen nicht mehr normal funktionieren, dann wirken die Rückstände verschmutzend: Der Organismus erkrankt.

Form und Anordnung der Zellen sind nicht in allen Geweben gleich. Sie hängen von der Aufgabe ab, die das betreffende Gewebe erfüllen soll: In einem gut programmierten Gewebe verrichtet jede Zelle unaufhörlich die ihr zuge-

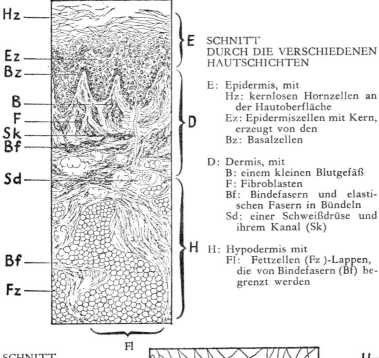

SCHNITT
DURCH DIE VERSCHIEDENEN
HAUTSCHICHTEN

E: Epidermis, mit
Hz: kernlosen Hornzellen an der Hautoberfläche
Ez: Epidermiszellen mit Kern, erzeugt von den
Bz: Basalzellen

D: Dermis, mit
B: einem kleinen Blutgefäß
F: Fibroblasten
Bf: Bindefasern und elastischen Fasern in Bündeln
Sd: einer Schweißdrüse und ihrem Kanal (Sk)

H: Hypodermis mit
Fl: Fettzellen (Fz)-Lappen, die von Bindefasern (Bf) begrenzt werden

SCHNITT
DURCH DIE EPIDERMIS,
STARK VERGRÖSSERT

lZ: „lebende" Zellen der Epidermis, zuunterst: Basalzellen (Bz). Darüber die Zellen, die von ihnen produziert werden, mit ihrem Kern (K) und ihrer Membran (M). Schraffiert die Fasern, die sie miteinander verbinden. Alternde Epidermis-Zellen enthalten immer mehr Körnchen (Kz: Zellen mit Körnchen).
Endlich verlieren sie ihren Kern und verwandeln sich in
Hz: Hornzellen.
D: Dermis mit Fibroblasten

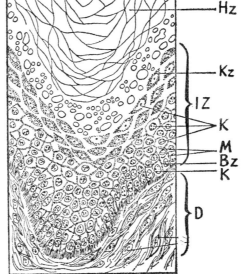

wiesene Arbeit. Im Knochengewebe erzeugen die Zellen das Knochengerüst, in den Drüsengeweben die Hormone. Und in jeder der drei Hautschichten haben die Zellen natürlich auch eine bestimmte Form, eine bestimmte Anordnung und bestimmte, genau umrissene Aufgaben.

Die Hypodermis (Unterhaut)

Die Hypodermis (Unterhaut) ist die am tiefsten gelegene Hautschicht. Sie befindet sich unterhalb der Dermis (Lederhaut) und besteht hauptsächlich aus dem Fett, das die auf diese Arbeit spezialisierten Zellen erzeugen. Dieses Gewebe (Fettgewebe genannt) wird bei beleibten Personen oft ungeheuer dick. Seine Bedeutung variiert daher auch stark von Mensch zu Mensch.

Es ist auch an den einzelnen Körperteilen verschieden ausgebildet: es gibt Zonen, in denen die Hypodermis so gut wie nicht existiert und die Haut sehr dünn wirkt, so als klebe sie am Knochen, zum Beispiel am Nasenrücken; am Gesäß wiederum ist sie besonders dick und verleiht diesem Körperteil die pralle Form.

Die Verteilung des Fettgewebes ist auch je nach Geschlecht sehr verschieden. Die Frauen verdanken ihm jedenfalls ihre wohlgerundeten Formen und Kurven.

Das Fettgewebe wirkt wie eine isolierende Polsterung, die das Körperinnere vor den Schwankungen der Außentemperatur schützt; dicke Leute sind oft weniger kälteempfindlich als magere.

Außerdem begünstigt es das Hin- und Hergleiten der Haut bei Bewegungen auf dem Fettgewebe.

Und schließlich stellt die Hypodermis eine Energiereserve dar, auf die der Organismus bei Bedarf zurückgreifen kann; bei langem Fasten oder bei einer schweren Krankheit wird sie immer dünner, bis sie ganz verschwindet (daher der volkstümliche Ausdruck „nur noch Haut und Knochen"); dann scheint die Haut nichts mehr vom Skelett zu trennen, dessen Umrisse erschreckend deutlich sichtbar werden. Den Ärzten meiner Generation hat sich dieser Anblick leider allzuoft bei den Opfern geboten, die den Konzentrationslagern entronnen waren.

Die Dermis (Lederhaut)

Genau oberhalb der Hypodermis befindet sich der wichtigste Teil der Haut, die Dermis (Lederhaut), von der sich das Wort Dermatologie ableitet. Sie besteht aus Faserbündeln, die von besonderen Zellen, den Fibroblasten, erzeugt werden; und der Ausdruck „Gewebe" wurde nie richtiger angewendet als auf dieses fasrige Geflecht, das aussieht wie der Einschuß eines Stoffes; man nennt es auch „Bindegewebe", weil es eine verbindende Aufgabe hat.

Das Bindegewebe ist das Gerüst der Haut. Uns interessiert vor allem, daß es aus zwei Arten von Fasern besteht: Der größere Teil ist in Bündeln angeordnet, die wellenförmige, einander überschneidende Bänder bilden. Sie bestehen aus einer besonderen Substanz, dem „Kollagen", das, in Wasser gekocht, zu Gelatine wird. Die übrigen, wie ein Netz angeordneten Fasern sind dünn und gewunden und durchziehen die erstgenannten Faserbündel kreuz und quer. Sie bestehen aus einem elastischen Material, dem „Elastin", und machen nur ungefähr zwei Prozent des Bindegewebes aus; deshalb sind sie aber nicht weniger wichtig.

Das Blut zirkuliert innerhalb der Dermis in kleinen Adern und Venen und in winzigen Kanälen, die man „Kapillargefäße" nennt, weil sie so fein sind wie Haare. Sie sind ungeheuer wichtig, denn durch ihre mikroskopisch dünnen Wände hindurch erfolgt sowohl der Austausch der Lymphflüssigkeit, als auch von Gas und Nährstoffen zwischen dem Blut und den Zellen.

In der Dermis befinden sich außerdem:
— die empfindlichen Enden der Hautnerven; mit ihrer Hilfe nehmen wir fünf verschiedene Empfindungen wahr:

Schmerz, leichte Berührung, Druck, Kälte und Wärme, die in ihrer Gesamtheit den Tastsinn ausmachen;
— die Schweißdrüsen, die Schweiß absondern; ein dünner Kanal bringt ihn durch Dermis und Epidermis zur Hautoberfläche, wo er durch eine für das Auge unsichtbare Öffnung (die Schweißpore) ausgeschieden wird;
— die Haarwurzeln und die dazugehörigen Talgdrüsen, deren fette Absonderung manchmal über das normale Maß hinausgeht, glänzende Haut und klebrige Haare verursacht und die davon Befallenen zur Verzweiflung bringt. Überall in der Haut gibt es Schweißdrüsen; aber an manchen Stellen, zum Beispiel an den Handflächen und den Fußsohlen, befinden sich weder Haare noch Talgdrüsen.

Die Epidermis (Oberhaut)

Oberhalb der Dermis liegt eine Membran, die sie zugleich begrenzt. Hier beginnt die Epidermis (Oberhaut; epi heißt auf griechisch oberhalb), die wie eine Mauer aus Zellen aussieht. In ihr gibt es weder Adern, noch Venen, noch Kapillargefäße; die für die Zellen lebenswichtige Lymphe kommt aus der Dermis.

An der Basis dieser Mauer befindet sich eine durchgehende Schicht von würfelförmigen Zellen, die sich von allen Zellen unterscheiden, die wir bis jetzt gesehen haben: Es sind die Mutterzellen aller Epidermis-Zellen. Man nennt sie „Basal-Zellen", weil sie, wie erwähnt, die Basis der Epidermis-Mauer darstellen. Aus ihnen bilden sich pausenlos Tochterzellen, die übereinandergeschichtet werden. Daher liegen die jüngsten Zellen der Epidermis an ihrer unteren Seite und die ältesten Zellen an der Oberfläche; aber die Oberflächenzellen sind nicht nur im Vergleich zu den tieferliegenden Zellen, die sie vor sich hergeschoben haben, alt. Sie sind es auch wegen der Veränderungen, die sie während ihres Vorrückens an die frische Luft erfahren: Ihr Kern verschwindet allmählich, sie werden flach und speichern immer mehr „Keratin", eine Substanz, von der sie später in kleine Stückchen Horn verwandelt werden. Die Hufe der Pferde, die Hörner der Stiere oder der Widder, die Geweihe der Hirsche, die Nägel, der Bart und die Haare des Menschen bestehen ebenfalls aus dieser Substanz, die mehr oder weniger hart sein kann.

Die „Hornzellen" an der Oberfläche der Haut, die ihren Kern verloren haben, sind nicht einfach nur alte Zellen: es sind bereits tote Zellen. Sie bilden mehrere übereinandergelagerte Schichten, die dachziegelartig angeordnet sind, bedecken die ganze Oberfläche der Epidermis und sind die erste Verteidigungslinie gegen Substanzen, die von außen durch die Haut ins Körperinnere einzudringen versuchen.

Die oberste Schicht löst sich, fällt ab und wird durch nachdringende Zellen ersetzt. Dieser kontinuierliche Vorgang ist bei normaler Haut mit freiem Auge nicht zu erkennen.

Bei gewissen Hauterkrankungen, bei denen der Vorgang intensiver ist, wird er sichtbar, zum Beispiel bei Haarschuppen, die jeder von uns kennt. Diese unappetitlichen, kleinen, schmutzigweißen Teilchen, die sich wie Puder auf die Schulterpartien der Kleidungsstücke legen, sind nichts anderes als solche Hornzellen.

Bevor ich das Thema Epidermis abschließe, muß ich noch hinzufügen, daß die Zellen, die das Hautpigment, das „Melanin", erzeugen, sich zwischen den Basal-Zellen befinden; sie sind es, die, je nach ihrer Dichte, die Haut weiß, gelb, rötlich oder schwarz erscheinen lassen und für die Sonnenbräune verantwortlich sind.

DIE FUNKTIONEN DER HAUT

Die Hauthülle erfüllt mehrere Funktionen. Eine der wichtigsten ist die Regulierung der Körpertemperatur, zu der folgende Faktoren beitragen:

— der passive Schutz durch die isolierende Fettschicht;
— zwei aktive Schutzmaßnahmen:
 die Adern der Dermis ziehen sich bei Kälte zusammen und vermindern so den Verlust an Körperwärme; sie dehnen sich bei Wärme aus, um die Wärmeabgabe zu beschleunigen;
— die Schweißabsonderung.

Der Unterschied zwischen Kaltblütlern (wie Schlangen und Fischen) und Warmblütlern (wie Säugetieren und Vögel) besteht bekanntlich darin, daß sich die Körpertemperatur der ersten Gruppe der Außentemperatur angleicht, während sie bei der zweiten Gruppe von ihr unabhängig ist und sich weder bei Kälte noch bei Wärme wesentlich ändert, außer in Extremfällen; zu große Kälte oder Hitze können den Regulierungsmechanismus stören und dadurch zum Tod führen. Jeder von uns hat schon in der Zeitung von Todesfällen durch Erfrieren oder durch Hitzschlag gelesen. Bei zu großer Hitze kühlt der Schweiß durch Verdunsten die Hautoberfläche. Wer in warmen Ländern keinen Kühlschrank besitzt, kann sich die Verdunstung zunutze machen, um Getränke zu kühlen: man verpackt den Behälter in nasse Tücher und setzt ihn dem Luftzug aus. Als ich vor dem Zweiten Weltkrieg in der Sahara war — damals gab es dort weder Straßen, noch Tankstellen, noch Klimaanlagen —, feuchteten wir unsere Guerbas (das sind die mittels Teer oder ranziger Butter wasserdicht gemachten Ziegenlederschläuche der Karawanen) an und erhielten so, trotz Temperaturen von fünfzig Grad im Schatten, scheußlich schmeckendes, aber relativ kühles Wasser.

Die Haut scheidet auch, wie die Nieren, die in den Zellen entstehenden Schlacken, vor allem den Harn aus, der sich in ziemlich großer Menge im Schweiß findet. Die Annalen mancher Kunstakademie verzeichnen etliche schwere Fälle von Urämie und Fieber bei Schülern, die von Kopf bis Fuß mit Farbe bestrichen worden waren; dadurch wurden die Schweißdrüsen verstopft.

Schließlich ist die Haut auch ein Schutzdamm zwischen Körper und Umwelt. Dieser Schutzdamm kann wohl von innen her von körpereigenen Substanzen durchbrochen werden, zum Beispiel, wie eben erwähnt, vom Harn oder auch vom Salz (der Schweiß ist salzig), aber nie von außen her, solange die Haut gesund und intakt ist. So verhält sich die Haut — man gestatte mir diese gewollt übertriebene Darstellung — konträr zur Einfriedung eines Ballungszentrums, die man durchbricht, um einzudringen; aber man kann dieses Zentrum dann nicht mehr verlassen.

Das soll aber nicht heißen, daß die Haut vollkommen undurchlässig ist; nur — Wasser kann sie nicht durchdringen, und das ist sehr gut, denn sonst würde man bei jedem Bad vollgesogen wie ein Schwamm.

Aber unter bestimmten Voraussetzungen, zum Beispiel bei fortwährendem Kontakt mit oder bei Reizung durch Produkte, die entweder genügend fein oder in den Fetten der Hautoberfläche löslich sind, kann die „epidermische Barriere" durchbrochen werden.

Diese Möglichkeit wird von der Medizin ausgenützt. Einreibungen mit gewissen Medikamenten können eine Injektion zur Gänze ersetzen; aber es kann dabei auch zu weniger angenehmen Erscheinungen kommen, so zum Beispiel, wenn es sich um Substanzen handelt, die allergische Reaktionen hervorrufen.

Ich bin jetzt am Ende dieser unumgänglichen Einleitung: Wenn Sie das Wenige, das ich darin gesagt habe, nicht wissen, können Sie unmöglich verstehen, wie die Haut lebt, wie sie sich entwickelt, warum sie einmal gut, ein andermal schlecht reagiert, warum gewisse Maßnahmen, gewisse Behandlungen unnötig, andere schädlich, und wieder andere notwendig sind.

DIE EINTEILUNG IN „HAUTTYPEN"

Einer durch Frauenzeitschriften sehr verbreiteten Nomenklatur zufolge kann eine Haut nur normal, trocken, fett oder eine Mischhaut sein. Das ist klar, das ist deutlich, das ist präzis — oder wirkt wenigstens so. Denn solange man nicht erklärt, was man unter diesen Bezeichnungen wirklich versteht, hat man nichts gesagt. Und mit der Erklärung beginnen die Schwierigkeiten.

Diese Schwierigkeiten kann man deutlich an den Fragen erkennen, die sich die Frauen in diesem Zusammenhang stellen: Wenn ein Hauttyp so einfach zu definieren wäre, müßten sie sich weder darüber den Kopf zerbrechen, noch Auskünfte bei der Kosmetikerin oder dem Dermatologen einholen.

Nebenbei möchte ich feststellen, daß die Art und Weise, wie sie an das Problem herangehen, sehr unterschiedlich ist. Im allgemeinen werde ich gefragt „Wie finden Sie meine Haut?", in Erwartung der Antwort: gut oder schlecht. Diese Frage beweist eine gewisse Unsicherheit; die Fragende hat keine vorgefaßte Meinung, sie möchte den Rat eines Fachmanns, um zu erfahren, woran sie ist und was sie zu tun hat. Sie ist bereit, alles zu hören, das Urteil anzunehmen.

Aber die Einleitung kann auch ganz anders sein. Die Frage „Wie ist meine Haut?" hat zum Beispiel eine ganz andere Bedeutung. Die Patientin möchte wissen: „In welche Kategorie reihen Sie mich ein?" Sie ist für eine fein säuberliche Einteilung; ihre Neugierde ist größer als die Unsicherheit, und sie will vor allem wissen, an welcher Stelle der Wertskala ihres bevorzugten Wochenblatts sie steht.

In einigen Fällen unterbreitet man mir bereits eine fix und fertige Diagnose: „Herr Doktor, ich habe eine Mischhaut." Eine kategorische Feststellung. Meine Besucherin ist sich ihrer Sache vollkommen sicher, sie weiß, daß sie eine Mischhaut hat; manchmal weiß sie sogar, daß sie „gleichzeitig trockene und fette Haut" hat. Wieso? Ich weiß es nicht, aber sie weiß es. Und mir wird auch sofort klar, daß sie mir noch viel zu schaffen machen wird, den niemanden fürchte ich mehr als Menschen, die glauben, die Wahrheit zu wissen: Sie sind ungläubig, eigensinnig, keinem Argument zugänglich und nicht zu überzeugen. Die Dame ist nicht gekommen, um mich im eigentlichen Sinn des Wortes zu konsultieren, das heißt, um mich um eine Diagnose und, wenn möglich, eine Behandlung zu bitten. Nein. Die Diagnose hat sie selbst gestellt; sie will wissen, was ich zur Bekämpfung einer „Mischhaut" vorschlage, aber sie hat sicherlich auch davon schon eigene Vorstellungen und fragt sich keinen Augenblick, ob sie nicht vielleicht Unsinn redet.

Das kann sehr weit gehen. Das beste Beispiel dafür lieferte mir vor einigen Jahren eine selbstsichere, herrschsüchtige Mutter aus der tiefsten Provinz, die ihre unglückliche, pickelübersäte, schwächliche, blasse, schmalbrüstige, introvertierte, halbwüchsige Tochter herbeischleppte. Das Mädchen wurde von diesem Weib mit den harten Gesichtszügen sichtlich unterdrückt, ja geradezu zermalmt. Während der ganzen Unterredung hörte ich kein einziges Mal die Stimme des Mädchens. Um genau zu sein, müßte ich eigentlich von einem Monolog sprechen, nicht von einer Unterredung; denn noch ehe ich selbst ein Wort sagen konnte, hatte die Mutter zu einer langen Rede angesetzt. Sie beschrieb mir die Symptome ihrer Tochter, erläuterte deren Ursachen und schloß mit einer genauen Beschreibung der Behandlung, die ich übernehmen sollte. Alles, was ich zu tun hatte, war, das Rezept zu unterschreiben. Glauben Sie ja nicht, daß ich übertreibe. Ich habe den Redefluß der Mutter nicht unterbrochen, denn ihre Unverschämtheit, ihre Selbstgefälligkeit und ihre Überheblichkeit waren umwerfend.

Aber ich bin auch nach dreißig Jahren ärztlicher Praxis nicht genügend abgestumpft, um anmaßendem Pseudowissen gegenüber gleichgültig zu bleiben, und reagiere zu guter Letzt immer recht unfreundlich. Die ehrenwerte Mama war sichtlich enttäuscht und beleidigt, als ich ungefähr folgendes erwiderte: Ich fühlte mich geehrt, weil sie so weit gereist sei, um mich an ihrem Wissen teilhaben zu lassen. Leider sei sie aber an einen engstirnigen Praktiker geraten, unfähig, daraus Nutzen zu ziehen und so grundlegend anderer Meinung als sie, daß es für beide Teile wohl das Beste wäre, einander zu vergessen.

Auch jetzt, Jahre später, wüßte ich nicht, was ich sonst hätte tun können; mir hat nur die Kleine leid getan, die dringend Hilfe gebraucht hätte. Aber die hätte man ihr nur über die Leiche ihrer Mutter bringen können!

Das soll nun keineswegs heißen, daß der Kranke in der demütigen Haltung einer der Bürger von Calais zum Arzt kommen soll, um die Wissensbrocken aufzulesen, die ihm der Doktor hinwirft. Im Gegenteil, ich glaube, daß keine Medizin wirken kann, wenn man nicht mit dem Kranken spricht, denn dieser kann die Ratschläge, die man ihm erteilt, nur dann richtig ausführen, wenn er begriffen hat, worum es geht und was er erreichen kann. Das setzt voraus, daß der Arzt sich um eine Erklärung und der Kranke sich um Verständnis bemüht; aber dazu muß der Patient aufnahmebereit und zugänglich sein und darf keine vorgefaßte Meinung haben.

Vorgefaßte Meinungen sind eine Katastrophe. Sie werden irgendwo aufgeschnappt, entstammen oft nicht genau verstandenen Zeitungskommentaren und schaffen die Illusion des „Wissens". Heutzutage ist die Medizin Allgemeingut; jeder Laie hat sehr genaue Vorstellungen von ihr. Man stellt uns Fallen: „Herr Doktor, sind Sie über die neuen Methoden der Krebsbehandlung informiert?" Oder man macht uns Vorschläge: „Ich kenne jemanden, bei dem eine bestimmte Behandlung Erfolg gehabt hat; glauben Sie nicht, daß sie auch mir guttäte?"

Aber ja, natürlich, ich kenne die „neuen Methoden zur Krebsbehandlung", die im übrigen nicht neu sind; nein, leider wird die Behandlung, die Ihrem Bekannten geholfen hat, bei Ihnen nichts nützen, denn es handelte sich bei dem Leiden Ihres Freundes um einen Nesselausschlag, und nicht alles, was juckt, ist ein Nesselausschlag. Sie haben ein Ekzem, das ist ganz etwas anderes.

Natürlich wissen wir nicht alles. Niemand kann alles wissen. Aber wir versuchen, auf unserem Gebiet so viel wie möglich zu erforschen. Und das erfordert ständiges Umlernen, Anhören von Vorträgen, stundenlange Lektüre. Wer nicht bereit ist, diese Mühe auf sich zu nehmen, ist binnen sechs Monaten im Hintertreffen, so rasch schreitet heute die wissenschaftliche Entwicklung fort. Das Resultat dieser Mühe ist ein Fachmann, Arzt genannt, der sein Leben lang Medizin studiert, der bescheiden seine Grenzen erkennt, der aber auch weiß, was er kann; er lehnt Meinungen ab, die auf erschreckend dürftigen Kenntnissen beruhen (je weniger einer weiß, wovon er redet, desto entschiedener bringt er seine Meinung vor). Dieser Fachmann reagiert zum Beispiel sauer, wenn man ihm etwas von „Mischhaut" erzählt oder von dem erstaunlichen Kunststück, auf einem Gesicht zwei grundverschiedene Hautarten zu haben, „gleichzeitig trocken und fett". Denn dieses jetzt so moderne Kauderwelsch besagt in Wirklichkeit gar nichts. Es entstammt meist der Phantasie der Werbefachleute, die großartige Formulierungen erfinden, um Kunden für ihre Produkte anzulocken und zu beeindrucken. Diese Modeworte haben mit der Realität überhaupt nichts zu tun.

Kurz, die übliche Einteilung in normale, trockene und fette Haut ist ungenügend, denn sie ist viel zu schematisch. Man kann sie allerdings als Ausgangspunkt benutzen, und ich hatte auch zuerst die Absicht, diese drei Typen zu beschreiben.

Dann aber wurde mir klar, daß ich damit die Leser nur langweilen würde. Denn wenn ich fette Haut hätte, würde ich vor allem wissen wollen, warum ich sie habe. Um aber beurteilen zu können, wann eine Haut aufhört, normal zu sein, und warum sie es nicht mehr ist, muß man vor allem die Charakteristika und die Eigenschaften der normalen Haut kennen.

Die normale Haut

Sie werden erstaunt sein, wenn Sie hören, daß es keine Beschreibung der normalen Haut gibt. Sie hat keine Geschichte — wie jedes glückliche Volk. Denn man beschäftigt sich nicht mit ihr. Und das ist falsch, denn die Erfahrung beweist, daß dieser Zustand sehr labil und von zahllosen Faktoren ständig gefährdet ist.

Einfach zu sagen — wie es meist geschieht —, eine normale Haut sei weder fett noch trocken, ist, vom fachlichen Gesichtspunkt aus, zuwenig. Das ist eine Binsenweisheit. Genausogut könnte man sagen: Die normale Haut ist eine Haut, die nicht abnormal ist. Eine wirklich normale Haut gibt es nur bei einem gesunden, gepflegten Kind vor der Pubertät. Sie ist leicht zu erkennen: Sie ist fest, denn das Bindegewebe ist dicht und kräftig. Sie ist weich, denn sie enthält ein dichtes Netz intakter elastischer Fasern; wenn man sie kneift, knittert sie nicht und die Falte verschwindet, sobald der Druck nachläßt. Sie ist feinkörnig und glatt, ohne sichtbare Poren, und fühlt sich samtig an. Sie ist matt, denn sie sondert wenig Fett ab. Schließlich ist sie hell, bei Blondhaarigen beinahe durchscheinend, und zwar dank dem harmonischen Zusammenspiel der verschiedenen Faktoren, die den „Teint", das heißt die Hautfarbe, bestimmen.

Es handelt sich dabei um drei Faktoren:
— erstens um das Pigment, das der Haut die hellere oder dunklere, braune Komponente liefert (es ist bekannt, daß Braunhaarige nie eine so weiße Haut haben wie Blond- oder Rothaarige, und daß sie rascher braun werden — eben, weil mehr Pigment vorhanden ist);
— zweitens um die Hornhautschicht, die graue Komponente der Haut: je dicker sie ist, desto grauer und fahler wird der Teint;

— drittens um die Blutzirkulation in den Kapillargefäßen, die die Haut rosa färbt. Man wird blaß, wenn das Blut in diesen Gefäßen langsam zirkuliert; erweitern sich die Gefäße, strömt mehr Blut hindurch und die Haut wird rot. Schüchterne und emotionelle Menschen kennen diese Reaktion gut; sie erröten bis zum Haaransatz.

Dieses vollkommene Gebilde, dieses kleine Wunder an Frische — die Haut eines gesunden Kindes — erfährt unter dem Einfluß des großen Ereignisses, der Pubertät genannten Lebenswende, unvermeidliche Veränderungen.

Haut und Hormone

Diese Veränderungen hängen vor allem mit bedeutenden Umstellungen in der Drüsensekretion zusammen. Von Geburt an, ja sogar schon im Mutterleib, besitzen wir eine Anzahl sogenannter *„endokriner Drüsen"* (Drüsen mit innerer Sekretion), die ihr Sekret direkt ins Blut ergießen. Dieses Sekret sind die Hormone.

Jeder von uns kennt das Wort „Hormone". Seit der Erfindung der Pille sind sie sogar ständig im Gespräch. Aber ich bezweifle, daß die Wirkung dieser Substanzen allgemein bekannt ist. Sie steuern unser Wohlbefinden vom Beginn bis zum Ende unseres Lebens; sie können die Ursache von schweren, manchmal sogar tödlichen Krankheiten sein, und es hängt zu einem guten Teil von ihnen ab, ob ein Mensch schön oder häßlich ist.

Die Drüsen bilden das endokrine System, so wie Gehirn, Rückenmark und Nerven das Nervensystem bilden. Es besteht ein enger Zusammenhang zwischen dem Nervensystem und dem endokrinen System: das ist nicht weiter erstaunlich, denn das Gehirn beherrscht ja den ganzen Organismus, und zwar so sehr, daß man einen Menschen erst dann für tot erklären kann, wenn das Gehirn nicht mehr lebt.

Die Verbindung zwischen Nervensystem und endokrinem System stellt die Hypophyse (Hirnanhang-Drüse) her. Sie befindet sich unterhalb des Gehirns und ist mit ihm durch einen kleinen Stiel verbunden.

Die Hypophyse hat zahlreiche Funktionen. Durch ein besonderes Hormon steuert sie das Wachstum; wird zu wenig Wachstumshormon abgesondert, kommt es zu Zwergwuchs. Sie erzeugt ferner ein Hormon, das die Pigmentierung beeinflußt, und ein anderes, das Fett auflöst; und schließlich leitet sie, wie ein Dirigent, die übrigen endokrinen Drüsen:

— die Schilddrüse. Wenn diese Drüse anschwillt, entsteht der Kropf;
— die Nebennieren (so genannt, weil sie oberhalb der Nieren sitzen), die unter anderem das lebenswichtige Cortison und noch einige dem männlichen Hormon verwandte Hormone ausscheiden;
— die Bauchspeicheldrüse, die das Insulin erzeugt. Wird zu wenig Insulin produziert, wird man zuckerkrank;
— die Epithelkörperchen (vier an der Zahl), die an der Schilddrüse sitzen und den Kalkhaushalt des Körpers und damit die Festigkeit der Knochen regeln;
— und schließlich die Geschlechtsdrüsen, beim Mann die Hoden, bei der Frau die Eierstöcke.

Ich habe hier nur einige besonders hervorstechende Charakteristika der Drüsen angeführt. In Wirklichkeit gibt es viel mehr Hormone, als in dieser absichtlich kurzen Aufzählung erwähnt werden, und beinahe jedes erfüllt mehrere Funktionen. Deshalb ist der Aufbau des Drüsensystems sehr kompliziert. Manchmal kontrollieren mehrere aufeinander abgestimmte Drüsen einen Vorgang, manchmal steuern einander entgegenwirkende Hormone eine bestimmte Funktion.

Die Geschlechtsdrüsen ruhen bis zur Pubertät. Dann werden sie — auf Befehl der Hypophyse — aktiv. Die Hoden beginnen männliches Hormon in großen Mengen auszuschütten; der Stimmbruch setzt ein, der Haarwuchs an den Geschlechtsteilen wird dichter, und die Geschlechtsteile selbst werden größer.

Die Eierstöcke beginnen, zwei Hormone zu erzeugen: Das

eine ist das eigentliche weibliche Hormon, das Follikelhormon; das zweite heißt Progesteron und bereitet die Gebärmutter darauf vor, das befruchtete Ei (die Ovula) wie in einem Nest aufzunehmen. Diese beiden Hormone sind für das Wachstum der Brüste und das Einsetzen der Menstruation verantwortlich; sie regeln auch den monatlichen Zyklus.

Das sind die sichtbaren Wirkungen der Hormone; aber sie beeinflussen auch — wenn auch weniger deutlich — die Haut: Das männliche Hormon bewirkt, daß die Epidermis dicker wird, vergrößert die Talgdrüsen und fördert die Talgproduktion. Leider fördert es auch den Ausfall der Kopfhaare.

Im Gegensatz dazu vermindert das weibliche Hormon die Dicke der Epidermis — deshalb haben Frauen eine zartere und feinere Haut als Männer — und bremst die Talgproduktion. Es hat keine Wirkung auf den Haarwuchs; aber es beeinflußt die Verteilung des Fettgewebes der Hypodermis und schenkt den Frauen die weichen Rundungen des Gesichts, der Schenkel, der Hüften, des Gesäßes und der Schultern, kurz und gut, die kurvenreiche Gestalt, die untrennbar zur Vorstellung von weiblicher Schönheit und Zartheit gehört. Die Transvestiten, die keine Männer sein wollen, schlucken Unmengen von weiblichen Hormonen, verändern dadurch die Verteilung der subkutanen Fettschicht und bekommen schließlich weibliche Formen.

Das weibliche Hormon besitzt auch die Fähigkeit, die Blutgefäße zu erweitern; deshalb sind Frauen viel eher als Männer für alle Erkrankungen anfällig, bei denen Blutandrang eine Rolle spielt; Krampfadern und Kupferrose kommen bei Männern viel seltener vor, ebenso die roten oder violetten Kapillargefäße, die so oft auf den Ober- und Unterschenkeln der Frauen sichtbar werden.

Außerdem ist es für die Wasserretention in den Tagen vor der Regel verantwortlich; normalerweise ist sie geringfügig, einige Hundertstel Gramm, stört nur wenig und wird kaum bemerkt; aber sie wird zum Alptraum für jene Frauen, die jeden Monat schwerfällig werden, anschwellen, sich in ihrer Haut nicht wohl fühlen, deren Gesicht aufgedunsen ist, und denen die Hose, die am Vorabend noch genau paßte, plötzlich zu eng ist. Sie können kein Abendkleid anziehen, weil ihr Brustumfang um eine Nummer größer geworden ist und weil das Kleid über Bauch und Hüften spannt — und zu ihrem Entsetzen verzeichnet die Waage eine Gewichtszunahme von vier, sechs oder noch mehr Pfund.

Sowohl das männliche als auch das weibliche Hormon beeinflussen also die Epidermis, die Hypodermis, die Haare, die Talgdrüsen und die Blutgefäße; entweder ergänzen sie einander (dann spricht man von der sogenannten spezifischen Wirkung) oder sie heben einander auf.

Das trifft jedoch nicht auf die Dermis zu, in der beide Hormone die gleichen Wirkungen haben: sie regen die Erzeugung von Bindegewebe und elastischem Gewebe an; dadurch ist die Haut bei beiden Geschlechtern kräftig und geschmeidig.

Sobald die Pubertät vorbei ist, hängen also das Gleichgewicht, der Normalzustand der Haut bei Mann und Frau zu einem nicht geringen Teil von der Hormonproduktion der Geschlechtsdrüsen ab.

2

DIE FETTE HAUT
ODER
DIE SEBORRHÖE UND IHRE FOLGEN

All das habe ich gerade Annie D. erklärt. Sie ist wegen ihrer fetten Haut zu mir gekommen. Annie ist achtzehn Jahre alt. Mit ihrem verklebten, fetten Haar und dem glänzenden Gesicht sieht sie wie eine gebadete Maus aus. Wie viele der jungen Leute, die zu mir kommen, hat sie mir ernst und aufmerksam zugehört. Ich habe das Gefühl, daß sie meine Erläuterungen verstanden hat, und sie erbringt auch sofort den Beweis dafür.

„Sie sagen also, daß ich eine fette Haut habe, weil ich ‚männliche Hormone habe'?"

„Richtig."

„Aber Frauen haben keine männlichen Hormone."

Das ist eine gescheite Antwort. Aber tatsächlich erzeugt jeder normale Mann kleine Mengen weiblichen Hormons und jede normale Frau kleine Mengen männlichen Hormons. Männer haben deshalb nie Schwierigkeiten, und die meisten Frauen auch nicht, denn diese Mengen sind so gering, daß die übrigen Drüsen nicht in ihrer Produktion gestört werden.

Das männliche Hormon und die weibliche Haut

Nur in einigen — übrigens nicht gar so seltenen — Fällen führt die Überproduktion von männlichem Hormon, „Hyperandrogenie" genannt, bei der Frau zu einer Vermännlichung bestimmter Organe, vor allem der Haut; dann treten Seborrhöe, verstärkte Körperbehaarung und Ausfall der Kopfhaare auf. Wenn eine Frau Seborrhöe oder schütteren Haarwuchs hat, muß man sie immer nach der Körperbehaarung fragen, vor allem, was die Stellen anbelangt, die sie normalerweise nicht erwähnt.

„Aber ich habe ja nur fette Haut."

„Das stimmt, auf Sie treffen die erwähnten Symptome nicht zu, denn sie hängen mit schweren Hormonstörungen zusammen. Die partielle Seborrhöe ist eine leichte, gutartige Form der Hyperandrogenie, die auch dann entstehen kann, wenn nicht zuviel männliches Hormon erzeugt wird."

„Das verstehe ich nicht; Sie sagen jetzt das Gegenteil von dem, was Sie mir vorher erklärt haben."

„Weil ich noch nicht genug Zeit hatte, Ihnen alles zu erläutern. Sie können das endokrine Drüsensystem mit einem Handelssystem vergleichen. Bei einem Handelssystem gibt es Erzeuger und Konsumenten. In unserem Fall sind die Erzeuger die Drüsen, die das männliche Hormon produzieren, und die Konsumenten sind die Talgdrüsen, die es verbrauchen. Stellen Sie sich jetzt vor, daß das Handelsprodukt Wein ist: Unter den Weinkonsumenten gibt es solche, bei denen schon ein Glas — eine durchaus übliche und verträgliche Menge — genügt, um sie betrunken zu machen; sie sind besonders empfindlich gegenüber Alkohol. Bei einigen Menschen reagieren die Talgdrüsen dem männlichen Hormon gegenüber ebenfalls besonders sensibel und werden durch Mengen ‚betrunken', die ein anderer nicht einmal bemerkt. Diese Menschen bekommen auch dann fette Haut, wenn keine Überproduktion an männlichem Hormon vorhanden ist.

Kurzum, Frauen können Seborrhöe sowohl mit, als auch ohne Überschuß an männlichem Hormon bekommen."

Das männliche Hormon und die männliche Haut

„Und bei Männern?"

„Bei Männern liegt die Sache anders, weil bei ihnen logischerweise immer mehr männliches Hormon produziert wird als bei Frauen; daher kann es bei einem Mann keine Überproduktion geben, und wenn man männliche Seborrhöe-Patienten untersucht, stellt man fest, daß die Hormonproduktion normal ist; beim Mann kann also Seborrhöe nur infolge einer Störung ‚beim Verbraucher' auftreten."

URSACHEN DER SEBORRHÖE

Die Pubertät kann ohne besondere Störungen beginnen und vorübergehen; die Haut behält ihr normales Aussehen, die Färbung, die Reinheit der Kinderzeit, denn der Motor läuft rund, die Normen der Hormonproduktion werden eingehalten, die Talgdrüsen benehmen sich vernünftig: es kommt höchstens zu einer sehr leichten, unmerklichen Talgabsonderung, die man „*physiologische Seborrhöe*" nennt, und die für die Erhaltung des Gleichgewichts einer normalen Haut notwendig ist; wir werden beim Thema „trokkene Haut" noch einmal darüber sprechen.

Leider verläuft die Pubertät bei sechzig Prozent der Mädchen und siebzig Prozent der Jungen nicht so problemlos. Die Haut beginnt zu glänzen, der Teint wird fahl, weil die Hornschicht der Epidermis sich verdickt, die Poren werden größer. Diese Erscheinungen treten immer in der Gesichtsmitte auf, an Stirn, Nase und Kinn, vor allem die Stirnmitte ist stark betroffen. Die normale, physiologisch nützliche Seborrhöe ist zur *pathologischen Seborrhöe* geworden, das heißt, zu einer unangenehmen Störung.

Wenn alles gutgeht, bleibt es dabei. Meist wird es aber ärger, und die Seborrhöe greift auf das ganze Gesicht über. Man hat festgestellt, daß sich die Seborrhöe um so eher ausbreitet, um so hartnäckiger und schwerer zu behandeln ist, je früher sie einsetzt. Bei vierzehnjährigen Jungen und elfjährigen Mädchen tritt sie in ihrer unangenehmsten Form auf. In Extremfällen wird der Talgüberzug fest und wachsartig: Die Haut sieht aus wie eine Apfelsinenschale, ist mit Löchern übersät, die bis zu einem Millimeter Durchmesser haben können, und dazwischen befinden sich kleine, polsterartige Hügelchen. Das ganze Gesicht sieht geschwollen und verquollen aus. Die Seborrhöe kann nach einigen Jahren plötzlich verschwinden, auch ohne Behandlung. Sie kann aber auch ein Leben lang anhalten. Und, was noch schlimmer ist, als Komplikation tritt dann oft Akne hinzu.

KOMPLIKATIONEN DER SEBORRHÖE

Zuerst bilden sich Mitesser, die die Poren verstopfen; der Talg gelangt nicht mehr an die Hautoberfläche, und diese ist deshalb etwas weniger fett.

Eine wesentliche Anomalie: Die Talg-Mikrozyste

Mitesser sind sehr häßlich; aber wenn man nicht so unvorsichtig ist, an ihnen herumzudrücken, entzünden sie sich nicht. Sie sind im Vergleich zu dem, was geschehen kann und auch oft geschieht, das kleinere Übel.

Neben diesen Mitessern bilden sich tief in der Dermis Mitesser, die von Haut umgeben sind. Diese nicht nach außen offenen Mitesser werden „geschlossene Mitesser" oder „Mikrozysten" genannt. Sie sind besonders unangenehm, denn gewöhnliche Mitesser können plötzlich austrocknen und verschwinden, während dies bei *Mikrozysten nie der Fall ist.* Und sie sind die Ursache für Akne-Ausbrüche. Der Zusammenhang zwischen Pickeln und Mikrozysten ist so eindeutig, daß man ruhig sagen kann, es gibt keine Akne ohne Mikrozysten.

Wenn man einen Akne-Patienten untersucht, sind die Pickel uninteressant, desgleichen die Mitesser; wichtig sind allein die Mikrozysten.

Das leuchtet einem an Akne Erkrankten am wenigsten ein. Er sieht nur seine Pickel, sonst interessiert ihn nichts. Ihretwegen sucht er Rat und Hilfe. Und er ist sehr unglücklich, wenn er gerade bei seinem ersten Arzt-Besuch weder im Gesicht noch auf dem Rücken Pusteln vorweisen kann, weil er sich gerade in einer sogenannten guten Phase befindet. Wie oft habe ich gehört:

„Es ist zum Verzweifeln, gerade heute habe ich beinahe nichts; aber wenn Sie mich vor zwei Wochen gesehen hätten!"

Ich beruhige den Patienten und setze ihn in Erstaunen:

„Ich muß Ihre Pickel gar nicht sehen, um zu wissen, wie schwer Ihre Akne ist, und wie arg die Anfälle sein können."

„Und wieso?"

„Die Anzahl Ihrer Pickel schwankt; manchmal haben Sie eine Unmenge, dann wieder verschwinden sie beinahe. Das hängt von zahlreichen Faktoren ab: nervöser Spannung, anhaltenden Verstimmungen, allgemeiner Müdigkeit. Einer meiner Patienten trainierte seine Muskeln so, als wolle er Mister World werden. Jeder seiner Muskeln zeichnete sich unter der Haut ab. Der Bizeps war beachtlich, der Brustmuskel entsprach dem einer griechischen Statue, die Bauchmuskulatur war stahlhart, und alle übrigen Muskeln sahen ähnlich spektakulär aus. Ich war bald davon überzeugt, daß die physische Anstrengung schuld an den riesigen, schmerzhaften, harten, roten Knoten war, die wochen- und monatelang unter der Hautoberfläche des Patienten schwelten und an der Oberfläche kleine Beulen bildeten. Von dem Tag an, an dem er seinen Traum vom ‚Supermann' begrub, besserte sich sein Zustand rapid."

Bei Frauen spielt die Regel eine große Rolle. In der Woche vor deren Einsetzen verschlimmert sich die Akne beinahe immer, und manchmal auch noch zusätzlich bei der Ovulation.

„Das habe ich an mir auch schon bemerkt; aber die Verschlechterung dauert länger als acht Tage."

„Diese schlimme Phase kann natürlich länger sein; gelegentlich beginnt sie bei der Ovulation und hält bis zur Regel an. Und wenn sich die Menstruation verzögert, verlängert sich diese Phase. Aber nach der Regel tritt auf jeden

Fall eine Beruhigung ein. Zu diesem Zeitpunkt sieht die Haut relativ gut aus."

Deshalb darf man sich bei der Beurteilung einer Akne nicht auf die Pickel verlassen, sondern man muß die Mikrozysten suchen, die die eigentliche Ursache, der Ausgangspunkt der Pickel sind. Diese Mikrozysten sind immer da, und jede von ihnen kann jederzeit zu einem Pickel werden. Man muß also nur untersuchen, wie viele Mikrozysten die Haut enthält und wie groß sie sind, um zu wissen, wie schwer der nächste Anfall sein und wo er erfolgen wird. Ein Blick genügt, selbst wenn bei der Untersuchung kein einziger Pickel vorhanden ist.

„Ich habe wohl gesehen, daß ich einige Mitesser habe; aber die Mikrozysten habe ich nie bemerkt."

„Das wundert mich nicht, sie sind schwer zu erkennen, weil sie so tief sitzen. Nehmen Sie diesen Spiegel und sehen Sie hinein: Sie müssen die Haut mit zwei Fingern spannen, um die Mikrozysten zu entdecken; sehen Sie jetzt diese kleinen, weißen, stecknadelkopfgroßen Körnchen? Bei manchen Menschen sitzen sie dichtgedrängt in großen Flecken beisammen, vor allem am Kinn, wie bei Ihnen, oder an den Schläfen, am Hals, am Kiefer. Bei einer Untersuchung an einem stehenden Menschen kann man sie kaum wahrnehmen, außer sie sind sehr groß. Es ist besser, wenn sich der Patient hinlegt, und ich eine Lichtquelle oberhalb von ihm placiere."

Seborrhöe und Akne treten hauptsächlich im Gesicht auf. Aber sie können den Rücken bis zum Gesäß, Schultern und Arme bis zum Ellbogen, Brust, Nacken und Hals befallen.

Ich habe zahlreiche Kranke, Männer und Frauen, gesehen, die über dreißig waren und nie ein Schwimmbad besucht oder sich am Strand entkleidet hatten, weil ihr Körper so abstoßend aussah; wieder andere waren zum Zölibat verurteilt, weil ihre Haut nach ranziger Butter roch.

Seborrhöe und Akne sind Leiden, die das soziale Verhalten, das Gefühlsleben und sogar die Berufsausübung der von ihnen Befallenen beeinträchtigen. Einem mit Pickeln übersäten Kandidaten, auch wenn er noch so tüchtig ist, wird es schwer, wenn nicht unmöglich gemacht, einen Beruf zu ergreifen, der Kontakt mit Menschen erfordert. Der Unternehmer wird bei Vorliegen gleicher Qualifikationen immer den Arbeitnehmer vorziehen, der gesünder und angenehmer aussieht.

Auch wenn Akne oder Seborrhöe nur in schwächerer Form auftreten, ist die Umwelt meist nicht bereit, sich an jemanden zu gewöhnen, der daran leidet; dies um so weniger, je länger sich diese Krankheiten hinziehen. Und beide verschwinden nicht mehr von selbst, wenn der Patient einmal älter als zwanzig ist.

Der älteste Akne-Patient, den ich je behandelt habe, war siebenundvierzig, und er litt seit seinem zwölften Lebensjahr an Akne: fünfunddreißig von Pickeln beherrschte Lebensjahre, das ist eine lange Zeit, schwer durchzustehen, unmöglich, sich damit abzufinden. Nicht wenige Patienten resignieren, ziehen sich in sich selbst zurück, versinken in düsteres Brüten über die Ungerechtigkeit des Schicksals, oder verurteilen die Medizin, die ihnen nicht helfen konnte.

Die meisten laufen weiterhin von einem Schönheitsinstitut zum anderen, zu Homöopathen und Dermatologen, und geben nie die Hoffnung auf, mögen sie auch noch so oft enttäuscht werden. Ich begreife ihre von Skepsis und Aggressivität geprägte Haltung, hinter der sich die Angst vor neuen Enttäuschungen verbirgt.

Ihre Erzählungen lauten immer gleich; meist beginnen sie mit: „Sie sind nun der zehnte, an den ich mich wende", und geht weiter mit: „Ich habe schon alles versucht, und Sie sehen, was dabei herausgekommen ist." Der Kranke ist verkrampft und zutiefst unglücklich.

„Das Ergebnis ist wirklich nicht überwältigend; Sie glauben also nicht mehr an eine Heilung?"

„Finden Sie, daß ich Grund dazu habe?"

„Wozu sind Sie dann hier?"

„Ich habe eine Freundin, die jemanden kennt, dem Sie geholfen haben."

Er sieht mich nicht an, sondern starrt hartnäckig zu Boden. Alle halten sie den Kopf gesenkt, so daß ich nur die Schädeldecke sehe.

„Wollen Sie nicht den Kopf heben, damit ich Sie untersuchen kann?"

Ich untersuche ihn und fühle dabei, wie er mich beobachtet, wie gespannt er auf meine Reaktion wartet.

„Legen Sie sich doch hin."

Es handelt sich um einen Fall von Erwachsenenakne; die obere Gesichtshälfte ist fett, aber frei von Pickeln; diese konzentrieren sich auf die untere Hälfte, während bei der Jugendakne die Pickel über das ganze Gesicht, vor allem über die Stirn verteilt sind. Der Übergang von der Jugend- zur Erwachsenenakne erfolgt meist im Alter von zwanzig bis einundzwanzig Jahren.

„Glauben Sie, daß man etwas tun kann?"

„Wahrscheinlich" (ich errate, was er denkt: ‚Das hat man mir schon gesagt, als ich noch ganz klein war'), „aber ich werde Ihnen diese Frage erst beantworten können, nachdem ich mich mit Ihnen unterhalten habe."

Er entspannt sich ein wenig.

„Es ist mir lieber, daß Sie nicht ‚ja' gesagt haben."

„Warum?"

„Weil man mir das jedesmal am Beginn einer neuen Behandlung gesagt hat..."

„Es gibt Fälle, bei denen man zuversichtlich sein kann, andere, bei denen man vorsichtiger sein muß. Gewisse Formen der Seborrhöe und der Akne können vom Dermatologen nur in Zusammenarbeit mit einem Psychologen oder einem Psychoanalytiker geheilt werden. Und die Akne bei einem Mann macht uns immer mehr zu schaffen als die Akne bei einer Frau."

Sexualität und Akne

Ein großer Prozentsatz der schwer zu heilenden Patienten besteht aus verheirateten Frauen und Müttern, die genügend Zeit gehabt haben, über die Großmutter-Weisheit „Heirate, und das wird vergehen" nachzudenken. Schrecklich ist nur, daß dieser idiotische Rat immer noch erteilt wird. In Wirklichkeit hat die sexuelle Betätigung nur sehr selten Auswirkungen auf die Seborrhöe. Es ist auch gar nicht einzusehen, warum sie darauf Einfluß haben sollte. Zugegeben, am Sexualakt ist das Nervensystem stark beteiligt, und es ist möglich, daß dies den Hormonhaushalt beeinflußt. Alle Gynäkologen und Endrikonologen kennen Fälle, bei denen deshalb eine bis dahin unregelmäßige Menstruation in der Ehe regelmäßig wurde.

Aber das Nervensystem kann diese Vorgänge sowohl günstig als auch ungünstig beeinflussen. Ich erinnere mich an eine junge Patientin, die mich wegen einer Akne, die sich über Gesicht, Schultern, Brust und Rücken ausgebreitet hatte, konsultierte. Sie erzählte mir, daß diese Pickelexplosion erst vor wenigen Monaten eingesetzt hätte, und daß sie bis dahin wohl fette Haut, gelegentlich auch einige Pickel, aber nichts wirklich Besorgniserregendes gehabt habe. Ich war erstaunt, weil die Krankheit so plötzlich aufgetreten war; ich erkundigte mich nach der Regel. Sie sei normal, der Rhythmus habe sich in den letzten Monaten auch nicht verändert. Die Patientin hatte auch keine Hormonkur hinter sich, die die Drüsenfunktionen aus dem Gleichgewicht hätte bringen können.

Von dem Grundsatz ausgehend „Kein Rauch ohne Feuer" — eine Seborrhöe entwickelt sich nicht grundlos in diesem Ausmaß — erkundigte ich mich nach ihrem Verhältnis zu ihren Eltern und nach ihrer beruflichen Tätigkeit. Man trifft oft auf Kranke, die sich gegen ihre Eltern, oder gegen die Umgebung, in der sie arbeiten, oder gegen die Arbeit selbst auflehnen. Diese Auflehnung führt zu einer nervösen

Spannung, einer Unruhe, die sich auf die Drüsentätigkeit auswirken kann. Wenn die von Aversionen Geplagten auf Urlaub fahren und sich entspannen, bessert sich der Zustand der Haut. Dieses „Aufblühen" der Seborrhöe kann oft auch bei Studenten während der anstrengenden, aufregenden Perioden vor einer Prüfung oder einem Test beobachtet werden, vor allem, wenn es sich um emotionelle Typen handelt, die mehr als andere zum Schwitzen neigen; eine zwar wenig fette, aber schweißbedeckte Haut sieht nämlich besonders schmierig aus.

Meine junge Patientin stand vor keiner Prüfung. Ihre Arbeit, die ihr sehr gut gefiel, stellte sie vor keinerlei Probleme, und sie verstand sich sehr gut mit ihren Eltern. Blieb noch die Möglichkeit einer unglücklichen Liebe, eines Herzenskummers; aber auch hier ging alles gut, sogar zu gut. Sie hatte mit ihrem Freund geschlafen und wäre vollkommen befriedigt gewesen, wenn nicht achtundvierzig Stunden nach ihrem ersten Liebeserlebnis der heftige Anfall eingesetzt hätte, der sie zu mir geführt hatte. Das konnte auch Zufall sein. Aber da sie bei ihrer Familie lebte und nicht allzuviel Bewegungsfreiheit hatte, konnte sie ihren Geliebten nicht sehr häufig treffen. Ich zwang sie, dies zu überdenken, und da stellte sich heraus, daß ein deutlicher Zusammenhang zwischen ihren sexuellen Beziehungen und dem Auftreten der Pickel bestand; sie mußte für jede Schäferstunde mit neuen Pickeln bezahlen. So etwas kühlt selbst die heißeste Leidenschaft ab! Ich konnte sie heilen und gestehe, daß ich sie nach der Beendigung der Kur ermutigte, ihrem Temperament freien Lauf zu lassen, um mich davon zu überzeugen, daß der Erfolg jeder Belastung standhielt.

Das ist das schönste Beispiel für die Auswirkungen der Sexualität auf fette Haut, das ich je gesehen habe. Glücklicherweise sind solche Fälle selten. Bei den meisten Frauen ändert sich überhaupt nichts; und da tröstet man die Unglückliche mit: „Sie müssen nur Kinder bekommen, dann wird alles gut." Sie bekommt eines, ein zweites, ein drittes, manchmal sogar noch mehr; und jedes Mal schöpft sie wieder Hoffnung, denn nach einer kurzen Verschlechterung während des ersten Drittels der Schwangerschaft trocknet die Seborrhöe aus, die Pickel verschwinden, und die werdende Mutter erfreut sich bis zur Entbindung wohl nicht eines Teints wie Milch und Blut, aber doch wenigstens der reinen, matten, pickelfreien Haut, von der sie immer geträumt hatte.

Leider wird der Teint sofort nach dem Wochenbett wieder unrein, fahl, glänzend und der teuflische Kreislauf fängt von vorne an. So sagte mir eine dieser Frauen: „Ich sehe nur gut aus, wenn ich ein Kind erwarte, aber ich kann deshalb doch nicht ununterbrochen schwanger sein!"

Das ist um so weniger notwendig, als genügend Mittel zur Verfügung stehen, um die Krankheit zu bekämpfen. Diese Mittel variieren je nach der Schwere der Störungen, bei denen es unzählige Abstufungen gibt: Von der Haut, die an Nasenspitze und Kinn ein wenig fett ist, bis zur Seborrhöe, bei der das ganze Gesicht glänzt, und von ein paar Mitessern, die Nase und Wangen verunzieren, bis zu einer schweren Akne.

Die Seborrhöe ist immer eine Krankheit

Die Grenze zwischen der unästhetischen und unangenehmen Störung und der wirklichen Krankheit ist äußerst schwer zu ziehen. Wann hört eine Haut auf, „nicht mehr ganz normal" zu sein, wann muß man sie als „ernstlich krank" bezeichnen?

Ich halte diese Unterscheidung für absolut willkürlich. Eine leichte Seborrhöe setzt einen bestimmten Nährboden, eine Veranlagung voraus; die Gefahr einer Verschlechterung ist ständig gegeben. Hier ein typisches Beispiel: Zwei gleichaltrige Frauen, die ein sehr ähnliches Leben führen, leiden beide an einem Fibrom. Die Haut der einen ist normal, die Haut der anderen ist ein bißchen fett; ihre Haare werden vier bis fünf Tage nach dem Waschen wieder klebrig, und ein leichter Flaum bedeckt ihre Wangen. Beiden wird eine Kur mit männlichem Hormon verschrieben, die klassische Behandlung des Fibroms. Der Frau mit der normalen Haut wird sie nicht schaden. Bei der anderen wird sich die Seborrhöe unweigerlich verschlechtern, die Haare werden schon nach zwei bis drei Tagen verklebt sein und der Flaum wird dichter werden, vielleicht sogar zu einem leichten Bart; und wenn ihr in den darauffolgenden Monaten nicht die Haare ausfallen, hat sie Glück gehabt.

Damit wollte ich nur zeigen, wie leicht sich ein nur unangenehmer Zustand in einen abnormalen Zustand verwandeln kann, und daß eine beinahe unmerkliche Seborrhöe wohl keine so intensive Pflege erfordert wie eine Akne, aber doch nicht zu leicht genommen und nach Gutdünken behandelt werden darf.

Ich rühre hier an einen alten Streit zwischen Kosmetikern und Dermatologen. Es ist ein sehr einseitiger Streit, denn es ist klar, daß die Dermatologen, die das Recht und die Möglichkeit haben, alles zu behandeln, was in das Gebiet der Dermatologie fällt, und, wenn es ihnen Spaß macht, auch alles, was theoretisch zur Kosmetik gehört, keinen Grund haben, Händel mit den Kosmetikern zu suchen, außer, wenn diese die engen Grenzen ihrer Kompetenz überschreiten und gesundheitsschädliche Praktiken anwenden. Ich habe Kosmetiker kennengelernt, die bedenkenlos kleine Hauttumore, die sie „Warzen" nannten (denn für den Laien ist alles, was unter die Oberfläche der Epidermis reicht, eine Warze) mit Elektrizität behandeln; und dabei waren es in Wirklichkeit Karzinome oder Muttermale. Mich schaudert es, wenn ich daran denke, welche tödlichen Gefahren von diesen Tumoren drohen, die sich bei der geringsten Reizung blitzschnell und unbarmherzig ausbreiten und imstande sind, binnen weniger Monate den Tod herbeizuführen.

Solche Fälle haben meinen Freund Dr. Boulle und mich veranlaßt, von den Behörden die Einführung eines Befähigungsnachweises zu verlangen. Um ihn zu erhalten, muß der Kosmetiker einen Kurs besuchen; seine Tätigkeit ist genau umrissen, und vor allem Apparate darf er nicht mehr verwenden, die in seinen Händen zu tödlichen Waffen werden können, weil ihm das nötige Fachwissen fehlt. Dieser Befähigungsnachweis scheint inzwischen wirklich zur Eliminierung der erwähnten Mißstände geführt zu haben.

Er hat aber die Diskussion über die von den Kosmetikern verwendeten Begriffe „Pflege" und „Behandlung" nicht beendet. Die Schönheitsinstitute behaupten: „Wir behandeln nicht, wir pflegen." Dieser spitzfindigen Dialektik zufolge gibt es einen Unterschied zwischen „Pflege" und „Behandlung". „Pflege" sei, weil dabei keine Medikamente verwendet werden, immer ungefährlich, während bei einer „Behandlung" mit spezifischen Arzneien gearbeitet würde und diese daher gewisse Risiken beinhalte.

Zuerst einmal möchte ich feststellen, daß im täglichen Sprachgebrauch kein Unterschied zwischen den beiden Begriffen gemacht wird. Wenn man das Lexikon aufschlägt, liest man: *Behandlung:* die Art, wie eine Krankheit bekämpft wird; *Pflege:* die Mittel, mit deren Hilfe man versucht, einen Kranken wieder gesund zu machen. Die Tatsache, daß man behandelt oder pflegt, bedeutet also, daß man einem abnormalen Zustand mit geeigneten Mitteln beizukommen versucht.

Zum zweiten: Wenn es stimmt, daß zahlreiche Medikamente gleichsam als Ausgleich für ihre Heilkraft in gewisser Hinsicht gefährlich werden können, dann ist es absolut falsch, zu behaupten, daß die Präparate für kosmetische Zwecke ungefährlich seien; auch sie haben eine Wirkung — weshalb würde man sie sonst anwenden? Und diese Wirkung kann ohne weiteres nachteilig sein, wenn die Präparate nicht richtig gewählt werden. Unter diesen Umständen ist es reine Augenauswischerei, die Begriffe Pflege und Behandlung zu trennen, und wenn man jedem dieser Begriffe ein eigenes Anwendungsgebiet zuordnen will, ist es wieder Augenauswischerei.

Jede bestimmte Anomalie der Haut kann nur auf eine bestimmte Art und Weise behandelt werden. Tritt sie in leichter Form auf, genügt vielleicht die äußerliche Pflege; bei einem schweren Fall wird eine innerliche Behandlung dazukommen müssen. Aber in beiden Fällen wird die lokale Behandlung die gleiche sein, und es müssen auch die gleichen Fehler vermieden werden.

Die Seborrhöe, bei deren Behandlung man unzählige Fehler machen kann, bietet das beste Beispiel für das bisher Gesagte. Ich habe vorhin detailliert die inneren Ursachen aufgezählt, durch die die Talgproduktion erhöht wird, so daß die Haut zu glänzen beginnt und die Haare fett und klebrig werden. Jetzt werde ich erklären, wie und warum eine falsche lokale Pflege diesen Zustand erhalten oder sogar verschlechtern kann.

Lokale Pflege, wie sie nicht sein soll

Seit bald fünfundsiebzig Jahren empfiehlt man den Seborrhöe- und Aknekranken erstens die Ehe; zweitens verschiedene Verfahren zur Austrocknung der Haut: zunächst Waschen mit — wenn möglich säurehaltiger — Seife; dann Abreiben mit einer alkoholischen Kampfer- oder Jodlösung, oder mit einer Mischung aus Äther und Azeton; dann Auftragen einer Schwefelsalbe und, um das Maß voll zu machen, etwa zwanzig Höhensonnenbestrahlungen.

Das Opfer wird im günstigsten Fall ein bis zwei Monate lang durchhalten. Ich habe keinen Patienten erlebt, der das länger mitgemacht hätte. Denn das Resultat dieser „Behandlung" ist immer das gleiche: Der Kranke fühlt sich alsbald wie ausgelaugt; die Haut ist rötlich marmoriert und wird rauh; dann nimmt sie allmählich das Aussehen von Glimmer an und beginnt sich zu schälen — und inzwischen breitet sich die Seborrhöe unaufhaltsam aus, weil sich die Poren immer mehr erweitern. An Stelle einer nur fetten Haut hat man jetzt eine fette *und* gereizte Haut, die manchmal noch fetter ist, als sie zu Beginn der Behandlung war. Und das Ergebnis ist noch eindrucksvoller, wenn man die Haut zusätzlich durch die ultravioletten Strahlen der Höhensonne verbrannt hat!

Seit zwanzig Jahren predige ich, daß diese Art Pflege falsch ist, daß alle klassischen Produkte, die heute bei Seborrhöe angewendet und als Mittel „gegen fette Haut", „gegen fettes Haar" angepriesen werden, aus dem Handel gezogen werden müßten. Seit zwanzig Jahren suchen mich Patienten auf, die ich wohl nie zu Gesicht bekommen hätte, wenn sie durch diese Behandlung ihre Seborrhöe nicht gefördert hätten.

Man lernt viel, wenn man Hunderte von Kranken, die an dem gleichen Übel leiden, anhört und beobachtet. Man entdeckt dabei sehr viele Dinge, die sich keineswegs mit den Grundsätzen in Einklang bringen lassen, die uns eingebleut worden waren. Ich habe zum Beispiel gelernt, daß man Ursache und Wirkung verwechselt, wenn man fette Haut als widerstandsfähig bezeichnet, weil sie dick ist. In Wirklichkeit ist fette Haut keineswegs besonders widerstandsfähig; sie ist reizbar und empfindlich und reagiert sofort bei der ersten falschen Maßnahme.

Ich habe auch gelernt, daß eine Haut um so fetter wird, je gründlicher man sie entfettet. Frauen mit Seborrhöe der Kopfhaut müssen bald feststellen, daß ihr Haar um so rascher wieder fett wird, je öfter sie sich die Haare waschen. Und die Fanatikerinnen der Kopfwäsche erreichen durch das zu häufige Waschen nur, daß die Haare vierundzwanzig Stunden später schon wieder fett sind.

Ich habe dieses Phänomen „*reaktionelle Seborrhöe*" genannt. Sie tritt stets auf, wenn man Mittel anwendet, die die Haut zu brutal entfetten: zu gründlich reinigende Seifen, Alkohol, Äther, Azeton. Auch gewisse Cremes können diese Wirkung haben: es handelt sich um die sogenannten „vanishing"-Präparate (Tages- und Feuchtigkeitscremes), mit denen der Markt überschwemmt ist. Die Bezeichnung „vanishing" besagt, daß diese Produkte sofort nach dem Auftragen verschwinden oder zu verschwinden scheinen. Charakteristisch für sie ist, daß sie aus einer Emulsion von wenig Fett in einer großen Menge Wasser bestehen.

Meine erste Patientin heute ist groß und schlank. Ich betrachte sie. Sie ist langbeinig, trägt offensichtlich keinen Büstenhalter und braucht auch keinen. Die Haare sind so frisiert, daß sie einen großen Teil des Gesichts verbergen: Ponyfransen bis zu den Brauen, glatt herunterhängende Seitenhaare, die die Wangen zur Hälfte bedecken. Das Wenige, das ich sehen kann, ist erfreulich, aber von einer so dicken Schicht Schminke bedeckt, daß man sie mit dem Messer abkratzen könnte. Ich frage die Dame:

„Was kann ich für Sie tun?"

„Ich habe fette Haut, und ich werde sie einfach nicht los. Ich habe mich vor einer Stunde geschminkt und deshalb können Sie jetzt nichts sehen, aber in ein bis zwei Stunden wird meine Schminke glänzen..."

„... und fleckig sein; aber in einer Stunde werden Sie fort sein und ich werde wieder nichts sehen. Sie hätten sich auf keinen Fall vor Ihrem Besuch bei mir schminken dürfen. Ich kann keine Diagnose stellen, wenn die Haut mit einer Schicht von Schminke bedeckt ist. Ich will Ihre Haut sehen, nicht die Tünche, die Sie draufgeschmiert haben. Und wenn Sie sich jetzt abschminken, kann ich auch nichts sehen, denn durch die Reinigung entfetten Sie Ihre Haut. Um eine Diagnose zu stellen, muß ich die Haut in ihrem Normalzustand sehen und betasten können. Es genügt nicht, daß Sie mir sagen: ‚Ich habe eine fette Haut'. Ich muß sehen, *wie* fett sie ist, denn eine leichte Seborrhöe wird anders behandelt als eine schwere."

„Ich habe eine schwere Seborrhöe."

„Davon will ich mich selbst überzeugen. Sie machen es genauso wie die Patienten, die hierherkommen, weil sie fettes Haar haben, und sich am Vorabend den Kopf waschen; es gibt aber nichts, was normaler aussieht als frischgewaschenes Haar, selbst bei einer Seborrhöe. Ich bitte diese Patienten, vier bis fünf Tage nach der Kopfwäsche wiederzukommen, damit ich mir ein Bild machen kann; oft handelt es sich nämlich nur um eine leichte Seborrhöe. Nur werden die Haare der Leute, die viel schwitzen, weich und verklebt und wirken dann fett. Man muß sehr genau hinsehen, um keine Fehldiagnose zu stellen. Und eine Fehldiagnose wäre sehr unangenehm, denn dann würde man auch eine falsche Behandlung empfehlen... Glauben Sie, daß auch Ihr Haar fett ist? Eine Gesichtsseborrhöe erstreckt sich nicht zwangsläufig auch auf die Kopfhaut. Es kann, muß aber nicht so sein.

„Ich glaube nicht, daß meine Haare fett sind, ausgenommen der Pony."

„Das kommt von der Seborrhöe. Ponyfransen sind nicht zu empfehlen, wenn die Stirnhaut fett ist. Es entsteht ein Wärmestau, die Schweißabsonderung wird stärker und die Seborrhöe gedeiht. Es ist ein echter *circulus vitiosus*."

„Also sollte ich den Pony abschneiden?"

„Das wird sich noch herausstellen. Zuerst muß ich Sie ‚naturbelassen' sehen. Wir wollen einen neuen Termin für die Konsultation festlegen."

Einige Tage später kommt sie wieder. Sie hat wirklich eine schwere Seborrhöe und ihr Teint ist besonders fahl. Sie wirkt recht verzweifelt bei der Untersuchung.

„Jetzt verstehen Sie, warum ich mir Tünche auf das Gesicht schmiere, wie Sie sich ausdrücken."

„Nein, aber darauf werden wir später zurückkommen. Wie behandeln Sie Ihr Gesicht? Zuerst die Pflege vor dem Schlafengehen."

„Ich wasche mich mit Seife."

„Welche Seife verwenden Sie?"

„Ich habe säurehaltige Seifen versucht, aber sie haben zu sehr gebrannt."

„Das glaube ich gern. Sie enthalten sehr stark wirkende fettlösende Mittel, die nicht nur die Haut brutal entfetten, sondern auch die chemische Substanz angreifen, aus der die Hornhautzellen bestehen. Diese Substanz hat eine wichtige Schutzfunktion, den sogenannten ‚Puffereffekt'. Mit anderen Worten, sie schwächt gewisse Schocks ab. Sie neutralisiert zum Beispiel alkalische Produkte wie das Natron, sobald sie mit der Haut in Berührung kommen. Ist sie zerstört, verliert die Haut damit eines ihrer wichtigsten Verteidigungsmittel gegen gefährliche Stoffe. Gewöhnliche weiße Terpentinseife ist wohl nicht so schädlich; trotzdem verbiete ich schon seit Jahren den Gebrauch von Seife bei der Gesichtspflege. Und was tun Sie nach dem Waschen?"

„Dann reibe ich das Gesicht mit einem Tonikum ab und lege Kampfercreme auf."

„Verwenden Sie ein alkoholhaltiges Tonikum?"

„Ja."

„Und morgens?"

„Ich reinige das Gesicht mit Gesichtsmilch, die ich anschließend mit dem Tonikum entferne. Dann lege ich Schminke und Puder auf. Aber ich muß immer wieder nachpudern; am Abend sehe ich dann schrecklich aus. Es gibt Tage, an denen ich zwei- bis dreimal neues Make-up auftragen muß."

„Was sind Sie von Beruf?"

„Ich bin Hostess. Ich muß gut aussehen, aber die Seborrhöe wird immer ärger."

„Das ist klar, Sie tun ja alles, um sie zu verschlimmern."

Ich erkläre ihr den Begriff „reaktionelle Seborrhöe".

„Und jetzt begreifen Sie, warum Ihnen das alkoholhaltige Tonikum, das Waschen mit Seife nicht guttun. Aber Ihr Make-up ist wahrscheinlich noch schädlicher."

„Dann müßte ich es weglassen, aber das ist unmöglich. Ich kann ohne Make-up nicht existieren."

Sie wehren sich verzweifelt, wenn man ihnen sagt, daß sie sich nicht schminken sollen.

„Und Sie glauben, daß Sie mit einem Make-up, das glänzt wie ein Butterbrot, gut aussehen? Ich sage Ihnen, daß die Schminke Ihre Seborrhöe verstärkt — werden Sie sie jetzt weiter verwenden?"

„Ich begreife nicht, was ein Make-up mit fetter Haut zu tun hat."

„Es wirkt entfettend. Wie Sie wissen, mischen sich Fett und Wasser nicht. Wenn Sie Tafelöl in eine Schale mit Wasser gießen, entstehen an der Oberfläche Fettaugen, wie in der Suppe. Wenn Sie die Flüssigkeit nun kräftig schlagen, so, als wollten Sie Mayonnaise machen, verteilt sich das Öl in kleinen Tröpfchen im Wasser. Sie sehen es nicht mehr. Sie glauben, daß es sich mit dem Wasser vermischt hat. Aber bald taucht es wieder an der Oberfläche auf, denn es ist leichter als Wasser, und die ‚Augen' bilden sich wieder."

Nun kann man durch verschiedene Kunstgriffe aus Wasser und Fett homogene, stabile Produkte erzeugen. Diese Produkte werden „Emulsionen" genannt, und die Substanzen, mit deren Hilfe sie hergestellt werden, heißen „Emulgatoren". Eine Emulsion ist keine Lösung aus Fett und Wasser, denn es gibt kein wasserlösliches Fett. Sie ist eine Verbindung von winzigen Wasser- und Fetteilchen, denen die Emulsion als verbindendes Medium dient.

Es gibt zwei Arten solcher Verbindungen: entweder eine kleine Menge Öl mit einer großen Menge Wasser, oder eine kleine Menge Wasser mit einer großen Menge Öl. Im ersten Fall erhält man eine Emulsion „Öl in Wasser", im zweiten Fall eine Emulsion „Wasser in Öl". Indem man solche Emulsionen herstellt, ahmt man nur die Natur nach.

„Sie verwenden, ohne es zu wissen, seit Ihrer Geburt natürliche Emulsionen: die Milch ist eine natürliche Emulsion ‚Öl in Wasser' und die Butter eine Emulsion ‚Wasser in Öl'. Alle modernen Kosmetika, Cremes, alle Arten von Reinigungsmilch sind Emulsionen der einen oder anderen Art.

Am verbreitetsten sind die Emulsionen ‚Öl in Wasser'. Ihre Beliebtheit beruht größtenteils darauf, daß sie so angenehm anzuwenden sind. Da sie wenig Fett enthalten, hat man nach dem Auftragen nicht das Gefühl, fette Haut zu haben; und das Wasser, das reichlich in ihnen enthalten ist, erzeugt ein angenehm frisches Gefühl, wenn es verdunstet. Aber diese Vorteile bringen auch einige weniger angenehme Nachteile für Seborrhöe-Patienten mit sich. Diese Emulsionen haben die Fähigkeit, die Fette der Hautoberfläche in die Emulsion einzubeziehen, das heißt, sie aufzusaugen. Dadurch wird die Haut entfettet. Ihr Make-up ist ebenfalls eine solche Emulsion und hat daher die gleiche Wirkung; und deshalb verstärkt es die reaktionelle Seborrhöe, die Sie durch Ihre Seifen und Ihr alkoholhaltiges Tonikum ausgelöst haben. Sie dürfen deshalb nicht erstaunt sein, wenn Ihr Make-up nach ein bis zwei Stunden von Talgausbrüchen überschwemmt wird und zu glänzen beginnt, als hätten Sie sich mit Salatöl eingeschmiert. Sie regen ja ununterbrochen die Produktion Ihrer Talgdrüsen an, die ohnehin schon über ihr Plansoll hinaus arbeiten."

„Und was soll ich tun, um diese Produktion zum Stillstand zu bringen?"

„Das Gegenteil von dem, was Sie bis jetzt getan haben."

Manchmal übergebe ich meinen Kranken zwei Vorschreibungen. Die eine sieht so aus:

Um die Seborrhöe zu erhalten und zu steigern, kann man:

1. sich morgens und abends mit Seife waschen, wenn möglich mit säurehaltiger Seife;
2. eine Abreibung mit neunzigprozentigem Kampfer- oder, noch besser, Jodalkohol anschließen;
3. eine schwefelhaltige Salbe auftragen;
4. das Gesicht so lange wie möglich der Sonne oder der Höhensonne aussetzen;
5. sogenannte „unsichtbare" Cremes auftragen (Emulsionen Öl in Wasser), Make-ups des gleichen Typs verwenden.

Der gleichzeitige Gebrauch all dieser Mittel bietet ausgezeichnete Chancen für eine nachhaltige Schädigung der Haut.

„Und das alles mache ich seit Jahren, mit Ausnahme des

Schwefels, den ich einmal versucht habe. Der hat aber meine Haut so gereizt, daß ich dann darauf verzichtet habe."

„Und das Ergebnis ist klar. Ein Glück, daß Sie Ihre Haut nicht länger mit Schwefel behandelt haben."

Vor einem Jahr las ich in einer der größten Dermatologie-Zeitschriften der Welt eine aufsehenerregende Arbeit des amerikanischen Dermatologen Klingman, den ich für einen der intelligentesten Köpfe auf meinem Fachgebiet halte. Klingman ist einer jener Männer, die dem Fortschritt freie Bahn schaffen, weil sie Dogmen ablehnen. Er hat das Dogma „Schwefel ist ein ausgezeichnetes Mittel gegen Akne" noch einmal überprüft. Des Schwefels, der gewissermaßen die heilige Kuh der Dermatologie darstellt; des Schwefels, der in drei Vierteln der Cremes, Lotionen, Salben enthalten ist, die in allen guten Apotheken zur Behandlung von Akne verkauft werden; des Schwefels, der angeblich so gut für Akne ist. *Für* die Akne ist er sicherlich gut! Wenn die Akne sprechen könnte, würde sie sagen, wie zufrieden sie mit diesen Erzeugnissen ist, die so sehr zu ihrem Gedeihen beitragen.

Seit 1954 habe ich diesen Mitteln den Krieg erklärt, weil mir Beobachtungen in der Klinik bewiesen, daß sie nicht nur wirkungslos, sondern sogar schädlich sind. Ich habe darüber geschrieben und Artikel veröffentlicht. Ich mußte mir Beschimpfungen gefallen lassen, denn — stellen Sie sich das nur vor! — ich hatte es gewagt, das Schwefel-Tabu anzugreifen. Klingman aber konnte all das tun, wozu mir die Möglichkeiten fehlten. Den amerikanischen Ärzten geht es in dieser Beziehung viel besser. Klingman hat die Wirkung des Schwefels auf die Talgdrüsen von Versuchstieren und von freiwilligen Testpersonen wissenschaftlich erprobt. Dazu muß ich sagen, daß er Dermatologe im Gefängnis von Philadelphia ist und daß er unter den Sträflingen, die sich wohl gern einige Vergünstigungen dazu erwerben wollten, so viele Freiwillige fand, als er nur brauchte.

Dank dieser günstigen Umstände konnte er zwingend beweisen, daß der Schwefel bei Tieren und Menschen Mitesser hervorruft. Und nun wird sich auch der blutigste Laie darüber wundern, daß bei einer Krankheit, deren Ursache, deren Ausgangspunkt Mitesser sind, ein Produkt angewendet wird, das die Entstehung von Mitessern fördert! Es ist genauso absurd, als wolle man Öl zum Feuerlöschen verwenden.

„Warum sagten Sie, daß Sie selbst solche Versuche nicht machen konnten?"

„Ganz einfach, weil mir das ‚Material' fehlte. In den Vereinigten Staaten ist die Öffentlichkeit, auch außerhalb der Gefängnisse, an diesen Vorgängen sehr interessiert; sie stellt sich gerne für Versuche zur Verfügung."

Kleine Zwischenbemerkung über klinische Versuche an Freiwilligen

Dazu ist zu sagen, daß solche Versuche für die menschlichen „Meerschweinchen" weder gefährlich noch unangenehm sind. Bevor man die Substanz aufträgt, die man testen will, wird ein kleines Hautstückchen abgelöst; und nachdem man das Produkt einige Wochen lang regelmäßig an einer Hautstelle angewendet hat, wird der Vorgang wiederholt. Diese „Biopsie" genannten Entnahmen erfolgen natürlich unter Lokalanästhesie, und wenn eine Lokalanästhesie richtig gemacht wird, spürt man überhaupt nichts. Das Hautstückchen hat einen Durchmesser von fünf bis sechs Millimetern. Ein oder zwei Stiche mit einem feinen Nylonfaden genügen, um diese winzige Wunde zu schließen. Wenn man die Biopsie so durchführt, daß die Narbe in einer natürlichen Hautfalte zu liegen kommt, bleibt nicht die geringste Spur zurück.

Die Europäer reagieren sehr reserviert, wenn die Rede auf praktische Versuche an Menschen kommt. Aber solche Versuche sind unerläßlich, wenn man echte Fortschritte erzielen will, denn Versuche an Tieren führen nur zu allgemeinen Hinweisen; sie zeigen, ob ein neues Medikament gefährlich ist oder nicht, was an sich wesentlich ist; bevor man jedoch das Medikament an Menschen ausprobiert hat, kann man nie behaupten, daß die Ergebnisse, die bei Ratten, Mäusen, Kaninchen und Hunden erzielt wurden, auch bei Menschen zu erwarten sind. Deshalb haben solche Kontrollen — die keinerlei Risiken für die Versuchspersonen mit sich bringen — ungeheuren Wert, sowohl für die Allgemeinheit als auch für die Wissenschaft.

Ich hatte während meiner ganzen Laufbahn nur dreimal die Möglichkeit, solche Kontrollen durchzuführen: das erste Mal, als ich überprüfen wollte, ob die dem Tan-O-Tan (einem Mittel, das eine künstliche Bräunung der Haut bewirkt) zugrunde liegende chemische Substanz wirklich unschädlich ist. Die Freiwilligen waren Mitarbeiter des Laboratoriums, das die Creme herausgebracht hatte, und wußten, daß ihr Produkt im Prinzip unschädlich war. Das konnte ich auch durch die Prüfung von Hautbiopsien, zehn Tage vor und nach wiederholtem Auftragen, bestätigen. Nicht einmal an den Lidern, der empfindlichsten Zone der Haut, traten Reizungen auf.

Auf die zweite Versuchsreihe (es handelte sich dabei um Embryonalextrakte) werde ich später zurückkommen.

Beim dritten Mal wollte ich feststellen, ob die Cremes „Öl in Wasser" auch beim Menschen die außergewöhnliche Reaktion hervorrufen, die ich zufällig bei Meerschweinchen beobachtet hatte (neue Erkenntnisse werden nur zu oft durch Zufall gewonnen).

Wenn man solche Cremes auf die Haut eines Meerschweinchens aufträgt, kann man eine Vergrößerung der Talgdrüsen um das Drei-, ja sogar das Fünffache beobachten. Nun ist es aber ein Charakteristikum der Talgdrüsen bei fetter Haut, daß sie viel größer als normale Talgdrüsen sind.

Sie werden verstehen, daß mir die Frage wichtig war;

schon seit langem hatte ich den Eindruck, daß die Haut meiner Patienten nach der Anwendung gewisser Kosmetika noch fetter wurde, ohne daß ich das „Wie" und „Warum" erklären konnte. Wäre aber auf der menschlichen Haut die gleiche Reaktion festzustellen wie bei den Meerschweinchen, hätte ich die Bestätigung dafür gehabt, daß diese Erzeugnisse nicht nur die Haut entfetten — worauf prompt eine reaktionelle Seborrhöe einsetzt —, sondern auch anregend auf die Talgdrüsen wirken. Und tatsächlich: die Reaktion der menschlichen Talgdrüsen auf Emulsionen „Öl in Wasser" ist zwar nicht so spektakulär wie die der tierischen, aber sie ist ähnlich. „Und deshalb werden Sie jetzt verstehen, warum ich allen Seborrhöe-Patienten, die ich behandle, die Verwendung dieser Kosmetika verbiete."

Für die Untersuchung stellten sich sechs Freiwillige zur Verfügung: ein Medizinstudent, ein junger Apotheker und vier Nonnen, die hier nicht nur einem wohltätigen Zweck dienten, sondern damit auch etwas Geld für die von ihrer Organisation betreuten Armen bekamen.

„Wieso denn?"

„Das wundert Sie? Nun, ich halte es für richtig, Menschen, die sich für solche Versuche zur Verfügung stellen, zu entschädigen. Das Geld, das wir ihnen geben, ist kein Schmerzensgeld, denn es gibt keine Schmerzen, sondern wir bezahlen die Mitarbeit, die aufgewendete Zeit, die Mühe, die mit der Einhaltung unserer Vorschriften während der Dauer des Versuchs verbunden ist. In unserem Fall mußten die Versuchspersonen sechs Wochen lang regelmäßig eine bestimmte Menge des Präparats auf eine bestimmte Hautstelle auftragen und achtmal an vorher festgelegten Tagen bei mir zur Kontrolle erscheinen: viermal für Biopsien, viermal zum Entfernen der Fäden. Selbst bei dieser rein wissenschaftlichen Untersuchung, die auf keinerlei materiellen Gewinn abzielte, wäre es mir nicht eingefallen, den Versuchspersonen solche Bedingungen ohne Gegenleistung aufzuerlegen. Wenn Freiwillige allerdings auf diese Gegenleistung verzichten, habe ich die größte Hochachtung vor ihnen.

Sie dürfen nicht vergessen, daß bei all diesen Versuchen immer ein Honorarbudget vorgesehen ist. Ich verwende das Wort Honorar absichtlich, denn der Freiwillige wird im Lauf des Versuchs zum Mitarbeiter des Arztes — sei es im Interesse der Wissenschaft, sei es im Interesse der Allgemeinheit; im Interesse der Wissenschaft, wenn es sich um uneigennützige Forschungen handelt, der Allgemeinheit, wenn finanzielle Interessen im Spiel sind."

„Was verstehen Sie unter Allgemeinheit?"

Ein klassisches Beispiel: Allergietests

„Sie wissen — oder Sie wissen es nicht — und in diesem Fall werden Sie es sogleich erfahren —, daß ausnahmslos alle chemischen Substanzen allergische Reaktionen bewirken können, die in Form von Ekzemen auftreten." Diese Ekzeme werden „Kontaktekzeme" genannt, weil sie durch äußere Kontakte hervorgerufen werden (man nennt sie auch „Kontaktdermatitis").

Die Substanz, die eine Allergie hervorruft, heißt Allergen. Jedes Produkt, pflanzlich oder mineralisch, kosmetisch oder aus dem Textilbereich, mit dem man bei der Arbeit oder während einer medizinischen Behandlung in Berührung kommt, kann die Ursache einer Allergie sein. Gewisse Substanzen sind besonders wirksame Allergene, weil sie bei vielen Menschen zur Entstehung von Ekzemen führen; manche sind schwache Allergene, die man mit einem Minimum an Risiko verwenden kann. Und dann gibt es Hypoallergene, die beinahe ungefährlich sind. *Aber vom Standpunkt der Allergieforschung aus gesehen gibt es keine völlig unschädliche Substanz.*

Nehmen wir nun an, daß ein Chemiker einen neuen, für die Kosmetik interessanten Stoff entdeckt. Vorerst weiß aber niemand, ob es sich um ein starkes, ein schwaches oder ein

Hypoallergen handelt. Also muß man die Substanz testen. Tests sind die einzige Möglichkeit, um zu verhindern, daß das Produkt, sobald es auf den Markt gelangt und keiner Kontrolle mehr unterliegt, eine Ekzem-Epidemie auslöst.

„Es werden also Tests mit Freiwilligen gemacht, die das Produkt zwei Tage lang auf die Haut auftragen."

„Nicht länger?"

„Nein. Es geschieht folgendes: Man tränkt einen kleinen, ungefähr einen Quadratzentimeter großen Gazetupfer mit der zu testenden — oft in einer Flüssigkeit gelösten — Substanz und klebt ihn mit Leukoplast auf der Haut fest. Wenn die Substanz ein Allergen ist, entstehen im schlimmsten Fall eine Rötung und leichter Juckreiz, die ausschließlich auf den Anwendungsbereich beschränkt sind und binnen vierundzwanzig bis achtundvierzig Stunden verschwinden.

Und diese Prozedur wird auch allgemein angewendet, um die Ursache eines Ekzems herauszufinden; das ist unbedingt notwendig, denn solange man die Ursache nicht kennt, kann man sie nicht beseitigen; und solange die Ursache nicht beseitigt ist, bleibt das Ekzem bestehen, was immer man auch unternehmen mag. Wenn Sie zum Beispiel durch Ihren Nagellack ein Ekzem bekommen, gibt es nur eine Möglichkeit, Sie zu heilen: Man beweist Ihnen durch Tests, daß wirklich Ihr Nagellack die Schuld an Ihrem Ausschlag trägt, und Sie hören daraufhin auf, ihn zu verwenden."

„Das verstehe ich. Aber die Tests, von denen Sie vorher gesprochen haben, sind etwas anderes, denn die Versuchspersonen hatten ja kein Ekzem."

„Im Grunde genommen ist es das gleiche; man führt diagnostische Tests durch, um die Ursache eines Ekzems zu finden; man macht ‚prophetische' Tests, um die allergischen Eigenschaften eines neuen Produkts festzustellen. Diese ‚prophetischen' Tests sind in den Vereinigten Staaten vorgeschrieben, wenn ein Erzeuger ein neues Haut- oder Kosmetikpräparat auf den Markt bringen will, damit die große Masse der Verbraucher vor unangenehmen Überraschungen bewahrt wird. Das habe ich vorhin mit ‚Allgemeinheit' gemeint.

Obwohl es in Frankreich nicht die gleichen Vorschriften wie in den Vereinigten Staaten gibt, werden auch hier diese Tests automatisch durchgeführt, denn der Erzeuger selbst will keine Produkte verkaufen, die Ekzeme verursachen und dadurch dem Marken-Image schaden könnten."

Lokale Pflege

Aber kommen wir zu unserem ursprünglichen Thema zurück. Ich werde jetzt alle Behandlungsmethoden anführen, die, statt zu helfen, eher schaden.

Man sieht oft leichte Seborrhöen, die überaus hartnäckig sind, einfach deshalb, weil sie mit schädlichen oder ungeeigneten Mitteln bekämpft werden. Sie würden bei richtiger Behandlung sofort verschwinden.

„Seien Sie gut zu Ihrer Haut, und sie wird es Ihnen danken. Und bei ‚Haut' denke ich auch an die Kopfhaut und die Haare. Ich kenne nichts Unsinnigeres als die sogenannten ‚Kurshampoos' mit dem Vermerk ‚Gegen fettes Haar'. Als ob ein Shampoo kurieren könnte. Ein Shampoo ist nichts anderes als flüssige Seife. Und finden Sie, daß Sie Ihre Haut ‚behandeln', wenn Sie duschen oder baden und sich dabei mit Seife waschen?"

„Natürlich nicht."

„Sie reinigen sich und hoffen, daß Ihre Seife gut ist, das heißt, nicht zu scharf, daß sie gerade so viel Fett als notwendig löst, um den an der Hautoberfläche haftenden Schmutz wegzuwaschen. Sollte Ihre Haut eine Behandlung brauchen, dann ist Seife sicherlich nicht das richtige Mittel.

Deshalb kann man auch von einem Shampoo nicht mehr erwarten, als daß es die Haare reinigt, ohne ihnen zu schaden. Wenn Sie fettes Haar haben, sollte es die Kopfhaut nicht zu radikal entfetten, damit Sie nicht in den Teufelskreis der reaktionellen Seborrhöe geraten.

Es hängt also alles von der Qualität der — flüssigen oder festen — Seife ab. Dunkle Seifen enthalten Kalium und reizen die Haut; weiße Seifen enthalten Natron und sind viel milder, vorausgesetzt, daß sie gut ‚ausgesalzen' sind, das heißt, daß sie kein ungebundenes Natron enthalten, wie dies bei billigen Seifen der Fall ist.

Weniger bekannt ist, daß sowohl die flüssigen Seifen, die von vielen als Shampoo benützt werden, als auch die Shampoos Reinigungsmittel enthalten, die in ihrer Zusammensetzung den industriellen Reinigungsmitteln sehr ähnlich sind. Und diese reinigen wirklich gründlich: sie scheuern die Haut blank. Nur: Haare oder Gesicht kann man nicht blankscheuern wie einen Küchenboden.

Verlangen Sie von einer Seife oder einem Shampoo nicht etwas, was diese Produkte auf keinen Fall bieten: nämlich Hautpflege. Man kann nur verlangen, daß sie der Haut nicht schaden — obwohl nicht einmal das selbstverständlich ist. Wie sollte denn eine Seife überhaupt ‚pflegen', wenn sie nur kurz mit der Haut in Berührung kommt? Ich würde gerne ein Medikament kennenlernen, das binnen zwei Minuten wirkt. Sogar die wirklich rasch wirkenden Cortison-Präparate brauchen im günstigsten Fall zwei bis drei Tage, um eine Entzündung der Haut zu heilen. Daraus ergibt sich zwangsläufig, daß ein Shampoo nie pflegen kann. Aber ein zu intensiv reinigendes Mittel wird die Haut in kürzester Zeit zugrunde richten. Ich verlange von diesen Präparaten eigentlich nur eines: sie sollen neutral sein. Und da die Fabrikanten hartnäckig immer wieder Präparate für fettes, normales oder trockenes Haar auf den Markt bringen — diese Einteilung stammt aus Opas Mottenkiste — habe ich es mir zum Grundsatz gemacht, Patienten mit fettem Haar nur noch Shampoos für trockenes oder empfindliches Haar zu empfehlen.

Vorsichtshalber sage ich dazu gleich, daß ich nicht verrückt geworden bin, und daß ich genau weiß, was ich tue — **denn** sonst stürzen die Patienten, kaum daß sie daheim meine Vorschreibung studiert haben, ans Telefon und fragen meine Sekretärin, ob ich mich wohl fühle, ob mein Benehmen in letzter Zeit nicht vielleicht etwas merkwürdig war...

Bei den erwähnten Shampoos bin ich halbwegs beruhigt, vor allem, wenn sie die sogenannten ‚Lipoid-Proteine' enthalten, die eigentlich nie reaktionelle Seborrhöen hervorrufen. Ich empfehle sie sogar manchmal männlichen Seborrhöe-Patienten zur Gesichtsreinigung."

„Weiblichen Patienten nicht?"

„Nein, denn ihre Haut ist zarter als die der Männer. Ihnen gestatte ich nur Gesichtsmilch. Und blondhaarigen Männern mit empfindlicher Haut verschreibe ich auch Gesichtsmilch."

„Welche Art von Gesichtsmilch?"

„Das ist unwichtig, vorausgesetzt, daß sie keine Reinigungsmittel, keine ‚astringierenden' oder ‚kräftigenden' Bestandteile enthält. Auch sie muß neutral sein."

„Aber wenn man Gesichtsmilch verwendet, hat man nachher nicht das Gefühl, wirklich sauber zu sein."

„Das ist nichts als ein Vorurteil. Gesichtsmilch reinigt genauso gut wie Seife, vorausgesetzt, daß sie richtig angewendet wird. Milch ist eine Emulsion ‚Öl in Wasser'. Ihre wäßrige Komponente entfernt den wasserlöslichen Schmutz, ihre fette Komponente den fettlöslichen Schmutz. Sie reinigt also sehr gründlich, vorausgesetzt, daß sie nicht mit Watte aufgetragen wird. Man sollte die Haut wie bei einer normalen Waschung mit den Händen abreiben, sie dann sorgfältig mit Kleenex abtrocknen und anschließend mit Wasser abspülen. Lassen Sie nie einen Rest Gesichtsmilch auf Ihrer Haut; erstens weil sie eine Emulsion ‚Öl in Wasser' ist und reaktionelle Seborrhöe hervorrufen kann, und zweitens weil die Haut dann wirklich nicht sauber ist. Die vielen Frauen, die einen kleinen Rest Milch auf der Haut belassen, um sie zu ‚nähren', sind sich nicht klar darüber, daß sie ihrer Haut eine Mischung aus Milch und Schmutz als Nahrung anbieten. Eine phantastische Ernährung! Durch das Abtrocknen wird der größte Teil der Gesichtsmilch entfernt; der Rest wird abgespült. Dafür kann man Watte verwenden: nasse Watte reizt die Haut nicht."

„Womit soll man die Haut abspülen?"

„Ganz einfach mit Wasser. Wenn das Wasser sehr kalkhaltig ist und man es sehr genau nimmt, darf man ein Tonikum verwenden, vorausgesetzt, daß es keinen Alkohol enthält.

Ich verstehe übrigens nicht, warum man ein solches Präparat ‚Tonikum' nennt. Ein Tonikum ist etwas, das stärkt, neue Kraft verleiht. Um die Haut zu stärken, müßte das Stärkungsmittel in sie eindringen und *in* ihr wirksam werden. Aber weder Tonikum noch Wasser können in die Haut eindringen. Und da die meisten Damen auch noch Fehler bei der Anwendung eines Tonikums machen, wirkt es sogar schädigend. Trocknen Sie das Gesicht ab, nachdem Sie das Tonikum aufgetragen haben?"

„Nein, ich lasse es an der Luft trocknen."

„Das machen neun von zehn Frauen. Haben Sie sich einmal überlegt, was geschehen würde, wenn Sie sich die Hände nach dem Waschen nicht abtrocknen? Ich kann es Ihnen sagen: nach zwei bis drei Tagen wäre die Haut so rissig, daß Sie die Finger nicht mehr abbiegen könnten.

Und dann glauben die Frauen, daß ausgerechnet die Gesichtshaut unter dieser Behandlung nicht leidet. Wenn jemand eine sehr starke Seborrhöe hat, mag das ja noch angehen; aber bei normaler oder gar trockener Haut wirkt es sich katastrophal aus. Nasse Haut muß immer abgetrocknet werden.

Um es noch einmal zusammenzufassen: Sie reinigen die Haut abends mit einer Gesichtsmilch, die Sie dann vollständig entfernen; hierauf trocknen Sie sich sorgfältig ab. Morgens genügt Abspülen mit reinem Wasser oder mit einer Lotion. Und dann trocknen Sie sich wieder gut ab."

„Und kann ich mich dann schminken?"

(Das ist die größte Sorge meiner Patientinnen, und ich kann sie verstehen. Sie haben das Bedürfnis, ihre Schönheitsfehler zu kaschieren und fürchten, daß ich kein Verständnis für menschliche Schwächen habe und ihnen das Schminken im Namen der Wissenschaft verbiete.)

„Natürlich, aber anders als bisher. Ich werde Ihnen eine Creme geben, die das genaue Gegenteil der bisher von Ihnen verwendeten Cremes ist, nämlich eine Emulsion ‚Wasser in Öl', also eine Fettcreme. Vielleicht überrascht es Sie, daß ich Ihnen rate, auf eine fette Haut eine fette Creme aufzutragen. Aber nur so können wir Ihre Seborrhöe zum Stillstand bringen. Im Gegensatz zu den Emulsionen ‚Öl in Wasser', die bei Versuchstieren eine Vergrößerung der Talgdrüsen um das Drei- bis Fünffache zur Folge haben, beeinflussen die Emulsionen ‚Wasser in Öl' diese Drüsen nicht — ab und zu führen sie sogar zu einer Schrumpfung der Talgdrüsen. Emulsionen ‚Wasser in Öl' haben also eine ausgleichende Wirkung. Sobald Sie eine solche Creme auf die Haut auftragen, vermischt sie sich mit den abgesonderten Fettstoffen und entfettet deshalb die Hautoberfläche nicht. Sie riskieren also keine reaktionelle Seborrhöe. Bis zu einem gewissen Maß schränken Sie damit sogar die Talgproduktion ein. Sie dürfen nur wenig auftragen und müssen lernen, wie man die Creme richtig verwendet. Sollten Sie zu Beginn zuviel nehmen, müssen Sie den Überschuß mit einem Papiertaschentuch wegwischen."

„Soll ich diese Creme nur morgens auftragen?"

„Bei einer leichten Seborrhöe würde das genügen. Aber bei einer schweren Seborrhöe, die man für immer heilen will, reicht das nicht. Sie müssen sie am Morgen und am Abend auftragen."

„Und womit soll ich mich schminken? Make-up verbieten Sie ja."

„Mit Reispuder."

„Das ist unmöglich! Was glauben Sie, wie ich da aussehe?"

Ich habe diese Reaktion erwartet und bleibe gelassen.

„Sie werden sicherlich besser aussehen als jetzt mit Ihrer vor Talg triefenden Schminke. Wenn ich boshaft wäre, würde ich sagen, daß Sie überhaupt nicht ärger aussehen können. Sie haben also nichts zu verlieren, wenn Sie meinen Rat befolgen."

„Sie lassen mir ja keine andere Wahl!"

„Doch, ich lasse sie Ihnen, aber jetzt sind Sie im Bilde, und da wäre es unvernünftig, an einem Irrtum festzuhalten. Man darf einfach Substanzen, die einem schaden, nicht weiterverwenden, auch wenn sie noch so einfach zu handhaben sind. Sobald Sie gelernt haben, mit dieser Creme und dem Reispuder umzugehen, werde ich Ihnen nicht mehr zureden müssen."

„Wie meinen Sie das?"

„Es gibt ein altes Verfahren, das die Frauen im Zeitalter des Make-ups anscheinend vergessen haben. Man verteilt eine besonders dicke Schicht Puder auf der Creme, besprüht ihn mit Wasser (zum Beispiel aus einem Zerstäuber) und drückt dann ein Reinigungstüchlein darauf, aber ohne zu reiben. Dadurch werden die feuchten Puderteilchen in die Creme gedrückt, und da sehr viel Puder aufgetragen wurde, erhält man eine gleichmäßige Schminkschicht, die haltbar ist, nicht fleckig wird und wesentlich natürlicher wirkt als jedes andere Make-up. Man muß nur die Puderfarbe wählen, die zum Teint paßt. Es ist ein Trick, den man lernen muß. Sie werden vielleicht um zwei Minuten länger brauchen als zum Auftragen Ihres gewohnten Make-ups, aber die Mühe wird sich lohnen."

„Sie haben vorhin davon gesprochen, daß eine Seborrhöe durch Sonnenbäder verschlechtert wird. Ich fahre in vierzehn Tagen auf Winterurlaub und habe nicht die Absicht, die ganze Zeit im Hotelzimmer zu verbringen."

„So tyrannisch bin ich nicht. Sie sollen Ihr Gesicht nur so gut wie möglich mit einer Sonnencreme schützen. Das heißt, daß Sie diese Creme im Laufe des Tages mehrmals auftragen müssen. Denn der Schutzfilm, den Sie um neun

Uhr morgens auflegen, ist während der gefährlichsten Stunden, zwischen elf Uhr vormittag und zwei Uhr nachmittag, überhaupt nicht mehr vorhanden."

„Ich werde also nicht braun werden?"

„Je blasser Sie bleiben, desto zufriedener bin ich. Die Sonne — genauer, die ultravioletten Strahlen — bewirken unter anderem eine Verdickung der Hornschicht."

Bei Seborrhöe-Patienten besteht nämlich die Gefahr, daß die offenen Poren durch kleine Hornhautpfropfen verschlossen werden. Deshalb sammelt sich der Talg in der Haut, bildet Mikrozysten, und die Haut wird körnig. So kann die Sonne eine einfache Seborrhöe in eine prächtige Akne verwandeln.

Und bei Aknekranken, bei denen die Hornhaut schon a priori verdickt ist und deren Poren verstopft sind, wird die Akne unweigerlich verstärkt.

Die Behauptung, daß Sonne gut für Akne sei, ist eine Legende, die auf ungenauen Beobachtungen beruht. Gewiß, die Pickel trocknen dank der desinfizierenden, mikrobentötenden Wirkung der ultravioletten Strahlen aus. Außerdem sind Mitesser und Narben auf gebräunter Haut nicht so deutlich zu erkennen. Man hat also die Illusion einer Besserung, während sich gleichzeitig Mikrozysten bilden, die bei dem Patienten drei bis vier Wochen nach dessen Rückkehr in die Stadt einen prächtigen Anfall hervorrufen.

September und Oktober sind die bösesten Monate für die vom Urlaub zurückkehrenden Aknekranken. In der Medizin gibt es allerdings keine allgemeingültige Regel. Die von mir beschriebenen sekundären Erscheinungen sind nicht immer so kraß. Aber sie treten so häufig auf, daß ich es als Beweis für eine endgültige Gesundung ansehe, wenn sich ein Aknepatient — mit Maß und Ziel — der Sonne aussetzen kann, ohne einen Rückfall zu erleiden.

Da ich lieber vorbeuge als heile, warne ich alle, die bei mir Rat suchen: Ich ziehe es vor, sie kein Risiko eingehen zu lassen, denn die Anstrengungen und Erfolge eines ganzen

Jahres können durch einen Monat Unvorsichtigkeit in Frage gestellt werden.

Seborrhöe und Pille

„Und das genügt, damit meine Seborrhöe verschwindet?"
„Keineswegs. Bei einer leichten Seborrhöe würde ich ja sagen. Aber bei Ihrer schweren Seborrhöe verhindert die lokale Pflege nur eine Verschlechterung. Sie können nur durch eine innerliche Behandlung geheilt werden."
„Ich muß also eine Diät einhalten?"
„Nein. Bei Seborrhöe und Akne nützt Diät überhaupt nichts. Sie können eine Erkrankung, die auf hormonellen Störungen beruht, nicht durch Diät heilen, sondern nur über das Drüsensystem. Wir müssen also Hormone verwenden. Und bei Frauen ist derzeit die beste Hormonbehandlung für Seborrhöe und Akne die Antibaby-Pille."
„Aber ich nehme seit einem Jahr die Pille, und sie hat mir überhaupt nicht geholfen."
„Welche Pille nehmen Sie?"
Die Patientin nennt mir zwei Präparate, die sie nacheinander probiert hat.
„Dann wundert es mich nicht, daß Sie keinen Erfolg gehabt haben! Jede Art der Pille, die auf dem Markt ist, ist empfängnisverhütend, aber vom dermatologischen Standpunkt aus gesehen sind sie alle grundverschieden. Wissen Sie überhaupt, was die Pille enthält?"
„Nein, nicht genau."
„Die Pille koordiniert die Wirkung zweier Eierstockhormone: die des weiblichen Hormons, des Östrogens, und des Hormons, das die Gebärmutter allmonatlich auf eine Schwangerschaft vorbereitet, des Progesterons. Sie enthält keine natürlichen Hormone, sondern industriell erzeugte Substanzen, deren chemische Struktur der der natürlichen Hormone sehr ähnlich ist, und die genau die gleichen Eigenschaften besitzen wie diese.

Nun variiert die Östrogenmenge bei den verschiedenen Pillen: einige enthalten 100 Tausendstel Milligramm, andere 80, andere 75, einige sogar nur 50. Letztere nennt man ‚Minipille'. Das Progesteron wird durch progesteronartige Substanzen ersetzt, die natürlich alle dessen Eigenschaften besitzen; aber: *einige davon haben zusätzlich Eigenschaften, die denen des männlichen Hormons entsprechen.*

Ich habe einen Beitrag zu dem Beweis geleistet, daß Pillen, die weniger als 80 Tausendstel Milligramm Östrogen enthalten, überhaupt keine Wirkung auf Akne zeigen. Deshalb ist die Minipille, die Sie seit einem Jahr nehmen, nutzlos. Sie enthält genügend weibliches Hormon, um Sie vor einer unerwünschten Schwangerschaft zu schützen, aber zu wenig, um Sie von Ihrer Seborrhöe zu befreien. Für den Dermatologen gibt es also zwei Arten der Pille: die eine heilt Seborrhöe und Akne, die andere wirkt sich überhaupt nicht aus.

Dann gibt es noch eine dritte Art: die Pille, die verschlechternd auf Akne wirkt. Sie haben Glück gehabt, daß Ihnen keine solche Pille verschrieben wurde. Bei diesen hat die Progesteronsubstanz ähnliche Eigenschaften wie das männliche Hormon. Diese Pille kann bei Patientinnen wie Ihnen, deren Talgdrüsen auf männliches Hormon ansprechen, verheerende Folgen haben. Die meisten Frauen dürfen sie unbesorgt nehmen; sie sind aber für Seborrhöekranke ungeeignet.

Ich werde Ihnen eine Pille verschreiben, die ein unschädliches Progesteronderivat und die notwendige Dosis Östrogen enthält — also 100 Tausendstel Milligramm —, um Ihre Seborrhöe endlich unter Kontrolle zu bekommen. Diese Arten der Pille enthalten zweimal soviel Östrogen als notwendig ist, um eine empfängnisverhütende Wirkung zu garantieren. Deshalb werde ich Sie über gewisse Vorsichtsmaßnahmen informieren, die man im übrigen bei jeder Art der Pille beachten muß. So werden Sie keine Risiken eingehen, und innerhalb von vier bis sechs Monaten wird Ihr

Gesicht nicht mehr glänzen. Was Ihr Haar betrifft, kann ich Ihnen allerdings nicht den gleichen Erfolg versprechen. Es ist möglich, daß es auch besser wird, das ist aber nicht sicher. Denn wir wissen nicht, warum die Pille manchmal die Seborrhöe der Gesichts- *und* die der Kopfhaut beeinflußt und manchmal nicht."

Die Französinnen und die Pille

Nur ungefähr eine Million Französinnen nimmt die Pille, also nur eine kleine Minderheit. Das ist noch erstaunlicher, wenn man erfährt, daß es in Frankreich zehn Millionen Frauen im gebärfähigen Alter gibt. Zum Teil beruht diese Ablehnung auf religiösen Gründen, die hier nicht zur Diskussion stehen. Aber zum anderen Teil geht sie entweder auf einem völligen Mangel an Aufklärung zurück oder auf falsche Informationen. Es entstand ein Klima des Mißtrauens, ja der Panik diesen Medikamenten gegenüber, als besäßen sie unheilbringende, geheimnisvolle oder gar übernatürliche Kräfte.

In einer Zeit, in der es überaus aktuell ist, zwischen natürlichen und künstlichen Produkten zu unterscheiden, sind viele Menschen sehr erstaunt zu erfahren, daß die Pille ein „natürliches" Präparat ist, da sie eine naturgetreue Nachahmung der Hormone darstellt. Sie ist für die Gesundheit und das Gleichgewicht des Körperhaushalts gewisser Patienten unerläßlich, da sie dem Arzt hilft, gewisse natürliche Phänomene unter Kontrolle zu bringen, ohne sie zu stören. Der Beweis dafür: alle Veränderungen, die sie bewirkt, sind umkehrbar.

Seit Jahren verschreibe ich die Pille jenen Frauen, die an Seborrhöe oder Akne leiden. Das hat mir schon die unwahrscheinlichsten Kommentare eingetragen. Ich bin meinen Kritikerinnen nicht böse, sie sind nur Zeugen für die Unwissenheit, in der man sie belassen hat und immer noch beläßt.

Unwissenheit war zu allen Zeiten eine wirkungsvolle Waffe in den Händen der herrschenden Klasse, um das Volk nach

Belieben zu lenken. Unwissenheit schränkt die Möglichkeit ein, sich ein eigenes Urteil zu bilden, eine Wahl zu treffen, Kritik zu üben. Je weniger jemand über den Fragenkomplex eines Problems weiß, desto leichter ist er zu lenken und über die eigentlichen Hintergründe der in seinem Namen getroffenen Entscheidungen zu täuschen.

Es geht hier nicht nur um physische Schönheit. Es geht auch um die gesunde, ausgewogene Psyche, und es tut mir weh, wenn ich sehe, was durch Zweifel, falsche Vorstellungen, Täuschungen und Lügen daraus wird. Eine Handvoll Mediziner hat in Frankreich fünfzehn Jahre lang hart dafür kämpfen müssen, damit ein neues Gesetz, das der Frau die Verwendung von empfängnisverhütenden Mitteln gestattet, erlassen wird und das ihr Recht auf freie Entscheidung anerkennt.

Aber seither ist nichts weitergegangen. Und in der Praxis ist es eine Staatsaffäre, wenn man ein Rezept für die Pille ausstellt: man muß jedes Mal eine gewisse Besorgnis zerstreuen, Erklärungen abgeben, Vorurteile beseitigen. Oft höre ich:

„Man weiß doch gar nicht, wie die Pille wirkt."

O doch, das weiß man sehr genau. Sie enthält, wie erwähnt, allgemein bekannte Hormone, die bereits vor der Erfindung der Pille verwendet wurden. Neu an ihr ist nicht die Zusammensetzung, sondern die Anwendung. Sie blockiert die Tätigkeit der Eierstöcke, und dadurch wird die Patientin während der Dauer der Einnahme unfruchtbar.

Die Pille ist aber nicht nur ein Mittel zur Empfängnisverhütung. Sie ist auch ein sehr wirkungsvolles Medikament bei zahlreichen gynäkologischen Erkrankungen: zum Beispiel bei Regelschmerzen, oder in den seltenen Fällen, in denen die Eierstöcke männliche Hormone ausschütten, und sogar bei der sogenannten Endometriose*, bei der früher nur eine

---

* Es handelt sich um eine Krankheit, die dadurch hervorgerufen wird, daß sich kleine Teilchen der Gebärmutterschleimhaut außerhalb der Gebärmutter festsetzen. Während der Regel verursachen sie heftige Schmerzen.

Operation helfen konnte, die aber nicht immer den gewünschten Erfolg herbeiführte.

„Die Pille ist gefährlich!"

Alle hochwirksamen Medikamente können gefährlich sein, eben weil sie hochwirksam sind. Das so gebräuchliche Penicillin kann schreckliche Komplikationen hervorrufen. Und das noch häufiger verwendete Aspirin verursacht ganz gewiß noch mehr unliebsame Zwischenfälle als die Pille. Wissen Sie, daß in England alljährlich neunundzwanzig Kleinkinder sterben, weil man ihnen unvorsichtigerweise Aspirin gegeben hat? Daß dieses Medikament innere Blutungen und Nesselausschläge am ganzen Leib hervorrufen kann? Ausschläge dieser Art im Hals können zum Erstickungstod führen, wenn nicht sofort Hilfe zur Hand ist.

Bei jedem Medikament müssen die Anwendungsvorschriften genau eingehalten werden. Es ist absolut unzulässig, die Pille auf gut Glück einzunehmen. Es gibt Vorsichtsmaßnahmen, durch die die Risiken ausgeschaltet werden, und es sind nur wenige, allgemein bekannte Gefahren, die leicht vermieden werden können.

Das größte Risiko ist, daß es zu einer Venenentzündung oder einer Embolie kommt. Bevor man eine Behandlung mit der Pille beginnt, muß man deshalb den Cholesterin- und Fettspiegel des Blutes kontrollieren und diese Kontrolle nach der ersten, dritten und sechsten Behandlung wiederholen.

Man darf die Pille nie Frauen verabreichen, die an Krampfadern leiden; doch Seborrhöe hat man meist in einem Alter, in dem die Venen noch in Ordnung sind. Man muß Patientinnen, deren Vorfahren mütterlicherseits Venenentzündung hatten, genau überwachen; Frauen mit echter Migräne oder solche, bei denen die Pille Migräne hervorruft, dürfen dieses Medikament nicht einnehmen. Man darf aber die Migräne, die eine Krankheit für sich ist, nicht mit gewöhnlichen Kopfschmerzen verwechseln, wie man sie bei einem Kater, bei einer Magenverstimmung, bei Schnupfen oder Grippe hat.

„Die Pille macht dick!"
Alle ernst zu nehmenden Statistiken, die sich mit diesem Problem befassen, zeigen, daß 60 Prozent der Frauen, die die Pille nehmen, ihr Gewicht halten; 20 Prozent nehmen ab und nur 20 Prozent nehmen zu. Die Pille bewirkt also keineswegs unbedingt und immer eine Gewichtszunahme. Die wenigen Frauen, die dicker werden, lassen sich in drei Gruppen einteilen:
1. Frauen, die eine Tendenz zur Wasserretention haben, vor allem in den Tagen vor der Regel.
2. Frauen, die einen Diabetiker unter ihren Vorfahren haben. Diese erbliche Belastung führt nicht zwangsweise dazu, daß auch die Nachkommen zuckerkrank sind oder werden; sie erhöht nur das Risiko. In diesem Fall deckt die Pille Komplikationen auf, die sich während der hormonellen Behandlung ergeben. Wenn eine Frau während der Behandlung mehr als drei Kilo zunimmt, muß der Blutzucker kontrolliert werden. Aber das ist kein Unglück, sondern, im Gegenteil, ein Plus: Diese Frauen hätten nämlich früher oder später auf jeden Fall Diabetes bekommen; die Krankheit bricht meist im Alter von vierzig Jahren aus, nachdem sie sich eine Zeitlang unbemerkt entwickelt und dabei schwere Schäden, vor allem an den Arterien, hervorgerufen hat. Wenn man diese Gefahr dank der Pille frühzeitig entdeckt, kann man Präventivmaßnahmen ergreifen und bleibende Schäden verhindern.
3. Frauen, die während der Einnahme der Pille zunehmen, haben jedoch nur selten Diabetes; meist ernähren sie sich unregelmäßig und übermäßig. Naschkatzen und Frustrierte bilden den Hauptanteil der 20 Prozent, die Fett ansetzen.
Die Genäschigen stopfen sich ununterbrochen voll und beteuern dabei, daß sie sowieso nichts essen; hält man ihnen ihre Eßsünden vor, sind sie empört.
Die Frustrierten flüchten sich ins Essen, wie die Psychologen sagen. Sie kompensieren durch die Nahrungsaufnahme ihre sexuellen, emotionellen oder beruflichen Miß-

erfolge und verbringen ihre Zeit damit, den Kühlschrank zu inspizieren und ihr ständiges Hungergefühl zu beschwichtigen. Sie essen nie viel auf einmal, aber sie knabbern ununterbrochen an irgend etwas.

Natürlich gebrauchen beide Gruppen die Pille als großartige Entschuldigung für ihre überschüssigen Kilo. Aber niemand nimmt zu, wenn er nicht zuviel ißt — die seltenen Fälle von Diabetes oder Wasserretention ausgenommen; wenn man mehr verdient, als man ausgibt, wächst das Kapital. In diesem besonderen Fall ist das Kapital das Fett. Es stimmt, daß die Pille manchmal appetitanregend wirkt; aber wenn man diesen Appetit im Zaum hält, wird man nicht dicker, denn die Pille selbst führt zu keiner Gewichtszunahme.

„Die Pille ist krebsfördernd!"

Es ist heute bewiesen, daß Gebärmutterkrebs bei den Frauen, die die Pille nehmen, seltener auftritt als bei denen, die sie nicht nehmen; die Pille scheint also einen gewissen Schutz vor dieser Krebsart zu bieten.

Es ist behauptet worden, daß sie Brustkrebs hervorruft oder begünstigt, und es sind zahlreiche Versuche gemacht worden, um darüber Klarheit zu gewinnen. Vor einigen Jahren versetzten Experimente, die in Amerika an Beagle-Hündinnen gemacht wurden, die Öffentlichkeit in Aufregung. Man hatte den Tieren die Pille gegeben, und sie hatten Tumore an den Zitzen bekommen. Man hat aber in diesem Fall vergessen, der Öffentlichkeit mitzuteilen, daß diese Hunderasse dazu neigt, plötzlich und sehr häufig solche Tumore zu bekommen; außerdem erhielten die Versuchstiere sehr hohe Dosierungen der Pille — viel höhere, als sie Frauen je bekommen. Und schließlich waren diese Tumore gutartig und keineswegs Karzinome. Selbst als Laie erkennt man, daß diese Versuche überhaupt nichts bewiesen haben. Aber es wurde viel Aufhebens darum gemacht, wie ja alles, was mit der Pille zusammenhängt, gerne aufgebauscht wird.

Die Wahrheit ist, daß man noch keine Klarheit gewonnen hat. Es haben Frauen die Pille eingenommen, die wegen Brustkrebs behandelt worden waren, und es kam zu keinem Rückfall. Bis heute ist der Beweis noch nicht erbracht, daß die Pille Brustkrebs auslöst; aber wir ziehen es vor, aus Vorsicht und bis zum Vorliegen genauer Ergebnisse, Frauen mit Brustzysten von der Pille abzuraten, damit wir nicht eventuell die natürliche Tendenz dieser Zysten, in Krebs auszuarten, fördern.

„Wer die Pille nimmt, riskiert, geschädigte Kinder zur Welt zu bringen."

Dieser Fragenkomplex ist von einer Gruppe französischer Gelehrter genau untersucht worden. Sie sind zu dem eindeutigen Schluß gelangt, daß Mißbildungen des Fötus gleich häufig bei Frauen vorkommen, die die Pille nehmen, wie bei denen, die sie nicht anwenden. Kommt es doch zu einer Mißbildung, dann ist sie so gravierend, daß der Embryo nicht lebensfähig ist; es kommt also zu einer Fehlgeburt. Frauen, die die Pille einnehmen, gehen also in bezug auf Mißgeburten kein größeres Risiko ein als ihre Geschlechtsgenossinnen, die es nicht tun.

Um die Unannehmlichkeiten und die Depressionen, die mit einer Fehlgeburt verbunden sind, zu vermeiden, sollten Frauen, die ein Kind wollen und deshalb die Pille absetzen, zuerst einmal einige Wochen lang gewisse Vorsichtsmaßnahmen ergreifen. Drei Monate genügen. So lange dauert es durchschnittlich, bis sich die Regel normalisiert hat; sie setzt meist zwei- bis dreimal später ein, bevor der Rhythmus wieder normal wird.

Während dieser Zeit sind einfache Verhütungsmittel wie Pessare oder Präservative empfehlenswerter als komplizierte Berechnungen der fruchtbaren und unfruchtbaren Tage, da diese durch die Unregelmäßigkeit der Periode meist doch nicht stimmen.

„Die Pille führt zu Mehrfachgeburten."

Keinesfalls. Seinerzeit glaubte man, daß die Pille ein Mittel zur Behandlung der Unfruchtbarkeit sei; heute weiß man, daß das nicht stimmt. Man kann gewisse Arten der Sterilität mit Hormonen behandeln, die, wenn man sie nicht sehr vorsichtig dosiert, dazu führen, daß die Eierstöcke mehrere Eier gleichzeitig erzeugen, so daß es zu einem richtigen „Wurf" kommt.

„Die Pille führt zu Haarausfall."

Gewisse Arten der Pille rufen bei manchen Frauen unangenehme Begleiterscheinungen hervor. Wenn man eine zu fette Haut hat oder zu kräftig behaart ist, darf man sie nicht einnehmen. Andere Pillenarten sind in dieser Hinsicht vollkommen unschädlich, und manche von ihnen — diejenigen, die auch zur Behandlung von Seborrhöe und Akne eingesetzt werden — wirken sich sogar gelegentlich günstig auf den Haarausfall bei Frauen aus. Es ist also absolut falsch, ganz allgemein zu behaupten, die Pille führe zu Haarausfall.

„Die Pille verleitet die Jugend zu einem ausschweifenden Lebenswandel!"

Das erinnert mich an ein kleines Erlebnis. Einer meiner Freunde, ein intelligenter, wohlerzogener, gebildeter, aufrichtiger Mann, schickt mir seine Tochter: Sie leide unter einer entstellenden Gesichtsseborrhöe, und ich möge sie bitte heilen. Ich kenne die Kleine seit ihrer Kindheit. Jetzt ist sie neunzehn und sehr selbständig, eine ausgeprägte Persönlichkeit. Ich frage sie ganz automatisch, wie ich alle meine jungen Patientinnen frage, um mir ein Bild von dem physischen und psychischen „Klima" zu machen, in dem sich ihre Seborrhöe entwickelt hat:

„Bist du noch Jungfrau?"

Sie vertraut mir vorbehaltlos, und unsere Beziehung ist, wie die Psychologen sagen, völlig entspannt. Sie antwortet, ohne auch nur einen Augenblick zu zögern, mit „nein".

„Seit wann hast du sexuelle Erfahrungen?"

„Seit zwei Jahren."

„Verwendest du empfängnisverhütende Mittel?"

„Nein."

„Und du warst noch nie ... in Schwierigkeiten?"
„Nein."
„Willst du ein Kind?"
„Im Augenblick sicherlich nicht."
„Weißt du, daß du ausgesprochen unvernünftig bist und nur Glück gehabt hast? Hat dir nie jemand gesagt, daß du schwanger werden kannst, wenn du mit einem Mann schläfst?"
„Natürlich, aber wir passen ja auf."
Dieses lächerliche „Aufpassen" geht in 40 Prozent der Fälle daneben und führt in Frankreich zu jährlich 600.000 bis 800.000 geheimen Abtreibungen mit Sonden, Stricknadeln, Seifenwasser und in der weiteren Folge zu Todesfällen und Unfruchtbarkeit.
„Du weißt, daß dieses ‚Aufpassen' ungefähr genauso sicher ist wie ein Treffer in der Lotterie?"
„Ja, aber ich habe nie geglaubt, daß mir etwas zustoßen kann."
Sie sind alle gleich; solange sie nicht selbst in der Patsche sitzen, glauben sie, daß es nur für die anderen gefährlich ist.
„Hör zu. Du tust, was du für richtig hältst; das ist dein Problem, und mir steht kein Urteil darüber zu; ich will dir nicht Moral predigen. Aber ich will nicht, daß du in eine Situation gerätst, die zu einem Familiendrama ausartet und die für dich selbst — trotz deiner emanzipierten Ansichten — tragisch wäre. Man muß sich diese Sachen vorher überlegen, nicht nachher. Die Liebe ist ‚etwas Schönes, das in den Herzen der Jugend wohnt', hat Machiavelli gesagt; aber die physische Vereinigung bringt gleichzeitig eine gewisse Verantwortung mit sich. Es geht nicht an, daß man ein Kind bekommt wie einen Schnupfen. Es muß aus einem gemeinsamen und wohlüberlegten Entschluß gezeugt werden; es muß gewollt sein. Solange man kein Kind will, muß man sich entsprechend verhalten: nicht indem man abtreibt, sondern indem man vernünftige Verhütungsmittel verwen-

det. Wenn man das Leben eines Erwachsenen führen will, muß man sich auch benehmen wie ein Erwachsener. Ich werde dir die Pille verschreiben, um deine Seborrhöe zu behandeln. Und gleichzeitig wirst du keine Risiken mehr eingehen..."

Da hatte ich etwas Schönes angerichtet.

Noch am selben Abend rief mich die Mutter sehr aufgeregt an und wenig später der Vater.

„Robert, du kennst sie lang genug; sie ist sehr eigenwillig, sehr kokett, sie interessiert sich seit langem für Jungen; sobald sie die Pille nimmt, gibt es nichts mehr, was sie zurückhält", und so weiter, und so fort.

Er sagt nicht direkt, daß ich seiner Tochter die Möglichkeit gegeben habe, sich auf sexuellem Gebiet zu betätigen, aber er meint es.

Ich versuche, ihm zu erklären, daß die Moral der Mädchen nicht von der Pille abhängt; daß sie auch ohne diesen Schutz mit Männern schlafen, wenn sie Lust dazu haben. Es nützt nichts. Ich muß ihm versprechen, eine andere Behandlungsmethode zu finden. Diese Notlüge hat mir keine Gewissensbisse verursacht. Die beste Behandlung für die Haut des Mädchens war die Pille; und ich konnte einfach nicht zulassen, daß sie so weitermachte, ohne wirkungsvolle Vorsichtsmaßnahmen zu ergreifen. Ich verschrieb ihr also die Pille im geheimen, bis ihre Haut in Ordnung und sie mit dem Auserwählten ihres Herzens verheiratet war.

Aber am Hochzeitstag verriet ich ihrem Vater mit ihrem Einverständnis das Geheimnis. Er trug es mit Fassung, und ich bin sicher, daß ich seine Vorstellungen über den Zusammenhang zwischen Pille und der Tugend der Mädchen über den Haufen geworfen habe. Ich bin davon überzeugt, daß die Tugend nicht von solchen Zufälligkeiten abhängt.

Und seit Jahren habe ich die Pille Hunderten von aknekranken unberührten Mädchen verschrieben. Diese Behandlung muß mindestens ein Jahr oder anderthalb Jahre lang durchgeführt werden; Seborrhöe und Akne verschwinden wohl nach einem halben Jahr, sind aber erst nach einer längeren Behandlung wirklich für immer geheilt. Wenn man die Pille früher absetzt, kommt es oft zu Rückfällen.

Alle diese Mädchen wissen ganz genau, daß sie während dieser Zeit absoluten Empfängnisschutz genießen; trotzdem kommt es selten vor, daß sie ihre Unschuld verlieren. Und dann erklären sie ohne Umschweife, daß sie sie auf jeden Fall verloren hätten, und daß die Pille ihren Entschluß kaum beeinflußt hat. Ich habe keinen Grund, an ihren Erklärungen zu zweifeln.

Die Behandlung der Akne beim Mann

Wie steht es nun in dieser Hinsicht mit den Männern? Wenn man von Schönheitsfehlern und ihrer Beseitigung spricht, so denkt man vor allem an das weibliche Geschlecht, als wäre es gleichgültig, wie ein Mann aussieht, und daher sinnlos, sich damit zu beschäftigen.

In Wirklichkeit aber macht die Akne den Männern genauso zu schaffen wie den Frauen. Der einzige Unterschied zwischen den beiden Geschlechtern ist diesbezüglich, daß der Mann zu einem viel späteren Zeitpunkt beginnt, sich damit zu beschäftigen, als die Frau. Wenn es auch viel länger dauert, bis er sich wegen seines Aussehens Sorgen macht, beeinflußt es doch sein seelisches Gleichgewicht und sein Auftreten, und schon aus diesem Grund muß man ihm helfen.

Seborrhöe und Akne sind jedoch beim Mann viel schwerer und hartnäckiger als bei der Frau und treten außerdem auch noch viel häufiger auf: sieben von zehn Jungen leiden darunter, wie erst kürzlich festgestellt wurde. Die so häufige Überproduktion der Talgdrüsen beim männlichen Geschlecht ist leicht zu erklären: Man muß sich nur daran erinnern, daß das männliche Hormon der auslösende Faktor ist. Und es ist selbstverständlich, daß die Produktion von männlichem Hormon beim Mann fast immer größer ist als bei der Frau.

Sie werden sich vielleicht darüber wundern, daß ich nicht „immer" sage: aber bei gewissen Erkrankungen der Drüsen kommt es vor, daß die Frau ebensoviel, manchmal sogar mehr männliches Hormon erzeugt als ein normaler Mann. In diesen glücklicherweise seltenen Fällen kann die Seborrhöe bei Frauen die gleiche Intensität wie bei Männern erreichen; aber in der Regel übertreffen die Burschen in dieser Hinsicht die Mädchen. Und noch dazu können sie weder zu Schminke noch zur Pille greifen. Es ist übrigens durchaus nicht so, daß die Pille — dermatologisch gesehen — beim Mann keinen Erfolg zeitigt; sie hat den gleichen Effekt wie bei seiner Freundin: Die Seborrhöe verschwindet, der Teint verliert sein fahles Aussehen und wird wieder normal, die Haut wirkt frisch. Aber leider muß der Betreffende auch feststellen, daß sich seine Brust rundet, während gleichzeitig seine Geschlechtsorgane schrumpfen. Und außerdem bleibt er auch den raffiniertesten erotischen Verlockungen gegenüber gleichgültig. Es ist begreiflich, daß einschlägige Versuche auf diesem Gebiet, die in den Vereinigten Staaten durchgeführt worden waren, keine Begeisterung hervorriefen. Denn die Männer hätten die Heilung ihrer Akne beinahe mit dem Verlust ihrer Männlichkeit bezahlen müssen.

Bisher hat noch kein innerlich angewendetes Hormon beim männlichen Geschlecht völlig befriedigende Ergebnisse erbracht, ohne gleichzeitig unerwünschte Nebenwirkungen hervorzurufen. Derzeit unternimmt man Versuche mit Präparaten, die nur auf die erkrankte Stelle aufgetragen werden und daher keine Nebenwirkungen zeitigen, weil sie auf diese Stellen beschränkt werden. Man will ein Produkt finden, das das männliche Hormon schon in den Talgdrüsen neutralisiert und es so daran hindert, stimulierend zu wirken.

Bisher wurden verschiedene Möglichkeiten untersucht: Derivate des weiblichen Hormons einerseits, anti-androgene Substanzen — das heißt männliches Antihormon — anderseits. Zur Zeit werden interessante und ermutigende Beobachtungen gemacht; aber im Grund genommen erzielt man weniger Erfolge als mit der Pille bei den Frauen. Sie sind in diesem Fall besser daran.

Die Männer sollen aber nicht glauben, daß sie in bezug auf fette Haut Parias sind, dazu verurteilt, ohne Hoffnung auf Besserung mit ihrer Seborrhöe zu leben. Gewisse Antibiotika, in kleinen Mengen über längere Zeit verabreicht, beruhigen die Pickel-Ausbrüche. Oft sind die Begleiter des Patienten — Mutter, Ehefrau, Schwester, Freund — wegen der langwierigen Behandlung besorgter als der Kranke selbst. Man spürt sofort ihre Einwände, die sie aber nicht zu äußern wagen. Man muß ihnen entgegenkommen. Das ist leicht, denn wenn es um Antibiotika geht, hegt der Laie insgeheim immer die beiden gleichen Befürchtungen: Diese Medikamente machen müde, und man gewöhnt sich an sie. Also frage ich:

„Haben Sie Angst, daß Antibiotika Sie müde machen?"

„Ja, ich habe gerade eine Reihe von Prüfungen vor mir, Sie werden also verstehen..."

Und der Begleiter bekräftigt:

„Er ist sowieso nicht gut in Form, und als er neulich Angina und hohes Fieber hatte, verschrieb ihm unser Arzt Penicillin; er hat Wochen gebraucht, um sich wieder zu erholen."

„Und Sie glauben nicht, daß die Angina und das hohe Fieber an der Müdigkeit schuld waren?"

„Nein."

„Aber es ist tatsächlich so; Antibiotika selbst machen nicht müde. Nur die Krankheit, gegen die man sie einsetzt, erschöpft den Patienten. Wenn mein Kollege die Angina nicht mit Antibiotika bekämpft hätte, wäre der Junge genauso oder noch erschöpfter gewesen, da die Infektion länger gedauert hätte."

Im übrigen werden bei einer Infektion hohe Dosen Antibiotika verabreicht, während bei einer Akne geringere Mengen genügen.

„Auch wenn es sich um große, tiefreichende Pickel handelt, wie er sie am Hals hat?"

„Auch dann, denn diese Pickel sind eigentlich eine Entzündung, eine Reaktion der Haut auf die Mikrozyste, die ein Fremdkörper ist, keine Infektion. In dem Eiter eines solchen Pickels findet man im allgemeinen nur ganz gewöhnliche Mikroben, die sehr verschieden von denen eines Furunkels sind, das meist durch einen äußerst virulenten Bazillus hervorgerufen wird.

Sie wissen, daß es gegen Furunkulose eine Impfung gibt. Aber diese Impfung hilft bei Akne überhaupt nicht, denn so groß die Pickel auch sein mögen, sie sind keine Furunkel."

„Das stimmt, er ist geimpft worden. Zunächst wurde es scheinbar besser, aber dann ist es wieder losgegangen."

„Das habe ich Ihnen ja gesagt. Antibiotika wirken auf Akne ganz anders: Sie neutralisieren gewisse, besondere Mikroben, die man in allen Mitessern findet und die ein Enzym produzieren. Dieses Enzym verwandelt bestimmte Bestandteile des Fetts in Fettsäure. Und diese Fettsäuren reizen die Haut und führen zu Entzündungen. Wenn man die Mikroben vernichtet, verhindert man die Umwandlung von Fett in Fettsäure, und die Entzündungen hören auf."

„Aber vergangenes Jahr hat er zweimal Antibiotika genommen, und sie haben nicht gewirkt."

„Welche?"

„Einmal hat er eine Salbe aufgetragen."

„Welche?"

Hier folgt eine lange Pause. Kranke erinnern sich nur ausnahmsweise an frühere Behandlungen. Hier müßte Erziehungsarbeit geleistet werden, denn es kann, vor allem bei chronischen Erkrankungen, sehr wichtig sein, welche Ergebnisse — Erfolge oder Mißerfolge — eine vorhergehende Behandlung gezeitigt hat. Man kann daraus eine Unmenge von Schlüssen ziehen, und man sollte sich immer die Namen der Medikamente aufschreiben, die man eingenommen hat.

Ich komme ihm zu Hilfe.

„Kam in dem Namen etwas wie ‚Neomycin' vor?"

„Ja."

„Stand noch etwas dabei?"

„Ich glaube schon."

Ich nenne den Namen eines Präparates, das ein Hydrocortisonderivat und Neomycin enthält.

„Das ist es."

„Dann wundert es mich nicht, daß Sie keinen Erfolg gehabt haben. Das Neomycin ist ein Antibiotikum, das auf die wichtigsten Mikroben der Aknepusteln überhaupt nicht wirkt; die zweite Substanz begünstigt die Entstehung von Hornhautpfropfen in den Poren; sie kann also die Akne verschlimmern. Man kennt sogar Fälle, in denen sie eine Spezialform, die sogenannte Cortison-Akne, hervorruft. Man darf also dieses Produkt nie bei Seborrhöe anwenden. Aber Sie sagten vorhin, daß Ihr Freund noch etwas versucht hat?"

„Ja, er hat Antibiotika geschluckt."

„Lange Zeit?"

„Nein, acht oder zehn Tage lang."

„Welche Dosis, wie viele Tabletten im Tag?"

„Sechs oder acht, ja, acht am ersten Tag und sechs danach."

„Das war zugleich zu kurz und zuviel. Alle Antibiotika, auch die mit dem günstigsten Effekt auf Akne, wirken erst nach ungefähr vierzehn Tagen. Deshalb muß die Behandlung länger dauern. Die Wirkung dieser Antibiotika beruht darauf, daß sie sich in den Talgdrüsen konzentrieren; deshalb ist es nicht notwendig, hohe Dosen zu verabreichen. Drei Tabletten zu Beginn, und dann täglich zwei, genügen vollkommen. Nun werden Sie auch einsehen, daß diese Mittel in so geringen Mengen sicherlich nicht müde machen."

Meine Gesprächspartner haben sich entspannt. Jetzt kommt das Problem mit der Gewöhnung. Ich frage mich oft, wer den Leuten diesen Unsinn eingeredet hat.

„Der Körper gewöhnt sich nie an ein Antibiotikum, das er aufnimmt. Jedermann hat die gleiche falsche Vorstellung, weil so oft von der Gewöhnung an Penicillin gesprochen wird. In Wirklichkeit sind es die Mikroben, die sich gewöhnen und Antibiotika gegenüber resistent werden, und außerdem handelt es sich immer nur um gewisse Mikroben, die auf gewisse Antibiotika nicht mehr ansprechen.

Ich werde Ihnen ein Antibiotikum geben, dem gegenüber Krankheitskeime nicht resistent werden, und wenn Sie es später einmal aus anderen Gründen einnehmen sollten, werden Sie feststellen, daß es genauso gut wirkt, als hätten Sie es noch nie zuvor angewendet."

„Aber warum haben Sie Mademoiselle C., die uns zu Ihnen geschickt hat, kein Antibiotikum gegeben?"

Meine Gesprächspartner sind über die Behandlung dieser Dame genau informiert. Es ist erstaunlich, wie Rezepte weitergegeben werden. „Sie haben Madame X eine Behandlung verschrieben, die ihr gutgetan hat; ich habe das gleiche versucht, es hat aber nichts genützt." Das ist selbstverständlich, Madame, denn Sie leiden an etwas ganz anderem als Frau X. Spielen Sie nie dieses Spiel. Medikamente sind kein Allheilmittel. Leihen Sie sich nicht die Salbe Ihrer Nachbarin aus; solange Ihre Diagnose nicht feststeht, ist gar nichts besser als etwas Falsches. Im günstigsten Fall nützt Ihnen das falsche Mittel nichts — aber Sie versäumen wertvolle Zeit, in der Ihre Krankheit ärger wird. Und wenn Sie Pech haben, verschlechtert die Behandlung, die Ihrer Nachbarin so gutgetan hat, Ihre Beschwerden ungeheuerlich. Ich habe schon erlebt, daß sich eine harmlose Fieberblase durch die Behandlung mit einer Hydrocortisoncreme zu einer scheußlichen Entzündung entwickelt hat. Solche Präparate darf man nämlich nie bei Fieberblasen anwenden.

„Mademoiselle C. hatte einen ganz anderen Ausschlag als dieser Junge. Sie kennen sie und haben sich selbst ein Bild davon machen können. Ich plaudere also kein ärztliches Geheimnis aus. Sie hatte kleine Pusteln mit ‚weißen Köpfen' an der Hautoberfläche, und bei dieser Art von Pickeln wirken Antibiotika kaum. Manchmal verordne ich am Beginn der Behandlung mit der Pille zusätzlich Antibiotika, weil sich die Wirkung der Pille erst nach einiger Zeit einstellt, und die Antibiotika die Entstehung neuer Pusteln verhindern. Aber ich tue das nur, wenn ich (nachdem ich festgestellt habe, um welche Art von Pusteln es sich handelt) sicher sein kann, daß sie kalmierend wirken. Antibiotika sind keine Allheilmittel, man muß wissen, welche man wann und wie anwendet, in welchen Fällen sie angebracht sind, und was man von ihnen erwarten darf.

Antibiotika beseitigen nur die Folgen von Seborrhöe und Akne, also die Pickel, aber nicht die Krankheit selbst. In dem Augenblick, in dem man mit der Einnahme aufhört, beginnt der Teufelskreis von neuem. Aus diesem Grund muß man sie über so lange Zeiträume verabreichen.

Man muß also darüber hinaus etwas tun. Da es keine ‚Pille für den Mann' gibt, kann man in bestimmten Fällen Röntgenstrahlen einsetzen. Aber diese Behandlung darf nur von erfahrenen Röntgenologen durchgeführt werden; außerdem hat sie nur bei jenen Patienten Erfolg, bei denen die Akne bis zu einem gewissen Grad zum Stillstand gekommen ist; bei Erwachsenen also, und auch da nicht bei allen. Genau wie die Antibiotika sind die Röntgenstrahlen kein Wundermittel."

Die Reinigung der Haut

Aber bei allen Kranken — bei Männern wie bei Frauen — ist eine „Reinigung der Haut" notwendig; es handelt sich dabei um ein Verfahren, das wahrhaftig kein Vergnügen ist.

Wie ich bereits betont habe, verschwinden die für die Aknepickel verantwortlichen Mikrozysten nie von selbst. Über diese Tatsache muß man sich im klaren sein; sie verschwinden auch nicht bei Frauen, die die Pille nehmen; es entstehen nur keine neuen Mikrozysten — oder es bilden sich keine mehr, wenn man sie entfernt. Also muß man die Mikrozysten auspressen, und zwar methodisch, eine nach der anderen, sonst hat der Patient am Ende der Behandlung genauso viel Mikrozysten wie vorher. Und ebenso wie die beste innerliche Behandlung keinen Erfolg haben kann, wenn nicht gleichzeitig die Haut gereinigt wird, genauso hat eine Reinigung der Haut keinen Zweck, wenn sie nicht durch eine entsprechende innerliche und äußerliche Behandlung unterstützt wird.

Man reinigt die Haut richtig, wenn man jedes dieser kleinen Elemente mit einem feinen Messer öffnet, das keine Spur hinterläßt. *Keinesfalls darf man eine Mikrozyste auspressen, ehe man sie geöffnet hat, und sobald man sie öffnet, muß man sie vollständig ausdrücken.*

Wenn man diese Regel nicht befolgt, ist das Ergebnis eine Katastrophe: Sobald man eine geschlossene Mikrozyste auspreßt, verteilt sich der größte Teil des Fetts in der Haut; es entstehen Entzündungen mit tiefreichenden Pusteln, die erst nach Wochen verschwinden.

Deshalb sind Kranke, die ihre Mitesser oder Pickel immer wieder ausdrücken, nicht zu heilen, was immer man auch tun mag; und deshalb ist der Komedonenquetscher (Mitesserentferner) das schlimmste Instrument, das ich kenne. Er gehört in den Mülleimer, nicht auf den Toilettetisch. Wer Mitesser und Mikrozysten ausdrückt, ohne sie zu öffnen, reinigt die Haut nicht, sondern bringt sie um!

Die erste Hautreinigung kann bis zu einer halben Stunde dauern. Der Operateur braucht viel Geduld, und das „Opfer" viel Ausdauer. Aber diese Maßnahme ist unerläßlich, und ich habe, um die Wahrheit zu sagen, selten Patienten — männliche oder weibliche — gehabt, die sich ihr nicht mutig unterzogen hätten, sobald sie die Notwendigkeit eingesehen und auch begriffen hatten, daß der Operateur kein Sadist, sondern ein Arzt ist, der sich um sie bemüht.

Grundsätzlich sind im Lauf einer Aknebehandlung mehrere Gesichtsreinigungen notwendig. Aber seit kurzem werden sie durch ein Derivat des Vitamins A, die Vitamin A-Säure, wesentlich vereinfacht. Dieses Derivat beseitigt Mitesser und Mikrozysten. Die Vereinigten Staaten verkaufen jährlich 1800 Pfund davon. Wenn man bedenkt, daß es in einer Dosierung von 50 Milligramm je 100 Gramm Salbe wirksam ist, bedeutet das eine Erzeugung und einen Verbrauch von 60 Millionen Einheiten zu 30 Gramm jährlich! Das ist ein Beweis dafür, daß das Mittel Erfolg hat.

Sein Nachteil ist, daß es die Haut etwas reizt, vor allem am Beginn der Behandlung. Man muß es also mit Vorsicht anwenden; wenn dies geschieht, vermindert es die Zahl der Hautreinigungs-Sitzungen erheblich. Gewiß: Große, tiefliegende Mikrozysten bringt es nicht zum Verschwinden. Aber bei den Patienten, die es richtig gebrauchen, bleibt mir nur wenig zu tun, denn der verbleibende Rest an Mikrozysten ist dann leicht zu entfernen.

Alle Pflegemethoden, die ich bis jetzt geschildert habe, sind Behandlungen im eigentlichen Sinn des Wortes. Sie können nur von einem Arzt verschrieben und nur unter seiner Aufsicht durchgeführt werden. Das gilt auch für das Peeling, das ich nicht vergessen habe, dem ich aber infolge seiner Bedeutung ein eigenes Kapitel widmen will — auch deshalb, weil seine Indikationen sich nicht auf die Akne beschränken.

Außer diesen Behandlungen sollte man jede andere, unnötige Maßnahme vermeiden; das gilt sowohl für Diäten und Vitamine als auch für das Entfetten der Haut, für Schwefelpräparate, für das Ausdrücken von Mitessern und für die unkontrollierte Anwendung von ultravioletten Strahlen, sei es durch direkte Sonnenbestrahlung oder durch Höhensonne.

Sie werden vielleicht der Meinung sein, daß ich mich wiederhole. Die Erfahrung hat mich gelehrt, daß gewisse Grundsätze auf diesem Gebiet nicht oft genug wiederholt werden können. Ich habe von der Sonne gesprochen, ich spreche jetzt von ihr und ich werde gleich wieder von ihr reden, auch wenn Sie mich für einen lästigen Pedanten halten sollten. Denn der Dermatologe ist am ehesten dazu berufen, die sogenannten Wohltaten der Sonne nicht nur in ihrer Wirkung auf die Seborrhöe, sondern auch in vielen anderen medizinischen Bereichen, die Gegenstand des nächsten Kapitels sein werden, richtig einzuschätzen.

ZUSAMMENFASSUNG ALLER BEHANDLUNGSMÖGLICHKEITEN
BEI SEBORRHÖE UND AKNE

	Behandlung	Frauen	Männer
Innerliche Anwendung	Pille	Ja	Nein
	Antibiotika (nur bei tiefreichenden Pickeln)	Ja	Ja
	Impfung	Nein	Nein
	Diät	Nein	Nein
	Vitamine	Nein	Nein
Äußerliche Anwendung	Reinigung der Haut	Ja	Ja
	Peeling (als Abschluß der Behandlung)	Ja	Ja
	Creme „Wasser in Öl"	Ja	Nein
	Gesichtsmilch	Ja	Manchmal
	Creme mit Vitamin A-Säure	Ja	Ja
	Milde (überfettete) Seife	Nein	Ja
	Säurehaltige Reinigungsmittel	Nein	Nein
	Fettlösende Mittel (basierend auf Alkohol, Äther, Azeton)	Nein	Nein
	Schwefel	Nein	Nein
	Cortison und seine Derivate	Nein	Nein
	Ultraviolette Strahlen	Nein	Nein
	Röntgenstrahlen (bei Patienten über Zwanzig)	Manchmal	Manchmal

3

HAUTSCHÄDIGUNGEN

Obwohl man an Seborrhöe und ihren Komplikationen bis ins hohe Alter leiden kann, ist sie doch in erster Linie eine Jugendkrankheit, die vor allem Menschen im Wachstumsalter und knapp darüber befällt. Ab dem Alter von dreißig Jahren wird sie seltener; von diesem Zeitpunkt an entwickeln sich verschiedene andere Hautschäden. Die davon Betroffenen bevölkern die Wartezimmer der Dermatologen und die Kabinen der „Beauty shops", der „Schönheitsboutiquen". Die Angelsachsen sind da etwas maßvoller mit ihren Bezeichnungen als unsere Kosmetiker, die ihre Niederlassungen pompös „Institute" nennen.

Die männliche Haut ist widerstandsfähiger als die weibliche, bei ihr kommt es daher erst zu einem späteren Zeitpunkt zu Schäden. Aber von dieser zeitlichen Verschiebung abgesehen, findet man bei Männern wie bei Frauen die gleichen Hautschäden; nur daß die Herren ihnen eben weniger Beachtung schenken.

Es gibt nicht nur eine einzige, sondern viele Arten von Hautschäden, und sie unterscheiden sich nicht nur durch ihr Aussehen, sondern auch durch ihre Entstehung. Die Runzeln zum Beispiel sind wohl ein Schönheitsfehler, aber keine Hautkrankheit im eigentlichen Sinn; die Kupferrosen wieder sind sowohl ein Schönheitsfehler als auch eine wohl gutartige, aber dennoch echte Krankheit.

Die Sonne und ihre Wirkungen

Es gibt verschiedene Ursachen für Hautschäden; eine der häufigsten ist die Sonne. Dieses gasförmige Gestirn, dessen Außenhülle eine Temperatur von annähernd sechstausend Grad erreicht, entsendet eine Vielfalt von Strahlen, die acht

Minuten und achtzehn Sekunden benötigen, um die ungefähr hundertfünfzig Millionen Kilometer bis zu uns zurückzulegen. Einige dieser Strahlen sind die für uns sichtbaren Lichtstrahlen; andere sind unsichtbar und haben eine größere Wellenlänge als die Lichtstrahlen: die *Infrarot-*, also Wärmestrahlen. Ihre kalorische Kraft ist so groß, daß man mit ihnen mittels einer Lupe Papier oder trockenes Holz in Brand setzen kann. Dann gibt es auch noch die ebenfalls unsichtbaren *ultravioletten* Strahlen, deren Wellenlänge kürzer ist als die des Lichts. Und diese ultravioletten Strahlen sind für den Urlauber interessant, denn sie regen besondere Zellen der Haut, die Melanozyten, dazu an, Pigment (medizinisch Melanin genannt) zu erzeugen, wodurch die Haut braun wird.

Aber die ultravioletten Strahlen sind nicht nur für den Urlauber interessant, sondern wegen der vielen Schäden, die sie verursachen, auch für den Dermatologen.

Ich persönlich bin davon überzeugt, daß die Dermatologen um ein gutes Viertel weniger Patienten und die Schönheitsinstitute um gut die Hälfte weniger Kunden hätten, wenn die Frauen sich nicht mehr der Sonne aussetzten. Dieser Umsinn begann vor ungefähr dreißig Jahren, als Coco Chanel die Mode der gleichmäßigen Superbräune einführte.

Ich habe immer schon dafür plädiert, daß die Dermatologen eine Sammlung veranstalten und nach dem Vorbild der Azteken ein Denkmal mit folgender Inschrift errichten sollten: „Der Sonne gewidmet von den dankbaren Dermatologen"!

Wenn man heutzutage einer Frau verbietet, sich der Sonne auszusetzen, löst man eine wahre Tragödie aus. Man bricht der Dame das Herz, man zerstört ihr seelisches Gleichgewicht. „Wie werde ich nur aussehen?" stöhnt sie mit gequältem Blick.

„Nun, gnädige Frau, Sie werden so aussehen wie jemand, der sich seine gesunde Haut so lange wie möglich erhalten will. Sie müssen mich übrigens richtig verstehen: Ich verbiete Ihnen nicht absolut, sich der Sonne auszusetzen. Wenn Sie Lust dazu haben, können Sie Ihr Gesäß bräunen lassen, bis es raucht; es kann Ihnen nichts Ärgeres geschehen, als daß Sie eine Zeitlang nicht sitzen können und auf dem Bauch schlafen müssen, daß Sie Brandblasen und einen roten Hintern wie ein Pavian haben. Sie werden es ohne nachhaltige Folgen überstehen. In unseren Breiten setzt sich die Mehrheit der Bevölkerung der Sonne höchstens dreißig Tage im Jahr aus: Im Slip, Bikini, Monokini oder ohne jeglichen Kini; einige Privilegierte können dies sechzig Tage lang tun. Die übrigen dreihundert oder dreihundertdreißig Tage schützt uns die Kleidung vor den gefährlichen Strahlen.

Das gilt aber nicht für das Gesicht, das den Witterungsschäden ohne Unterbrechung schutzlos ausgesetzt ist; und zwar in einem solchen Ausmaß, daß die kleinste zusätzliche Beanspruchung dem Wassertropfen entspricht, der das Faß zum Überlaufen bringt. Was für das Gesicht gilt, trifft auch, allerdings etwas abgeschwächt, auf Hals, Halsansatz und Hände zu; aber da kann man wenigstens etwas tun: Man geht nicht immer mit bloßem Hals herum, man kann Handschuhe anziehen oder die Hände in die Tasche stecken. Aber die Nase kann man nicht in die Tasche stecken, und unser Gesichtserker zieht die Sonnenstrahlen an wie ein Magnet die Eisenfeilspäne. Zwar hat man nun einen Nasenschutz erfunden, aber keinen Wangen-, Stirn- oder Kinnschutz. Und wir verabsäumen nicht nur, dieses unser Gesicht, das ständig vom Verderben bedroht wird, zu schützen, wir schmieren auch noch Präparate drauf, die das Bräunen fördern — wie zum Beispiel eine... „Melkcreme"!

Noch vor zwei Jahren glaubte ich, alles zu kennen, was Frauen sich einfallen lassen, um ihr Gesicht zu ruinieren. Ich habe zum Beispiel Gesichter gesehen, die nach dem Einreiben mit Bergamotte-Öl schmutziggraue Flecken bekommen hatten. Diese Pigmentierung ist äußerst wirkungsvoll: Die Bergamotte ist, wie der Lavendel, „photosensibel", das heißt, sie sensibilisiert die Haut für die ultravioletten Strahlen; dadurch kommt es zu einer rascheren Pigmentierung — also zu einer rascheren und intensiveren Bräunung. Unangenehm dabei ist, daß die Pigmentierung nicht gleichmäßig erfolgt. Es entstehen also mehr oder weniger dunkle Flekken. Und diese Flecken verschwinden auch nie mehr wieder! Im Winter, wenn der Teint heller wird, werden auch sie blasser, und man bemerkt sie kaum noch; aber die einmal überempfindlich gewordenen Pigmentzellen „erinnern" sich immer wieder an diese Sensibilisierung, und jedes Jahr erscheinen bei den ersten Sonnenstrahlen die gleichen Flecken an den selben Stellen in der gleichen Intensität. Ich habe eine gute Freundin, die seit zweiundzwanzig Jahren jeden Sommer dieses zweifelhafte Vergnügen genießt.

Auch bei Sauberkeitsfanatikerinnen habe ich sehr hübsche, teuflisch brennende Entzündungen gesehen, die durch verschiedene Zusätze in Gesichtswässern hervorgerufen worden waren. Das Paradestück in meiner Raritätensammlung ist eine Dame, die Kristalle verwendete. Aber ich kenne auch Fälle, in denen das Gesicht mit gewöhnlichem Waschpulver gereinigt wurde. Weil in der Werbung behauptet wurde, daß diese Waschmittel „tiefenwirksam" seien, glaubten einige Frauen, daß sie ihre Haut damit auch „tiefenwirksam" reinigen könnten.

Ich erinnere mich auch an ein energisches Mädchen, das mit seinem Teint nicht zufrieden war und sich das Gesicht mit einem Massagehandschuh abrieb. Probieren Sie das einmal! Ein anderes Mädchen spannte jeden Abend seine Gesichtshaut mit Leukoplast glatt, damit sich keine Falten bildeten. Der einzige Erfolg war ein prächtiges Ekzem — sie vertrug das Leukoplast nicht. Ich weiß, daß Sacher-Masoch auch weibliche Anhänger hat, und daß viele Frauen einen leichten Hang zum Masochismus haben — aber es gehört schon einiges dazu, Nacht für Nacht die Haut mit Heftpflaster festzukleben.

Als ich zum ersten Mal von der wunderbar bräunenden „Melkcreme" hörte, war ich etwas verblüfft. Erstens, weil ich keinen zwingenden Zusammenhang zwischen einem Kuheuter und einem Gesicht sehe. Und zweitens, weil diese Vaseline — und es handelt sich um nichts anderes — seit langem schon in völlig reiner Form in Apotheken erhältlich ist, und ich nicht begreife, warum man sie sich jetzt plötzlich in weitaus minderwertigerer Form auf die Haut schmieren soll. Und schließlich und endlich, weil dieses Verfahren mich an das Dämpfen von Rindfleisch erinnert und ich keinen Vorteil darin sehe, die Haut im eigenen Saft schmoren zu lassen. Im Gegenteil, ich habe da einige sehr ernste Einwände zu machen.

Nach jeder Wintersportsaison, nach jedem Sommerurlaub finde ich die Spuren solcher greulicher Prozeduren auf den Gesichtern der Damen, die in meine Ordination kommen, oder denen ich auf Gesellschaften begegne.

Bei einem Dinner treffe ich die junge Frau eines Kollegen, die gerade aus den Alpen zurückgekommen ist: braun ist nicht der richtige Ausdruck, sie ist beinahe schon schwarz. Die Haut ist vollkommen ausgetrocknet, von feinen Runzeln durchzogen, das Gesicht wirkt männlich hart. Diese junge Frau, siebenundzwanzig Jahre alt und sonst wirklich bezaubernd, erinnert an diesem Abend an ein verhutzeltes altes Weiblein.

Ich gestehe, daß ich ein hübsches, gesundes junges Mädchen, ein liebreizendes Gesicht, mit Vergnügen betrachte. Und daß ich wirklich verzweifelt bin, wenn ich sehe, wie ein entzückendes Gesichtchen mutwillig verunstaltet wird. Es ist schade — und außerdem dumm. Ich reagiere deshalb in solchen Fällen immer sehr heftig. „Evelyne", sage ich zu dem Hutzelweiblein freundlich, während wir uns von der Tafel erheben, „ist Ihnen klar, daß Sie fürchterlich aussehen?" Und noch ehe sie nach Luft schnappen kann, führe ich sie zu einem Spiegel und erkläre ihr, was ich meine.

Ich habe oft bemerkt, daß die Menschen jemanden brauchen, der ihnen die Augen über ihr tatsächliches Aussehen öffnet, denn sie beurteilen sich selbst nur nach bestimmten

Klischees. Zum Beispiel: Falten machen alt — also wird der kleinsten Runzel eine Bedeutung zugemessen, die sie in Wirklichkeit gar nicht hat. Und umgekehrt: Sonnenbräune wirkt gesund, deshalb ist ein sonnengebräuntes Gesicht identisch mit gutem Aussehen. Und man will die Wirklichkeit nicht wahrhaben, nämlich, daß übertriebene Sonnenbräune die Gesichtszüge hart und dadurch alt macht. Evelyne hat diese Tatsachen an jenem Abend erkannt und die Konsequenzen daraus gezogen.

Man könnte die ganze Sache noch als erträgliches Übel abtun, würde das Gesicht nur so lange alt wirken, als die Effekte der Sonnenbestrahlung sichtbar bleiben. Leider aber stellen die ultravioletten Strahlen einen der wichtigsten Faktoren beim echten, „tiefenwirksamen" Altern der Haut dar. Und man weiß heute, daß sie an vielen Schäden schuld sind, die man einst dem Alter allein zuschrieb. Ich will keineswegs behaupten, daß das Altern überhaupt keine Rolle spielt: Natürlich hinterläßt es seine Spuren an der Haut, genau wie an allen anderen Organen unseres Körpers. Die Maschine nützt sich eben im Lauf der Zeit langsam ab — aber an der Körperoberfläche beschleunigen die ultravioletten Strahlen diesen Vorgang beträchtlich.

Man kann das am besten an Leuten beobachten, die durch ihren Beruf gezwungen sind, viel im Freien zu leben und dabei der Sonnenbestrahlung ausgesetzt sind. Ein Landwirt, ein Seemann, ein Bergbauer mit dreißig, fünfunddreißig Jahren sind ganz gewiß nicht als Greise zu bezeichnen. Aber gerade unter ihnen findet man oft Leute, deren Haut doppelt so alt ist, als sie laut Geburtsschein sein dürfte.

In all diesen Berufen muß man sich der Sonne aussetzen, und man kann sich einen rauhbeinigen bretonischen Seemann, der während der Sardinenfangzeit Sonnenschutzcreme aufträgt, wohl nur schlecht vorstellen; aber es gibt genügend Städterinnen, die nicht besser aussehen, obwohl sie nicht auf Sardinenfang gehen und sich leicht gegen die Sonne schützen könnten.

Die von den ultravioletten Strahlen verursachten schweren Schäden werden oft erst nach Jahren sichtbar, ähnlich wie bei Röntgenstrahlen. Bekanntlich kann eine Überdosis von Röntgenstrahlen sehr ernste Hautschäden, „Radiodermatitis" genannt, verursachen, die man oft erst Jahre später erkennt (manchmal erst nach fünfzehn oder zwanzig Jahren) — bis dahin glaubt man, ungeschoren geblieben zu sein.

Auch bei den ultravioletten Strahlen hat man jahrelang das Gefühl, daß alles in Ordnung ist; und dann beginnt die Haut plötzlich zu verfallen. Das kommt völlig überraschend. Gestern noch besah man sich wohlgefällig im Spiegel; und plötzlich wirft dieser Spiegel ein ganz anderes Bild zurück. Schlaffe Haut am Kinn, einige Runzeln an den Schläfen, die Andeutung einer Falte anstelle jener Linie, die von den Nasenflügeln zum Mundwinkel verläuft und die Grenze zwischen Mund und Wange bildet.

Das ist der Beginn des Alters, der Übergang zu einem neuen Lebensabschnitt. Fängt er an, wenn man fünfundfünfzig — oder fünfzig — ist, dann ist das zwar auch nicht angenehm, aber man sollte sich damit abfinden — obwohl man dazu eine gehörige Portion Philosophie braucht. Aber im Alter von achtunddreißig bis vierzig Jahren, in dem bei den Sonnenfanatikern die Anfangssymptome auftreten, werden diese Erscheinungen als ein ungerechtes Schicksal, als unverdiente Heimsuchung empfunden.

Um so mehr, als heutzutage, in unserer Zivilisation, dank der Fortschritte der Hygiene und der Gesundheitspflege, eine gesunde Frau von vierzig keinesfalls Alterserscheinungen aufweisen muß. Sie ist ja noch voller Vitalität und hat keinen Grund, sich von einem Leben zurückzuziehen, in dem ihr noch alle Möglichkeiten offenstehen.

Die Folgen der Menopause

Das gilt auch für die Frau in der Menopause. Die meisten Frauen assoziieren mit der Menopause die Vorstellung

„Lebensabend", ein Relikt veralterter Vorurteile, von dem sie sich genauso schwer befreien können wie von ihrer Rolle als bloßes Objekt, die ihnen jahrtausendelang zugewiesen wurde.

Diese beiden Vorstellungen — Ende des Daseins als Frau mit dem Einsetzen der Menopause und die Frau als Objekt — sind eng miteinander verknüpft. Bis vor nicht allzu langer Zeit galt die Frau nur als Dienerin des Mannes, und ihre wichtigste Aufgabe war das Gebären von Nachkommen. Deshalb verlor sie zusammen mit der Fruchtbarkeit auch jede Bedeutung und wurde als wertlos angesehen.

Obwohl die Frauen heute „Subjekte" geworden sind, obwohl sie nicht mehr für „Gebärmaschinen" gehalten werden, betrachten viele von ihnen die Wechseljahre als einen Abschluß, obwohl ihnen diese in Wirklichkeit alle Möglichkeiten für einen neuen Anfang bieten, für eine Existenz, die nicht mehr durch wiederholte Schwangerschaften belastet ist. Die „Women's lib", die einigen überspannten modernen Sufragetten so sehr am Herzen liegt, beschränkt sich nicht nur auf die Möglichkeit, die Fortpflanzung unter Kontrolle zu bringen. Sie beschäftigt sich auch mit einer grundlegenden Reform der Vorstellungen von der Menopause.

Diese Ideen sind neuesten Datums. Für die Römer unter Nero oder Titus stellte sich dieses Problem nicht: Im ersten Jahrhundert der christlichen Zeitrechnung betrug die Lebenserwartung dreiundzwanzig Jahre. Und im Mittelalter, eintausendzweihundert Jahre später, wußte man auch noch nichts vom Aufhören der Funktion der Eierstöcke, denn man lebte damals durchschnittlich nur dreiunddreißig Jahre. Erst zu Beginn des zwanzigsten Jahrhunderts, als in den westlichen Ländern die Lebenserwartung auf achtundvierzig bis fünfzig Jahre stieg, wurde das Leben der Frauen so lang, daß sie die Menopause und die damit verbundenen Schwierigkeiten kennenlernten.

Seither ist die Lebenserwartung weiter gestiegen, und mit ihr die Zahl der Frauen über fünfzig. Ein Teil dieser

Frauen — ungefähr 25 Prozent — produzieren weiterhin so viel weibliches Hormon, daß sie keine der Störungen verspüren, die charakteristisch für das Fehlen dieses Hormons sind; eines Hormons, das für das physische, psychische und sexuelle Wohlbefinden jeder Frau unerläßlich ist.

Aber bei den übrigen 75 Prozent setzt die Produktion von weiblichem Hormon beinahe vollkommen aus, und es entsteht eine abnorme Situation, die diese Frauen bis zu ihrem Lebensende ertragen müssen — meist fünfundzwanzig oder dreißig Jahre — ein Drittel ihres Lebens oder mehr.

Dieser Zustand wird durch tiefgreifende Veränderungen verschiedener Körperfunktionen gekennzeichnet, die bis dahin vom weiblichen Hormon geregelt wurden:
— die Haut verliert ihre Elastizität, wird runzlig, weich, trocken und schuppig;
— die Schleimhäute der Nase, des Mundes und der Vagina trocknen aus; letztere verliert ihre Elastizität, wird brüchig und spröde;
— die Brüste erschlaffen, die Brustwarzen werden flach und verlieren die Fähigkeit, sich aufzurichten;
— die Scham- und Achselhaare werden dünner und spärlicher; das Fettgewebe des Schambergs und der Vulva verschwindet;
— und schließlich werden die Knochen porös; daher die häufigen Oberschenkelhalsbrüche bei alten Frauen und das Schrumpfen der Wirbelsäule, das zu einem Größenverlust bis zu zwölf Zentimetern führen kann.

Und all diese Veränderungen beziehen sich noch dazu nur auf das Äußere. Es gibt aber noch viele andere, die die Muskeln, das Nervensystem, das Herz und die Arterien betreffen.

Die negative, dogmatische Meinung, die Menopause müsse als natürliches Phänomen eben hingenommen werden, ignoriert diese schwerwiegenden Begleiterscheinungen einfach; dabei kann man sie ohne weiteres durch die Einnahme von weiblichem Hormon vermeiden. Diese Behandlung, die in den USA immer mehr in Mode kommt, erhält den Frauen ihr Aussehen und ihre Vitalität.

Sie haben also keinen Grund mehr, wie ihre Großmütter den Wechsel als Schicksalsfügung hinzunehmen, die stoisch und ohne großes Aufheben ertragen werden muß; sie müssen sich auch nicht mehr ihrem zunehmenden körperlichen Verfall ergeben, auch nicht dem ihrer Haut, die sie seit ihrer Jugend so unbedenklich der Sonne ausgesetzt haben.

Denn schon lange vor der Menopause haben sie Sommer für Sommer alles getan, damit die Haut frühzeitig altert; sie schmorten in der Sonne und vergaßen dabei, daß sich *ab dem zwanzigsten Lebensjahr die Haut bildet, die man mit vierzig haben wird.*

Ich weiß, daß man sich mit zwanzig kaum vorstellen kann, wie man mit vierzig aussieht. Wenn man erst zwanzig ist, ist das vierzigste Lebensjahr so schrecklich weit entfernt. Es ist ein Kennzeichen der Jugend, daß sie nicht an die Zukunft denkt, daß sie dem Augenblick lebt, völlig unbekümmert um das Morgen. Mit zwanzig liebt man das Leben ganz anders als mit sechzig. Und man hat auch eine andere Einstellung zu seinem Ich. Aber je älter man wird, desto wertvoller wird einem das, was noch geblieben ist, und desto wichtiger nimmt man das physische „Ich", das sich nun so sehr verändert.

Unmerklich kommt der Tag, an dem Bekannte plötzlich neue Eigenschaftswörter für unsere jeweilige Altersstufe verwenden, wie etwa: ein „solider" Vierziger, ein „rüstiger" Fünfziger; wenn wir Glück haben, sind wir „für unser Alter recht gut erhalten". Aber wenn wir wenigstens diese tröstlichen Worte hören wollen, wenn wir mit vierzig nicht aussehen wollen, als wären wir sechzig und hätten nie etwas für unsere Haut getan, müssen wir bis dahin wenigstens ein Minimum an Vorsichtsmaßnahmen einhalten.

Die von der Sonne verursachten Hautschäden sind so vielfältig, daß man eine eigene dermatologische Abhandlung über sie schreiben könnte. Sie reichen von der Beeinträchtigung des guten Aussehens bis zur schweren Erkrankung. Professor Belisario aus Sydney, ein anerkannter Spezialist für Hautkrebs, hat zum Beispiel eindeutig nachgewiesen, daß Krebserkrankungen im Gesicht bei weißhäutigen Menschen um so häufiger auftreten, je sonniger die Gegend ist, in der sie sich aufhalten. Deshalb gibt es in Australien viel mehr Fälle von Hautkrebs als in Frankreich. Und blonde oder rothaarige Menschen mit heller Haut, also mit weniger Pigment als Dunkelhaarige, sind eindeutig größeren Gefahren ausgesetzt als letztere.

Krebsbildungen sowie andere schwere Krankheiten gehören natürlich nicht in den Rahmen dieses Buches. Glücklicherweise sind sie in unserem Klima verhältnismäßig selten im Vergleich zu den vielen gutartigen Veränderungen, die unbarmherzig als Folge eigentlich leicht vermeidbarer Fehler auftreten. Diese Veränderungen verschonen niemanden, und sie sind wegen ihrer Häufigkeit und ihrer psychologischen Folgen bedeutsam: Ich habe noch keine Frau kennengelernt, der es nichts ausmacht, wenn ihr Gesicht oder ihre Handrücken voll brauner Flecken sind; und interessanterweise nimmt auch die Zahl der Männer, die sich Gedanken über ihr Aussehen machen, zu.

Um die Ursache dieser Schäden richtig zu verstehen, muß man wissen, daß die Sonnenstrahlen, ohne die es kein Leben auf der Erde gäbe, gleichzeitig Todesstrahlen sind. Die ultravioletten Strahlen töten lebende Zellen, und diese Eigenschaft wird sogar mit Hilfe besonderer Apparaturen dazu benützt, um in bestimmten Räumen, zum Beispiel Operationssälen, Mikroben zu vernichten.

Natürlich kann sich die Haut dagegen schützen: Die Bräunung ist eine solche Schutzmaßnahme. Das Pigment, das von den Melanozyten der Basalschicht der Epidermis erzeugt wird, verteilt sich in Form von winzigen braunen oder schwarzen Körnchen in allen Zellen der Epidermis. Je mehr Pigment erzeugt und verteilt wird, desto dunkler wird die Haut und desto besser ist der Schutz; eine Haut, die nicht braun wird, besitzt auch weniger Selbstschutz. Aber auch eine intensive Bräunung stellt keinen absoluten Schutz dar, was sowohl die sofort einsetzenden Nebenwirkungen als auch die Spätschäden beweisen. Die Haut, die einen Sommer lang intensiv der Sonne ausgesetzt wird, beginnt nach und nach grau zu werden, und zwar deshalb, weil die Hornschicht der Epidermis dicker wird und austrocknet.

Wie ich im vorhergehenden Kapitel erklärte, kann diese Verdickung zu einer Verstopfung der Talgporen und dadurch zur Bildung von Mikrozysten, also zu einer Verschlechterung der Akne führen.

Das Austrocknen führt zur Abstoßung von winzigen Lamellen der Hornzellen, den Schuppen (man sagt ja auch, daß sich die Haut schuppt). Gewiß, die Haut schält sich nicht in großen Stücken wie nach einem Sonnenbrand, sondern in kleinen mehligen Teilchen; und wenn man genau hinsieht, wirkt die Hautoberfläche fein gerieft und rissig; sie erhält das pergamentartige Aussehen der Altershaut. Die Haut hat ihre Geschmeidigkeit verloren; wenn das Keratin in den Hornzellen austrocknet, schrumpft sie zusammen und wird brüchig.

Außer bei Aknekranken sind diese Veränderungen zunächst nicht ernst. Einige Wochen nach den Sonnenbädern hört die Haut dann auf, sich zu schuppen, und die Epidermis erhält wieder ihre alte Struktur und ihr früheres Aussehen.

Aber nur an der Oberfläche, nur scheinbar, und nur eine Zeitlang. Denn die Verdickung der Hornschicht wird immer langsamer verschwinden und schließlich bestehen bleiben; und das bedeutet, daß das Gleichgewicht zwischen der Oberflächenschicht aus toten Zellen (ich habe bereits gesagt, daß Hornzellen tote Zellen sind) und den tieferliegenden Schichten mit den lebenden Zellen der Epidermis gestört ist.

DIE ALTERSHAUT

Gleichzeitig mit dieser Störung des inneren Gleichgewichts verändert sich die Epidermis; sie wird dünner — eines der Kennzeichen der Altershaut. Es ist aber keineswegs das einzige, das wichtigste und das sichtbarste Kennzeichen.

In der Epidermis und in der Dermis erfolgen noch mehr ungünstige Veränderungen, denn keine der verschiedenen Hautschichten bleibt davon verschont.

Sonnenmelanosen

Der häufigste und deutlichste Hinweis auf das Altern der Haut ist die Entstehung von mehr oder weniger zahlreichen, dunkelbraunen, verschieden großen und verschieden geformten Flecken. Seinerzeit nannte man sie in der medizinischen Fachsprache liebenswürdig „Altersmelanosen" und volkstümlich „Friedhofsblumen". Beide Bezeichnungen riefen bei den davon Betroffenen keineswegs euphorische Gefühle hervor.

Diese Flecken treten bei Leuten, die viel im Freien leben, oft schon sehr frühzeitig auf; sie stehen also in engem Zusammenhang mit der Einwirkung der ultravioletten Strahlen. Deshalb nennt man sie heute „Sonnenmelanosen", was genauer und zugleich weniger entmutigend ist. Aber sie sind unbestreitbar der Beweis für das vorzeitige Altern der Haut als Folge der Sonnenbestrahlung.

Sonnenkeratosen

Die „Alterskeratosen", die jetzt — aus den eben erwähnten Erwägungen — „Sonnenkeratosen" heißen, sind weniger häufig. Es handelt sich dabei um rötliche Flecken, die sich rauh anfühlen. Von Zeit zu Zeit löst sich ein trockenes Hautstückchen ab; dann bildet sich das nächste, das auch wieder abfällt. Während Sonnenmelanosen gutartig sind, kann man das von Sonnenkeratosen keinesfalls behaupten, denn sie sind *ein präkarzinomer Zustand*. Sie stellen ein Problem dar, das über den Rahmen der Schönheitspflege hinausgeht und das ich in der Folge noch genauer behandeln werde.

Die am schwersten zu heilenden Schönheitsfehler entstehen jedoch in der Dermis, dem Stützgewebe der Haut, ihrem lebendigsten Teil, in dem die nährenden Blutgefäße, die Drüsen und die Nervenenden liegen, in dem der Austausch von Nährflüssigkeit und Abfallprodukten zwischen Blut und Zellen erfolgt.

Die Runzeln

Das Bindegewebe unterliegt Veränderungen, die sowohl die Fasern — also das Gewebe — als auch die Flüssigkeit, die sie wie eine Appretur umgibt, betreffen. Die „Matratze" der Epidermis verliert ihre Festigkeit, ihre Resistenz. Sie wird weich, und dadurch entstehen die Runzeln: sie sind also nicht, wie allgemein angenommen wird, einfach Furchen in der Epidermis. Es sind Faltungen der Epidermis, die sich in die Dermis einpressen (wie der Überzug in ein schlecht gefülltes Kopfkissen), und zwar an den Stellen, an denen sich die unter der Haut gelegenen Muskeln zusammenziehen.

Der Verlust der Elastizität

Gleichzeitig erfolgen in den elastischen Fasern, die die Dermis zwischen den Bindefasern durchziehen, chemische Veränderungen; dadurch verlieren sie ihre Elastizität und spalten sich, und die Haut wiederum büßt ihre Geschmeidigkeit, ihre Widerstandskraft ein. Kneift man sie mit zwei Fingern, dauert es unnatürlich lange, bevor sie wieder glatt wird. Sie ähnelt einem überdehnten Gummiband, wird weich und hat die unangenehme Neigung, dem Gesetz der Schwerkraft folgend, herabzuhängen: Das merkt man besonders deutlich an den Lidern und am Rand des Kiefers, wo die erschlaffte Wange zur Hängebacke wird.

An einigen Stellen des Körpers zeigt sich der Verfall der elastischen Fasern besonders deutlich:
— am Hals entstehen kleine, gelblichweiße Körnchen, die an Hühnerhaut erinnern;
— an den Schläfen und den Backenknochen Myriaden winziger, trockener schwarzer Punkte und Erhebungen, die wie Mitesser und Mikrozysten aussehen, aber nicht mit ihnen identisch sind.

Diese Veränderungen kann jeder Dermatologe tausendfach beobachten, und nicht nur bei alten Leuten. In der Umgangssprache belegt man sie mit den verschiedenartigsten und phantasievollsten Bezeichnungen, wie „ausgetrocknete" Haut, „erstickte" Haut, „abgestorbene" Haut. All diese Benennungen sind absoluter Unsinn.

Die Haut trocknet nicht aus! Diese Feststellung ruft meist allgemeines Erstaunen hervor. Man hat den Konsumenten so viel von Feuchtigkeitsmilch und Feuchtigkeitscremes erzählt, daß sie davon überzeugt sind, daß ihre Haut „austrocknen" kann. Ich werde auf diese wichtige Frage zurückkommen, wenn ich über die sogenannte „trockene" Haut spreche, die es vom dermatologischen Standpunkt aus auch nicht gibt, und deren Epidermis viel mit der Altershaut gemeinsam hat.

Zu sagen, eine Haut sei abgestorben, „devitalisiert", ist einfach lächerlich: abgestorben heißt ohne Leben, also tot. Aber auch im Greisenalter ist die Haut so lange nicht tot, als der Organismus, zu dem sie gehört, lebt. Sie stirbt erst mit ihm. Ich würde auch gerne hören, wie die Erzeuger „revitalisierender" Produkte erklären, was das für eine merkwürdige Eigenschaft ist. Nur fürchte ich, daß die Erklärung nicht ganz einfach sein wird, denn das Verbum „revitalisieren" existiert in der deutschen Sprache nicht.

Und was die „erstickte" Haut betrifft, so weiß ich weder,

was diese Bezeichnung bedeuten soll, noch wie eine solche Haut aussieht. Das Ersticken umfaßt alle Erscheinungen, die durch den Stillstand der Atmung hervorgerufen werden. Bis man mich eines Besseren belehrt, nehme ich an, daß die Atmung eine Funktion der Lunge ist. Es ist also absurd, zu behaupten, eine Haut sei „erstickt".

Gewiß, durch die Haut erfolgt ein Austausch zwischen dem Körperinneren und der Außenwelt: Durch die Epidermis wird unmerklich (dieser Vorgang heißt „unmerkliche Ausscheidung") Wasser abgegeben, das an der Luft verdunstet; es trägt gemeinsam mit dem sichtbaren Schweiß zur Abkühlung der Haut und zur Regelung der Körpertemperatur bei.

Die Haut scheidet auch Kohlensäure aus, die zur Erhaltung des Säuremantels der Hautoberfläche notwendig und ein Schutz gegen Laugen (zum Beispiel Soda) ist.

Wie ich schon anläßlich der Funktionen der Haut als Organ gesagt habe, kann es sehr ernste Folgen haben, wenn man einen großen Teil der Hautoberfläche mit undurchlässigen Substanzen bedeckt und dadurch diesen Austausch verhindert. Aber das hat nichts mit irgendeinem „Ersticken" der Haut selbst zu tun.

Die atrophische Haut

Die einzige Bezeichnung, die man auf die Altershaut anwenden kann, ist der Ausdruck *atrophische (geschrumpfte)* Haut, der besagt, daß die Haut an Volumen verloren hat; dabei wird aber die Ursache dieses Zustands nicht vorweggenommen. Eine Haut kann atrophisch sein, weil sie gealtert ist; sie kann es auch dort sein, wo eine schwere Verbrennung eine Narbe hinterlassen hat.

Ab einem gewissen Zeitpunkt kann eine atrophische Altershaut nicht mehr geheilt werden. Wenn das Feuer schon alles vernichtet hat, ist es zu spät für die Feuerwehr. Man muß sie holen, wenn man die ersten Flämmchen bemerkt. Und noch besser ist es, genügend Vorsichtsmaßnahmen zu

ergreifen, so daß der Brand gar nicht erst ausbrechen kann.
Damit meine ich, daß man alles vermeiden soll, was man vermeiden kann. Es ist klar, daß jede Haut — ob sie nun der Sonne zu sehr ausgesetzt war oder nicht — einmal altert, und zwar zuerst im Gesicht. Wichtig ist, daß dies nicht frühzeitig geschieht, sondern möglichst langsam, möglichst spät und möglichst wenig. Und das ist kein Wunschtraum, denn gelegentlich trifft man noch Frauen, die vor 1900 geboren wurden, in ihrer Jugend die Mode der weißen Haut mit Hauben und Sonnenschirmen mitgemacht haben und keine der von mir beschriebenen Altersschäden aufweisen. Trotz ihres hohen Alters ist ihr Gesicht beinahe faltenlos und ihr Teint rein.

Deshalb predige ich, so oft ich dazu Gelegenheit habe, den jungen Frauen Vernunft: Sonnenschirm, breitkrempige Hüte, Sonnenschutzcremes, keine Mittel, die das Braunwerden beschleunigen. Ich mache sie darauf aufmerksam, daß ein Sonnenschutzpräparat — auch wenn es angeblich „vollkommen abschirmt" — nie einen absoluten Schutz bietet. Sie müssen also damit rechnen, daß immer noch ein paar ultraviolette Strahlen durchdringen; meiner Meinung nach immer noch zu viele, aber ausreichend, um diejenigen zu beruhigen, die befürchten, käsebleich aus dem Urlaub zurückzukommen.

Außerdem ist keine Sonnenschutzcreme ein Dauerschutz. Wenn sie um zehn Uhr vormittag aufgetragen wird, wirkt sie zu Mittag, in der gefährlichsten Zeit, nicht mehr. Man muß sie also alle anderthalb bis zwei Stunden auftragen, je nach Temperatur, Wind, Schweißabsonderung — und logischerweise auch nach jedem Bad. Sie hat daher immer in Reichweite zu sein, in der Badetasche, in der Anoraktasche, und man darf nicht vergessen, sie zu benützen. Ich gebe zu, daß viel Disziplin und Genauigkeit dazu gehören, aber es lohnt sich.

Und ich lerne immer mehr Frauen kennen, die diese kleine Mühe freiwillig auf sich nehmen. Manchmal sind sie am Ende der Sommersaison oder der Winterferien ein bißchen traurig, weil sie nicht voller Genugtuung ein genauso braunes Gesicht vorweisen können wie ihre Geschlechtsgenossinnen. Aber ich tröste sie, indem ich ihnen sage, daß eines Tages die anderen, deren zarter Teint dann für immer verloren sein wird, viel trauriger sein werden.

Und schließlich und endlich können sie die Sonnenbräune durch Tan-O-Tan ersetzen. Es verursacht durch eine chemische Reaktion eine Braunfärbung des Keratins. Es wirkt also ganz anders als Schminke, denn es verändert die Farbe der Oberflächenzellen. Und diese Farbe verschwindet erst, wenn die Zellen abgestoßen werden. Das heißt, daß sie nicht abgewaschen werden kann, zwei bis drei Tage anhält, je nachdem, wie schnell sich die Haut schuppt, und daß es leicht ist, sie beizubehalten. Aber diese Bräunung hat nichts mit Pigmentierung zu tun und schützt nicht vor Sonnenbrand. Schließlich kann man mit ihrer Hilfe den zu auffallenden Kontrast zwischen einem gebräunten Körper und einem blassen Gesicht vermeiden.

Ich behaupte, daß jede Frau, die sich streng an diese Regeln hält, nie, zu keiner Zeit, so „alt aussehen wird wie sie ist". Für die anderen, die erst vernünftig werden, wenn die Vorboten des Verfalls auftreten, gibt es auch noch Möglichkeiten, das Ärgste zu verhindern.

Es bestehen sogar verhältnismäßig viele Möglichkeiten; aber ihre Wirksamkeit (und deshalb auch die Wahl, die man trifft), hängen von der Art des Hautschadens ab, den man beheben will. Im Prinzip kann man drei Stadien unterscheiden:

— die Haut ist einfach ausgetrocknet;
— die Haut ist ausgetrocknet, der Teint ist unrein, weil die Hornschicht allmählich dicker wird, das Hautgewebe verliert an Festigkeit;
— die Elastizität der Haut läßt nach, es bilden sich leichte Hängebacken, „Mimik"-Falten und Tränensäcke.

BEHANDLUNGSMÖGLICHKEITEN DER ALTERNDEN
HAUT IN DER REIHENFOLGE IHRER BEDEUTUNG

Erstes Stadium: Die Haut ist ausgetrocknet

Sie werden bemerkt haben, daß ich immer von ausgetrockneter und nie von trockener Haut gesprochen habe. Dafür gibt es einen triftigen Grund: Vom dermatologischen Standpunkt aus ist die trockene Haut eine Erfindung, eine trockene Haut existiert nicht.

1. Was ist die Hydrierung der Haut?

Zum besseren Verständnis einige Worte über die Hydrierung des Hautgewebes.

Sie werden sich daran erinnern, daß ich bei der Beschreibung der Haut gesagt habe, daß alle lebenden Zellen in eine Flüssigkeit aus Blut und Lymphe gebettet sind, außerhalb derer sie nicht leben können; diese Flüssigkeit heißt „Gewebeflüssigkeit" und befindet sich in den mikroskopisch kleinen Zwischenräumen, die die Zellen voneinander trennen. Das gilt für alle Zellen der Haut, mit Ausnahme der Hornzellen, die ihren Kern verloren haben und tot sind.

Wenn man die Hornschicht entfernt, um zu den ersten Schichten von lebenden Zellen zu gelangen, sickert ein wenig von dieser Gewebeflüssigkeit heraus; wir alle konnten das bei einem Kratzer oder einer leichten Verbrennung schon einmal beobachten. Dieser Vorgang dauert meist nicht lange, denn die Flüssigkeit stockt und bildet eine Kruste, unter der dann die Vernarbung einsetzt.

Von außen gelangt kein einziger Wassertropfen zu den lebenden Zellen der Haut; zwischen diesen Zellen und der Hornschicht gibt es einen Wall, den er nicht durchdringen kann, und das ist gut; wenn das nicht der Fall wäre, würde ein schreckliches Durcheinander entstehen. Die Hornzellen — die außerhalb dieses „inneren Sees" liegen — werden normalerweise ständig von dem Wasser getränkt, das die

Haut von innen nach außen verläßt; diese Flüssigkeit ist die „unmerkliche Ausscheidung", die sie durchdringt, und der Schweiß, der über ihre Oberfläche rinnt.

Und das ist sehr wichtig, denn der Zustand der Hornzellen hängt von ihrer Hydrierung ab. Das Wasser verleiht ihnen ihre Geschmeidigkeit, und Geschmeidigkeit der Hornhaut ist gleichbedeutend mit Weichheit und Zartheit der Haut. Aber es darf weder zuviel noch zuwenig Wasser sein: Werden die Hornzellen zu lange einer zu großen Wassermenge ausgesetzt, dann schwellen sie an, bis sie platzen. Ohne Wasser hingegen schrumpfen sie zusammen, werden trocken und brüchig. Und sie schrumpfen um so stärker, je mehr Wasser sie vorher zur Verfügung hatten; das geht so weit, daß eine Hornzelle, die zuerst zu stark hydriert wurde und dann austrocknet, funktionsunfähig wird: Sie schwillt nicht mehr an, wenn ihr wieder Wasser zugeführt wird.

Die Hornzellen nehmen wohl gierig Wasser auf, sind aber nicht imstande, es zu speichern. Das Wasser, das sie dem Schweiß und der unmerklichen Ausscheidung entnehmen, können sie nicht behalten. Es entweicht in die sie umgebende Luft. Wasseraufnahme und Verdunstung erfolgen ständig. Somit hängt das Gleichgewicht einer Hornzelle — was ihre Hydrierung betrifft — von der richtigen Abstimmung dieser beiden Vorgänge ab. Solange nicht mehr Wasser verdunstet, als aufgenommen wird, bleibt das Gleichgewicht erhalten. Aber es kann durch verschiedene Umstände gestört werden.

Die beiden Hauptursachen für das Austrocknen der Hornzellen sind die Entfettung der Haut und die Lufttrockenheit. Hier muß ein wichtiger Umstand erwähnt werden: Im Gegensatz zur allgemeinen Meinung besitzen natürliche und künstliche Fette nicht die Eigenschaft, den ausgetrockneten Hornzellen ihre Geschmeidigkeit wiederzugeben. *Sie wirken nur vorbeugend, indem sie aufgrund ihrer Wasserundurchlässigkeit die von den Hornzellen aufgenommene Flüssigkeit am Verdunsten hindern.* Genauso wirkt auch der Talg. Wenn die Sekretion der Talgdrüsen ungenügend oder durch ungeeignete Pflegemethoden (scharfe Seifen, alkoholhaltige Lotionen) gestört ist, kann die Verdunstung ungehindert erfolgen; und sie wird um so stärker, je trockener die Luft ist. Der Feuchtigkeitsgehalt der Luft ist dabei ein sehr wichtiger Faktor: Je geringer er ist, desto rascher entweicht das Wasser aus den Hornzellen. Deshalb trocknen sie im Winter in zentralgeheizten Wohnungen, in denen nicht für genügend Luftfeuchtigkeit gesorgt wird, rascher aus.

Ich habe vorhin gesagt, daß diese Zellen zusammenschrumpfen, wenn sie austrocknen. Die gesamte Hornschicht verliert also an Umfang und zieht sich über den darunterliegenden lebenden Zellen zusammen. Diese aber verändern dank der Gewebeflüssigkeit, die für eine gleichbleibende Hydrierung sorgt, nie ihr Volumen. Sie werden daher durch die verhärtete Hornschicht zusammengedrückt — die Haut „spannt". Wenn die durch das Austrocknen spröde gewordene Hornschicht unter dem Druck der lebenden Zellen reißt, wird das Spannen zum Brennen. Und wenn die dehydrierten Hornzellen dann auch noch aufplatzen, ist die Haut mit kleinen, für das freie Auge unsichtbaren Zacken übersät — sie fühlt sich rauh an. Also ist die sogenannte „trockene" Haut in Wirklichkeit eine „spröde" Haut, deren hauptsächlichsten Kennzeichen der Zerfall der Hornschicht und ihrer Zellen ist.

Jede Haut kann austrocknen und spröde werden, sogar fette Haut, und zwar dann, wenn man sie zu gründlich oder zu oft entfettet. Am meisten gefährdet ist natürlich die normale Haut, die durch Klimaeinflüsse sehr bald auszutrocknen beginnt, wenn man keine Vorsichtsmaßnahmen ergreift.

2. *Die Pflege der ausgetrockneten Haut*

Ob man die Haut vor dem Austrocknen schützen oder ob man eine ausgetrocknete Haut heilen will — die Methoden sind die gleichen. Sie sind einfach und ergeben sich logisch aus dem vorher Gesagten. Sie können im Prinzip wie folgt zusammengefaßt werden: *Es ist einfacher, die Hornschicht der Epidermis vor dem Austrocknen zu schützen, als sie zu hydrieren, sobald sie einmal ausgetrocknet ist.*

Gewiß kann man die Hornzellen wieder mit Wasser durchtränken, indem man die Haut anfeuchtet. Aber das ist nur ein Kniff, und seine Wirkung ist im Vergleich zu der unmerklichen Ausscheidung lächerlich gering: Im gemäßigten Klima werden vierhundert bis sechshundert Gramm täglich — also durchschnittlich ein halber Liter Wasser — durch die Hornschicht ausgeschieden, unabhängig von dem an der Hautoberfläche verteilten Schweiß. Und im tropischen Klima sind es acht bis zehn Liter im Tag!

Um das gleiche Resultat künstlich zu erzielen, müßte man die Haut ununterbrochen befeuchten: Ausscheidung und Transpiration sind kontinuierliche Vorgänge, durch die die Hornzellen ständig mit Wasser versorgt werden. Es ist ganz klar, daß kurze Waschungen morgens und abends die natürliche Wasserversorgung nicht ersetzen können. Noch mehr: Sie können sogar gefährlich sein, wenn man es falsch macht, das heißt, wenn man zuerst zuviel Flüssigkeit zuführt, so daß die Hornzellen aufplatzen, *und dann nicht sofort die Verdunstung verhindert,* denn das führt zu einem plötzlichen Austrocknen der Hornschicht.

Ich möchte wissen, wer die Methode erfunden hat, Wasser auf das Gesicht zu sprühen und dann die feuchte Haut an der Luft trocknen zu lassen. Ganz gleich, wie das Wasser auf die Haut gelangt — mittels eines Zerstäubers oder sonst einer Vorrichtung — es steht fest, daß dieses Verfahren infolge der vorher beschriebenen Vorgänge ein sehr unangenehmes Gefühl des Spannens hervorruft und im weiteren Verlauf die Hautschäden noch verschlechtert.

Man sollte also folgendes beachten: Nach jeder Anwendung von Wasser muß man die Haut sorgfältig abtrocknen, um die Befeuchtung einzuschränken, und dann muß man eine Creme auftragen, um die Verdunstung zu verhindern.

Welche Creme?

3. Feuchtigkeitscremes

Je länger ich mich mit ihnen beschäftige, desto mehr mißtraue ich diesen eleganten, leichten, angenehm zu handhabenden Cremes, diesen Emulsionen „Öl in Wasser", über die ich bereits im Zusammenhang mit der fetten Haut gesprochen habe.

Trotz des hohen Wassergehaltes ist ihr hydrierender Effekt gleich Null, weil dieses Wasser sehr schnell verdunstet. Und der Gehalt an Fettstoffen ist zu gering, als daß die Haut wirklich vor dem Austrocknen der Hornzellen geschützt würde. Außerdem begünstigen diese Cremes bei Menschen mit normaler Haut eine chronische, sehr unangenehme Trockenheit.

Es dauert sehr lange, ehe dieses Austrocknen beginnt, nämlich erst im Alter von dreißig bis zweiunddreißig Jahren, also nachdem man diese Präparate etwa zehn Jahre lang angewendet hat. Man sollte annehmen, daß die Haut eines jungen, gesunden Erwachsenen sich vor diesen Folgen schützen kann. Aber der Krug geht zum Brunnen... usw., und eines schönen Tages versagt dieser Schutz infolge der kombinierten Wirkung von hygienischen und kosmetischen Irrtümern, die man immer wieder begeht. Die Haut macht nicht mehr mit.

Man gibt sofort der Creme die Schuld, die man verwendet hat; man ist sehr schnell bereit, das zu verurteilen, was man zuerst begeistert begrüßt hat. Man wechselt das Produkt, nimmt wieder ein anderes, wechselt noch einmal, immer ohne Erfolg. Denn alle diese Präparate sind im Grunde genommen gleich und schaden auch aus dem gleichen Grund; das hat nichts mit ihrer Qualität zu tun, sondern mit der Tatsache, daß sie für die Haut, die damit „gepflegt" wird, einfach ungeeignet sind.

Ich höre schon: „Aber diese Präparate sind doch gute Erzeugnisse." Ich frage: „Wieso? Welche Beweise gibt es für diese Behauptung?" Die Antworten, die ich erhalte, sind meist dürftig:

„Weil sie gut gemacht sind."
„Gewiß, aber das ist doch selbstverständlich."
„Weil sie aus erstklassigen Rohstoffen hergestellt werden."
„Das ist sicherlich wahr. Die modernen Kosmetika werden aus qualitativ sehr guten Rohstoffen erzeugt — außerdem liegt es im Interesse des Herstellers, keine schlechte Ware auf den Markt zu bringen."
„Weil sie keine allergischen Reaktionen hervorrufen."
„Das ist eine der Voraussetzungen für ein Kosmetikum, das in großen Mengen auf den Markt kommt. Es muß für die Mehrzahl der Konsumenten unschädlich sein. Wenn das nicht so ist, hält es sich nicht lange auf dem Markt."
„Weil sie so angenehm anzuwenden sind."
„Hüten Sie sich vor dem Schein, er trügt."
All das berührt nicht den Kern des Problems. Dermatologisch gesehen ist ein Produkt dann gut, wenn seine Zusammensetzung genau dem Zweck entspricht, für den es verwendet wird.

Wie kann man behaupten, daß Präparate, die Jahre hindurch täglich verwendet werden sollen, für fette, normale, ausgetrocknete oder atrophische Haut geeignet sind, wenn man überhaupt nicht weiß, was sie enthalten?

Darüber herrscht tiefstes Stillschweigen. Die chemischen Formeln sind Geschäftsgeheimnis. Selbst die Verkäufer der Präparate wissen nur das, was ihnen die Erzeuger mitteilen — und denen steht es frei, irgend etwas zu erzählen. Von dieser Möglichkeit machen sie auch reichlich Gebrauch, und um ihre Haltung zu rechtfertigen — die uns Ärzte merkwürdig berührt, denn wir können uns nicht vorstellen, daß man ein Produkt empfiehlt, dessen Eigenschaften nicht wissenschaftlich erprobt sind — behaupten sie, daß ihre Erzeugnisse neutral sind.

Diese Behauptung ist zumindest verblüffend; wenn sie wirklich zutrifft, fragt man sich, warum dann so viele verschiedene Präparate existieren; dann müßte ja eines für alle Konsumenten und für jeden Zweck genügen. Aber das ist nicht der Fall, und die Schönheitscremes sind keineswegs neutral. Je nach ihrer Zusammensetzung können sie zum Beispiel eine Seborrhöe verschlechtern oder nicht, das Austrocknen der Haut fördern oder nicht, usw. Leider ist es bei der heutigen Marktlage unmöglich, eine richtige Entscheidung zu treffen, und die Frauen verwenden daher blindlings irgend etwas. Kein Wunder, daß das nicht immer gut geht. Es gibt gewiß Menschen, deren Haut widerstandsfähiger ist, und die deshalb diese Art von Kosmetik ohne sichtbare Folgen vertragen. Aber das heißt noch lange nicht, daß diese Glücklichen nicht noch besser daran wären, wenn sie überhaupt nichts unternähmen.

4. Deckcremes

Wie dem auch sei, die meisten Frauen täten gut daran, eine Creme „Wasser in Öl" zu verwenden, wenn sie das Austrocknen der Haut verhindern oder bekämpfen wollen. Diese Cremes, die mehr Fettstoffe als Wasser enthalten, überziehen die Epidermis mit einer undurchlässigen Schutzschicht, die das von der Hornhaut aufgenommene Wasser am Verdunsten hindert. Der Dermatologe bezeichnet sie als Deckcremes, als weichmachende, schützende oder ausgleichende Cremes. Sie können, wie ich im vorhergehenden Kapitel ausgeführt habe, von Leuten mit fetter Haut verwendet werden, bei denen sie keine Reaktionsseborrhöe hervorrufen; sie sind auch, wie ich eben bewiesen habe, als Vorbeugungsmittel für Menschen mit normaler Haut geeignet und ebenso als Heilmittel für ausgetrocknete Haut. Sie sind in der Kosmetik tatsächlich das „Mädchen für alles". Leider gibt es nur wenige solcher Cremes auf dem Kosmetikmarkt — soweit man das überhaupt beurteilen kann.

Die Kosmetikfirmen bevorzugen die sogenannten Feuchtigkeitscremes vielleicht aus geschäftlichen Erwägungen: Fettstoffe sind selbstverständlich teurer als reines Wasser, und je weniger Fettstoffe eine Creme enthält, desto niedriger sind ihre Herstellungskosten und desto höher die Gewinnspanne. Diese Bemerkung stammt von der Vertreterin eines Komitees zum Schutz der Verbraucher; sie hatte sie während einer Fernsehsendung gemacht.

Die Bevorzugung von Feuchtigkeitscremes entspringt vielleicht auch Erwägungen des Marketings: Sie sind angenehmer in der Anwendung als Deckcremes. Es ist also viel leichter, sie an den Mann — oder die Frau — zu bringen.

Ich glaube aber keinesfalls, daß sie den Wünschen der Verbraucherinnen entgegenkommen. Die Frauen haben überhaupt keine präzise Vorstellung; sie wollen eine möglichst schöne Haut haben, erlangen oder behalten; und die Erfahrung beweist, daß sie bereit sind, dafür alles zu tun, sogar die größten Dummheiten. Frauen, die sonst Urteilsfähigkeit und kritisches Denken beweisen, verlieren den Verstand, wenn es um Schönheitspflege geht. Ich erinnere mich da vor allem an eine Frau, die diese merkwürdige Schwäche besonders deutlich illustrierte: ungefähr fünfzig, Leiterin eines Unternehmens. Nach zehn Minuten war ich mir ihrer überdurchschnittlichen Intelligenz und Selbstsicherheit bewußt. Als ich mich über ihre Gutgläubigkeit in kosmetischen Dingen wunderte, antwortete sie mir: „Es ist mir völlig klar, daß ich mich idiotisch benehme, aber wenn ich die Anzeigen lese, die mir wahre Wunder versprechen, kann ich nicht widerstehen und kaufe, nur um früher oder später festzustellen, daß das Produkt nichts nützt, daß meine Haut genauso aussieht wie vorher, und daß ich mich wieder einmal habe hereinlegen lassen."

Tatsache ist, daß die Frauen jedes beliebige Produkt willig verwenden, sobald sie glauben, daß es ihnen hilft, und ich habe noch keine kennengelernt, die sich geweigert hätte, eine Feuchtigkeitscreme durch eine Deckcreme zu ersetzen.

Noch dazu kann man sehr bald Vergleiche zwischen den Ergebnissen anstellen, die man mit diesen beiden Arten von Cremes erzielt — selbst wenn es sich um eine der neuartigen Feuchtigkeitscremes handelt, die mit den verschiedensten und unwirksamsten Frucht- oder Pflanzensäften versetzt und sich dank ihrer angeblichen großartigen Eigenschaften derzeit auf allen Toilettetischen finden.

Im Grunde genommen wäre es unwichtig, ob die Schönheitsmittel der Frauen botanische Bezeichnungen tragen, vorausgesetzt, daß wenigstens die Grundlage dieser Präparate, die „Suppe", wie die Professionisten in der kosmetischen Industrie sagen, in ihrer Zusammensetzung den Bedürfnissen der Haut entspricht.

Solange die tierischen oder pflanzlichen Zusätze einer Creme unschädlich sind, ist es dem Dermatologen gleichgültig, ob das Präparat auch wirklich die Eigenschaft aufweist, die ihr von der Reklame angedichtet werden; damit hätte sich der Gesetzgeber zu beschäftigen.

Aber der Dermatologe ist daran interessiert, daß die „Suppe" genau den an sie gestellten Anforderungen entspricht. Und es wäre zu wünschen, daß die Kosmetika-Fabrikanten, die Meister im Erzeugen von Emulsionen „Öl in Wasser" sind, die gleiche Geschicklichkeit und das gleiche Talent bei der Herstellung von Emulsionen „Wasser in Öl" beweisen; denn diese sind in den meisten Fällen vorzuziehen.

Zweites Stadium: Die Haut ist ausgetrocknet, der Teint unrein, und die Festigkeit des Hautgewebes läßt nach

In diesem Stadium genügen die normalen kosmetischen Mitteln nicht mehr, um eine Besserung zu erreichen, man muß dermatologische Behandlungen durchführen. Die wichtigsten davon sind die Anwendung von Hormoncremes und das Peeling.

1. Hormoncremes

Sie gehören zu den Kosmetika, von denen ich im Zusammenhang mit dem ersten Stadium gesprochen habe, und zwar weil es sich wieder um Emulsionen „Wasser in Öl" handelt. Aber sie werden außerdem noch mit der entsprechenden Menge von Hormonen versetzt, wodurch ihre Wirkung verstärkt wird.

Wir verdanken einem bedeutenden amerikanischen Endokrinologen (für die, die es nicht wissen: die Endokrinologie befaßt sich mit den Hormonen) den Beweis, daß das Auftragen von männlichem oder weiblichem Hormon auf die Haut zu einer Stimulierung des elastischen und des Bindegewebes der Dermis führt.

Sie werden vielleicht erstaunt sein, wenn ich jetzt schreibe, daß dem Organismus fremde Substanzen durch die Haut hindurch zugeführt werden, während ich bis jetzt immer wieder von dem Hautwall gesprochen habe, der das Körperinnere von der Außenwelt abschirmt. Aber ich widerspreche mir nicht, denn Substanzen, die in den Fettstoffen der Hautoberfläche löslich sind, können diesen Wall durchdringen und durch die Haut in den Organismus gelangen, vorausgesetzt, daß ihre Partikelchen klein genug sind, um durch die mikroskopisch kleinen Zwischenräume zwischen den Zellen zu schlüpfen. Sind diese Partikelchen zu groß, bleiben sie gewissermaßen vor der Tür stehen: Das trifft auf Embryonal- und Plazentaextrakte zu, die in etlichen Kosmetika (wie stolz angepriesen wird) enthalten sind. Diese Extrakte, die unbestreitbar stimulierend auf die Zellen wirken, wenn sie intramuskulär injiziert werden, haben überhaupt keinen Effekt, wenn sie auf die Haut aufgetragen werden.

Vor ungefähr zwanzig Jahren habe ich durch diese Feststellung eine gute Freundin sehr gekränkt, die „revitalisierende" Ampullen herstellte; der darin enthaltene Extrakt aus Hühnerembryos hatte ihrer Meinung nach eine verjüngende Wirkung. Sie handelte übrigens im guten Glauben. Sie war davon ehrlich überzeugt, und bekanntlich sieht man das, woran man glaubt, zu guter Letzt wirklich. Jeder, der einmal in Indien war, hat den Trick mit dem Seil gesehen, das die Fakire in die Luft werfen, und das senkrecht stehenbleibt wie ein Stock; aber dieses Seil war nie auf einem Film zu sehen, weil man die Linse nicht hypnotisieren kann.

Die Erzeugerin des Wunder-Embryonalextrakts behauptete steif und fest, daß ihr Produkt äußerst wirkungsvoll sei. Ich war gegenteiliger Meinung. Um die Diskussion zu beenden, schlug ich ihr vor, ihr Produkt wissenschaftlich untersuchen zu lassen. Ich fand sechs Freiwillige, die sich für diesen Test zur Verfügung stellten. Sie waren zwischen fünfundfünfzig und sechzig und wiesen eine leichte Atrophie der Haut auf. Vor Beginn der Behandlung entfernte ich jedem von ihnen ein kleines Hautteilchen als Beweisstück; nach Beendigung des Versuchs nahm ich jeweils sowohl aus der Mitte der behandelten Fläche als auch von einer unbehandelten, weit entfernten Körperstelle Hautteilchen, damit eine unwillkürliche Veränderung der Haut während des Experiments ausgeschlossen werden konnte. Nachdem die Versuchspersonen zwei Monate lang täglich morgens und abends auf bestimmte Hautstellen eine dreimal so große Menge des Produkts aufgetragen hatten als vorgeschrieben, ergab die mikroskopische Untersuchung der Hautproben keinerlei Unterschied zwischen den behandelten und den unbehandelten Stückchen. Das Mikroskop ist wie der Fotoapparat: es läßt sich nichts suggerieren.

Die Sexualhormone jedoch durchdringen die Haut leicht. So leicht, daß sie — in entsprechender Menge aufgetragen — auf diesem Weg genauso intensiv wirken wie durch Injektionen. Man muß aber darauf achten, daß die in der Creme enthaltene Hormonmenge nicht zu groß ist: in der Dermis existieren eigene Auffangorgane, die eine bestimmte Menge binden können. Solange diese Menge nicht überschritten wird, bleiben die Hormone in der Haut, und es gibt keine unerwünschten Nebenwirkungen, auch nicht bei längerer Behandlung. Das ist wichtig, denn diese Cremes müssen jahrelang regelmäßig morgens und abends aufgetragen werden, und zwar nicht nur auf das Gesicht, sondern auch auf den Hals, der sich aus den gleichen Gründen wie das Gesicht im Alter verändert.

Die Hautschäden des zweiten Stadiums sind nicht wie

Kopfschmerzen, die nach einem Aspirin vergehen. Sie entwickeln sich langsam, aber sicher infolge der Strapazen, denen die Haut Tag für Tag, Jahr für Jahr ausgesetzt ist. Wenn man die Behandlung unterbricht, werden sie wieder stärker. Man muß sie also ständig behandeln und darf diese Behandlung nie unterbrechen. Dann kann man sichtbare Resultate erwarten: Frauen, die sich regelmäßig pflegen, „fühlen sich in ihrer Haut wohl", denn diese wird wieder geschmeidig und fest, was deutlich zu sehen ist; dieses Bewußtsein wiederum schafft seelisches Wohlbefinden, und die guten Freundinnen fragen — mit gebührendem Neid — was sie denn täten, um so gut auszusehen.

Heute müssen solche Präparate vom Arzt verschrieben und vom Apotheker hergestellt werden, denn man kann sie nicht rezeptfrei kaufen. Wenn eine Creme Hormone enthält, ist sie nach dem Wortlaut des Gesetzes ein Medikament, und ein Medikament darf nur unter Einhaltung strenger Vorschriften auf den Markt gebracht und in den Apotheken verkauft werden. Seit der berüchtigten Thalidomid-Affäre* ist die Kontrolle durch die Behörden noch strenger geworden. Bewilligungen werden erst erteilt, nachdem eine Kommission die Gutachten geprüft hat, aus denen die Zusammensetzung des Produkts, seine genauen Eigenschaften, sein Nutzen, seine Ungiftigkeit, seine genauen Indikationen und die Gebrauchsanweisung ersichtlich werden. Sobald das Präparat zugelassen ist, kann es nur in Apotheken verkauft werden und wird periodisch weiter überprüft.

Diese Bestimmungen, die die Sicherheit des Verbrauchers gewährleisten, gelten weder für Kosmetik- noch für Hygiene-Artikel, für die es bis jetzt weder Einschränkungen noch Behinderungen gibt, ausgenommen eine Liste von Substanzen, die sie nicht enthalten dürfen; darunter scheinen auch weibliche Hormone auf. Im übrigen können die Er-

---

* Dieses Medikament hat eine Anzahl von Mißgeburten verursacht, denn bei seiner Überprüfung — bevor es zum Verkauf in die Apotheken gelangte — hatte man diese fürchterliche Eigenschaft übersehen.

zeuger für ihre Produkte alles verwenden, was ihnen einfällt, ohne irgendeiner Behörde eine Erklärung oder Rechenschaft schuldig zu sein.

Ich fordere seit langem Verordnungen, mit deren Hilfe man jederzeit überprüfen kann, ob diese Präparate wirklich die Eigenschaften und die chemische Zusammensetzung aufweisen, die man ihnen andichtet.

Sobald der Beweis für die Wirkungsweise dieser Erzeugnisse erbracht werden müßte, würden zahlreiche Kosmetika von der Bildfläche verschwinden; dafür würden jene, die diese Hürde nehmen, um so besser dastehen.

Und durch eine Überwachung würden Unglücksfälle, wie sie kürzlich durch einen Talkpuder verursacht wurden, vermieden. Die Substanz, die für den Tod mehrerer Säuglinge verantwortlich war, das Hexachlorophen, ist ein ausgezeichnetes Antiseptikum und in der allgemein bekannten Dosierung absolut ungefährlich. Es war also ohne weiteres vermeidbar, daß ein ganzer Posten dieses Puders infolge des Irrtums eines Erzeugers die zwanzigfache Menge Hexachlorophen enthielt, dadurch giftig wurde und an die Detailhändler gelangte, ohne daß irgend jemandem etwas auffiel.

Solche Unfälle sind in der pharmazeutischen Industrie unmöglich, da dort jeder Posten numeriert und sorgfältig überprüft wird, bevor er die Fabrik verläßt. Dadurch ist ein Kranker, der ein Medikament auf Grund der Verschreibung seines Arztes einnimmt, vor bösen Überraschungen infolge falscher Dosierung sicher.

Es ist verständlich, daß wegen der allgemeinen Aufregung, die diese traurigen Vorfälle verursachten, die Öffentlichkeit nichts mehr von Hexachlorophen hören wollte, und alle Laboratorien es unter dem Druck der öffentlichen Meinung aus ihrer Produktion verbannten. Ich bedaure diese Maßnahme: man stellt je auch die Eisenbahnen nicht ein, weil es von Zeit zu Zeit zu einem Zugsunglück kommt.

Es war nicht richtig, dem Hexachlorophen die Schuld zu

geben. Und ich gehe noch weiter: es war nicht einmal ein Fabrikationsfehler schuld; ein Versagen von Menschen oder Maschinen, hinter denen ja wieder nur Menschen stehen, ist immer möglich.

Man hätte vor allem auf die fehlende Kontrolle hinweisen und dafür sorgen müssen, daß die Behörden eine Kontrolle für Körperpflegemittel einführen, wie sie bereits in den Vereinigten Staaten existiert. Die öffentliche Meinung wäre beruhigt worden, wenn man ihr mit genau dem gleichen Aufwand, mit dem man sie vorher alarmiert hatte, mitgeteilt hätte, daß strenge Maßnahmen ergriffen worden seien, und daß die Hersteller in Zukunft strafrechtlich verfolgt würden, um solche Zwischenfälle auszuschließen.

Aber kosmetischen Produkten und anderen Mitteln zur Körperpflege gegenüber sind die Behörden äußerst tolerant, und niemand kommt auf die Idee, daß diese Toleranz mit dem Umfang der Werbebudgets für derartige Produkte zusammenhängt. Das vermindert natürlich den Wert einer Information, die ohnehin nicht sehr um wissenschaftliche Genauigkeit bemüht und auch nicht übermäßig klar formuliert ist.

Entschuldigen Sie bitte diese Abschweifung; ich habe nur gedacht, daß es vielleicht ganz natürlich ist, wenn man einigen Tatsachen den ihnen tatsächlich zustehenden Platz zuweist und einige Wahrheiten wieder in Erinnerung ruft.

2. *Das Peeling*

Ich kann auch nicht behaupten, daß die Informationen, die Kosmetikerinnen ihren Kundinnen über das Peeling liefern, sich durch Genauigkeit und Klarheit auszeichnen.

Hier einige Beispiele für das, was ich zu hören bekomme: „Das Peeling entfernt eine Haut", „Das Peeling ist gefährlich", „Das Peeling ist schmerzhaft", „Das Peeling schadet der Haut". Als Beweis wird meist jemand angeführt, den man nicht persönlich kennt, von dem man aber gehört hat, daß seine Haut durch das Peeling ruiniert wurde. „Das

Peeling ist zwecklos", „Das Peeling macht die Haut spröde". Alles ungenaue Behauptungen, die nur beweisen, daß diejenigen, die sie aufstellen, keine Ahnung haben, wovon sie sprechen.

Peeling ist weder gefährlich, noch schädlich, noch schmerzhaft, noch unnütz, noch macht es die Haut spröde. Aber es ist auch kein Allheilmittel, keine Wunderkur, die alle Hautschäden beseitigt, und auch kein Jungbrunnen, der gealterte Haut „verjüngen" kann. Wie allen Behandlungsmethoden sind auch ihm Grenzen gesetzt.

Aber wenn die Indikationen stimmen, wenn es nach bestem Wissen und Gewissen von einem versierten, geschickten Praktiker durchgeführt wird, kann man behaupten, daß es die dermatologische Behandlungsmethode ist, die den meisten Erfolg verspricht. Das Ergebnis kann, je nach dem einzelnen Fall, gut, sehr gut oder ausgezeichnet sein. Es wird nie mittelmäßig oder schlecht sein.

Aber — und das möchte ich betonen — man darf vom Peeling nicht mehr erwarten als es bieten kann, und damit man einen Anhaltspunkt hat, was man erwarten kann, muß man wissen, was es überhaupt ist und was es bewirkt.

3. Was ist das Peeling?

Auch mit diesem Ausdruck wird viel Unfug getrieben. *Peeling* ist ein englisches Wort und bedeutet „sich schälen". Das Peeling ist tatsächlich ein Verfahren, bei dem sich die Haut schält.

Es gibt jedoch mehrere Möglichkeiten, die Haut dazuzubringen, daß sie sich schält. Man kann sie mit einem mit flüssigem Stickstoff getränkten Wattebausch oder mit Kohlensäureschnee abreiben. Flüssiger Stickstoff und erstarrte Kohlensäure entwickeln intensive Kälte. Sie bewirken eine Verbrennung, zu der sich eine Entzündung gesellt; Gewebeflüssigkeit sickert aus, und dann bilden sich Krusten. Diese Mittel zerstören die Zellen der Epidermis mehr oder weniger gründlich; durch die Kälte gerinnen diese — je nach der Intensität der Anwendung — genauso, wie Eiweiß durch Wärme gerinnt.

Die Haut schält sich auch, wenn man verschiedene Säuren aufträgt: Salizylsäure, Trichloressigsäure. Auch in diesem Fall werden die Hornzellen und, wenn es sich um konzentrierte Säure handelt, sogar die darunterliegenden Zellen zerstört. Ebenso rufen ultraviolette Strahlen eine Schälung der Haut hervor. Wir wissen ja alle, daß man sich nach einem Sonnenbrand schält, und die gleiche Wirkung kann man mit Höhensonne erzielen.

4. Die „Resorzin-Schälkur" nach Unna

Aber keines dieser Verfahren stellt ein Peeling in dem Sinn dar, wie es sein Entdecker, der deutsche Dermatologe Unna, im Jahr 1882 entwickelt hat. Ich nenne dieses Datum absichtlich, denn es soll jenen zu denken geben, die der Meinung sind, daß alle brauchbaren Verfahren erst während der letzten zwanzig Jahre erfunden worden sind.

Noch achtzig Jahre später muß man dem, was Unna über sein Peelingverfahren, über dessen Anwendungsbereich und Wirkung schrieb, nicht ein Wort hinzufügen, noch eines davon streichen. Er hat die Behandlungsweise „Schälen" genannt; das Eindringen englischer Wörter in unsere Sprache hat diese Bezeichnung in Vergessenheit geraten lassen, obwohl wir sie beibehalten sollten, denn sie ermöglicht die Unterscheidung zwischen dem „Schälen" der Haut und anderen Vorgängen, mit dem es nichts zu tun hat.

Der Ausdruck bedeutet nichts anderes, als daß man eine „Schale" der Haut abhebt, und zwar das dünne Häutchen der Hornschicht. *Die Besonderheit der Schälkur besteht darin, daß dabei keine Zellen zerstört werden.* In der Hornschicht, die sich von der Haut löst, sind alle Hornzellen intakt. Nur wenige Substanzen besitzen die Fähigkeit, die Hornschicht abzulösen, ohne sie zu zerstören, und dazu gehört eines der Derivate der Benzoldisulfonsäure, das Resorzin. Deshalb heißt die Methode Unnas „Resorzin-Schälkur". Sie erfolgt durch eine von ihrem Erfinder zusammengestellte Paste (eine Paste ist eine Mischung aus Fettstoffen und Puder), deren Formel so ausgeklügelt ist, daß das Präparat weder an der Haut festklebt — wie Vaseline —, noch in sie eindringt — wie dies bei Lanolin der Fall wäre (Lanolin ist das Fett der Schafwolle). Sie enthält 50 Gramm Resorzin auf 50 Gramm einer Mischung, der ein dem Schweinefett verwandter Fettstoff zugrunde liegt.

Es ist nicht ratsam, die Zusammensetzung zu ändern. Ich hatte einmal eine Aknepatientin, die sich nur mit Schrecken an ein Peeling erinnerte, weil die Reaktion darauf so überaus heftig gewesen war. Sie hatte drei Tage lang das Gefühl einer Verbrennung gehabt, dann hatten sich dicke Krusten gebildet, und das Ganze hatte vierzehn Tage gedauert! Unnas Paste ruft jedoch solche Reaktionen nie hervor. Ich konnte im nachhinein feststellen, daß in dem Peeling-Rezept der Dame das Resorzin mit einer Emulsion vermischt worden war, die in die Haut eindringt, was sowohl dem gesunden Menschenverstand, als auch dem Prinzip des Verfahrens grundsätzlich widerspricht.

5. Die Technik des Schälens

Sie ist ganz einfach:

Man trägt die Paste mit einer Spachtel auf die zu behandelnde Fläche auf und läßt sie so lange einwirken, als es der Zustand der Haut und die zu behandelnden Schäden erfordern. Die Einwirkungsdauer wird nach den Erfahrungswerten des Arztes bestimmt. Im Gesicht zum Beispiel liegt sie zwischen fünfzehn und fünfundzwanzig Minuten; der Rücken verträgt ohne Gefährdung dreißig bis fünfunddreißig Minuten.

Es handelt sich um eine ambulante Behandlung, das heißt, daß kein Spitalsaufenthalt notwendig ist. Sie erfordert nur einen zweimaligen Besuch des Kranken beim Arzt. Ich halte es nämlich für notwendig, die Paste nach einem Intervall von vierundzwanzig Stunden ein zweites Mal aufzutragen.

Nicht alle Hautzonen reagieren gleichmäßig auf eine gleich lange Einwirkungszeit: die Partie um den Mund ist zum Beispiel empfindlicher als das übrige Gesicht, vor allem die Stirne; Nacken und Lenden sind sensibler als die Schulterblätter. Deshalb ist es vorteilhaft, wenn man am zweiten Tag „nachputzt", indem man die Wirkung der Paste durch nochmaliges Auftragen an den Stellen, die weniger reagiert haben, verstärkt.

Sobald die Einwirkungszeit vorbei ist, kratzt man die Paste ab, ohne sie zu wegzuwaschen. In diesem Augenblick verspürt der Patient ein intensives Wärmegefühl, ähnlich einem Sonnenbrand. Es wurde bis jetzt allgemein als durchaus erträglich bezeichnet und dauert nie länger als zwei bis drei Stunden. Im übrigen genügt eine schmerzstillende Tablette, und man spürt überhaupt nichts mehr davon.

6. Unmittelbare Folgen

Wenn der Patient, der sich während der Behandlung in liegender Stellung befunden hat, wieder aufsteht, hat er manchmal ein Schwindelgefühl, ungefähr wie nach einem etwas zu ausgiebigen Aperitif. Es entsteht aufgrund des intensiven Blutandrangs an der behandelten Hautfläche, ist absolut harmlos und vergeht nach ein bis zwei Minuten. Es genügt, wenn man während dieser kurzen Zeit sitzen bleibt.

Sofort nach der Anwendung der Resorzinpaste wird die Haut rot, oder eher violett, wirkt, als sei sie mit Reif überzogen und ein wenig verschwollen. Sie sieht aber keineswegs so aus, daß Hunde bei diesem Anblick zu bellen beginnen oder kleine Kinder schreiend unter die Röcke ihrer Mütter flüchten würden. Man kann mit der Straßenbahn oder dem Bus nach Hause fahren, ohne Aufsehen zu erregen. Und während der ersten zwei Tage erhält die angeborene Neugier der Mitmenschen („Oh, was haben Sie denn! Was ist denn mit Ihnen los? Was hat man Ihnen getan?") kaum Nahrung. Natürlich sieht man, daß etwas geschehen ist, aber es ist durchaus nicht auffallend. Ab dem dritten Tag wird das anders, denn die Haut färbt sich bräunlich, dann wird diese Färbung intensiver und erreicht am vierten Tag den Höhepunkt. Ihr Gesicht sieht aus wie das eines Skifahrers, der einen der berüchtigten Hochgebirgs-Sonnenbrände erwischt hat. Aber nur das Aussehen ist gleich; das Ergebnis ist grundverschieden. Der Sonnenbrand zerstört die Haut, das Schälen stellt sie wieder her.

Das Abschuppen beginnt am Ende des vierten Tages am beweglichsten Teil des Gesichts (nämlich rings um den Mund) in großen, trockenen Lappen, unter denen die Epidermis zum Vorschein kommt, rosig wie die eines Neugeborenen.

Dieser Vorgang währt drei Tage; die Nase und der Rand des Gesichts schälen sich zuletzt. Während dieser letzten drei Tage sieht der Patient, dessen Gesicht teils braun, teils bonbonrosa ist, etwas merkwürdig aus. Ich glaube nicht, daß man in diesen drei Tagen als Verführer oder bei gesellschaftlichen Ereignissen erfolgreich auftreten kann. Und dennoch habe ich vor etwa zwanzig Jahren dreimal hintereinander Schälkuren an einem jungen Mädchen durchgeführt, das eine wichtige Stellung bei der UNO bekleidete; ihr Beruf erforderte ihre Anwesenheit bei zahlreichen Anlässen, Festlichkeiten und Banketts, an denen sie unbeirrt teilnahm, als wäre das ganz selbstverständlich.

Wenn es auch verboten ist, während einer Schälkur tagsüber auszugehen — ich werde später die Gründe dafür nennen, sie haben nichts mit ästhetischen Erwägungen zu tun — kann man es dennoch abends tun.

Und meine „Schälende" erschien ruhig bei allen offiziellen Anlässen, die ihr Amt ihr auferlegte; ihr Aussehen war ihr absolut gleichgültig, und tatsächlich fand niemand etwas daran auszusetzen. Ich bin sogar sicher, daß es niemand besonders beachtet hat. Denn wenn wir unter einer Mißbildung leiden, dann ist es unsere Einstellung dazu, die die Aufmerksamkeit der anderen darauf lenkt. Wenn man es schafft, sie zu vergessen und sich zu benehmen, als existiere sie nicht, wird niemand daran Anstoß nehmen, immer vorausgesetzt, daß es sich um nichts Ekelerregendes handelt.

Eine Schälkur geht also ohne Schwierigkeiten, ohne Umstände, ohne Schmerzen vor sich, wenn man von dem — übrigens durchaus erträglichen — Wärmegefühl absieht, das auf die Anwendung der Paste folgt und beim zweiten Mal wesentlich schwächer ist als beim ersten.

Es gibt keine unangenehmen Überraschungen: Der Ablauf bleibt immer gleich. Ich habe zarte Haut gesehen, die sich nach fünf Tagen vollkommen geschält hatte — aber das ist selten. Andere wieder brauchten acht Tage — aber auch das ist selten. Im allgemeinen ist am siebenten Tag alles vorbei, und man kann mit zartem Teint und reiner Haut in der Öffentlichkeit erscheinen.

Bei Menschen, die auf den Wangen — vor allem in der Nähe der Ohren — leichten Flaum haben, und bei Männern (wegen des Bartes) kommt es manchmal vor, daß die feinen Schuppen an den Haaren hängen bleiben. Diese Schuppen haben sich zwar abgelöst, fallen aber nicht ab. Man muß sie vorsichtig entfernen. Man darf ein Peeling nie vorzeitig abzupfen. Jeder derartige Versuch widerspricht dem Zweck des Verfahrens und verursacht scheußliche rote Flecken, die erst nach Monaten verschwinden.

7. *Vorsichtsmaßnahmen, die man ergreifen muß*

Es gibt Masochisten, die morgens und abends in ihrem Badezimmer wollüstige und unvergeßliche Augenblicke erleben, in denen sie, anmutige Grimassen schneidend, vor ihrem Vergrößerungsspiegel imaginäre Mitesser suchen; entschlossen fahren sie mit der Zunge in der Backe herum und schieben sie dann zwischen Unterlippe und Zähne — um die „Poren" besser zu sehen, und sie besser abkratzen, drücken, quetschen, massieren, aushöhlen zu können. Sie muß ich pflichtschuldig darauf aufmerksam machen, daß diese Handlungsweise zu Katastrophen führt, wenn einmal ein Peeling vorgenommen wird.

Außer diesem Risiko, das eigentlich keines ist, denn es hängt nicht mit der Behandlung, sondern mit dem Behandelten zusammen — und ich habe in meiner ganzen Praxis einen einzigen Patienten erlebt, der sich darüber hinweggesetzt hatte, weil er sich für klüger als alle anderen hielt —, birgt die Resorzin-Schälkur nur zwei Gefahren.

Diese hängen damit zusammen, daß das Resorzin eine allergieerregende Substanz ist, die entweder Kontaktallergien oder eine Photosensibilisierung hervorrufen kann.

8. Das Resorzin-Ekzem

Zum Glück ist das Resorzin ein schwaches Allergen. Aber —schwach oder nicht —, *wenn* es eine Allergie hervorruft, dann handelt es sich um ein ausgeprägtes Ekzem mit allen charakteristischen Unannehmlichkeiten: Ungefähr acht Tage lang ist das Gesicht des Patienten verschwollen, rot, näßt und juckt. Und zu allem Überfluß wirkt das Peeling nicht; man kann sich also nicht einmal mit dem gewünschten Erfolg über diese Komplikation hinwegtrösten.

Ich halte es daher für einen Kunstfehler, wenn man vor dem Peeling keinen Test macht. Dieser ist sehr einfach: Man legt hinter dem Ohr für zehn Minuten ein bißchen Unna-Paste auf, als würde man ein Peeling machen. Wenn in den darauffolgenden vier Tagen keine Reaktion eintritt, ist der Test negativ und man kann die Behandlung ruhig durchführen. Fällt er positiv aus, treten eine Entzündung und Juckreiz auf, die im kleinen zeigen, was auf der gesamten behandelten Fläche geschehen wäre, wenn man nicht diese Vorsichtsmaßnahme ergriffen hätte. Der Schaden ist minimal, denn er beschränkt sich auf die Testfläche (ein Quadratzentimeter), bleibt hinter der Ohrmuschel versteckt und hält nicht lange an. Aber man muß auf das Peeling verzichten.

Sie können beruhigt sein: Ich habe in den letzten fünfundzwanzig Jahren nur drei positive Tests unter tausenden erlebt. Das Risiko, durch die Resorzin-Paste ein Ekzem zu verursachen, ist statistisch gesehen also minimal. Aber für den Patienten muß man stets hundert Prozent veranschlagen. Und da diese Gefährdung durch den Test absolut vermeidbar ist, rechtfertigt nichts dessen Unterlassung.

9. Die Photosensibilisierung durch Resorzin

Die „Photosensibilisierung" ist nur eine besondere Spielart der allergischen Reaktion, bei der Sonne und chemische Substanz zusammenwirken. Die chemische Substanz allein schadet nicht, auch die Sonne allein nicht. Erst beide zusammen verursachen Schädigungen. Diese können in Ekzemen bestehen. Aber meist handelt es sich um braune Flecken, die vereinzelt, in Reihen, oder in Gruppen auftreten, wie nach einem Sonnenbad, vor dem man Parfum, Kölnischwasser oder Bergamotte-Essenz aufgetragen hat — worüber ich schon gesprochen habe.

Die Benzoldisulfonsäurederivate können zu ähnlichen unangenehmen Pigmentierungen führen. Nach einem Peeling erscheinen sie vor allem am Rand der behandelten Fläche, und da vorzugsweise unterhalb der Augen. Wie alle abnormalen Pigmentierungen sind sie sehr hartnäckig, und es dauert sehr lange, ehe sie verschwinden.

Ich sehe allerdings wenig Zweck in einem Peeling, nach dem man aussieht wie ein Schornsteinfeger mit Rußflecken. Das ist der Hauptgrund, warum der Patient während der auf das Peeling folgenden Woche tagsüber nicht ausgehen darf, auch nicht bei bedecktem Himmel. Und ich gebe zu, daß eine Woche, die man hinter verschlossenen Türen verbringt, ohne krank zu sein, Klaustrophobie hervorruft. Für den Patienten ist das bestimmt äußerst unangenehm, wenn er nicht zufällig einen Beruf hat, bei dem er auch zu Hause arbeiten kann. Frauen benutzen meist die Gelegenheit, um die Wohnung gründlich zu putzen, aber sobald sie damit fertig sind, wandern sie ziellos umher und erklären hinterher: „Es ist schrecklich gewesen, Sie können sich das nicht vorstellen..."

Keine Übertreibungen, bitte: Ich bin grausam genug, weder Ihrer Meinung zu sein noch Mitleid zu empfinden. Wenn einem nichts anderes einfällt, kann man gute Bücher lesen, von denen es genug gibt, oder etwas Feines kochen.

Das Risiko der Photosensibilisierung beschränkt sich jedoch nicht auf die Zeit der Schälkur selbst; es hält noch gut zwei Monate an. Das erfordert zwei zusätzliche Vorsichtsmaßnahmen: Das regelmäßige Auftragen einer Sonnenschutzcreme während dieser ganzen Zeit; gleichgültig, wie das Wetter und wie massiv die Dunstglocke ist, die die Atmosphäre über den Großstädten verschmutzt und die ultravioletten Strahlen herausfiltert, muß die Haut ständig geschützt werden, selbst während der Fahrt von zu Hause ins Büro oder ins Geschäft. Die zweite Maßnahme besteht in dem *Verbot, sich in sonnigen Gegenden aufzuhalten.* Deshalb sollte man im Sommer kein Peeling durchführen, und sich im Winter vor Wochenendaufenthalten im Gebirge hüten. Ich kenne keinen einzigen Fall, in dem bei Nichteinhaltung dieser Vorschriften nicht prompt die Strafe folgte. Man bezahlt dafür auf jeden Fall mit einer langen Behandlung zur Entfernung der Pigmentflecken, ganz davon zu schweigen, daß man dann sehr lange Zeit die Sonne *absolut* meiden muß.

Die Inkosequenz einiger Frauen in dieser Hinsicht ist unwahrscheinlich. Ich höre schon die Frauenrechtlerinnen: Warum die Frauen und nicht die Männer!... Weil die Männer in dieser Beziehung wesentlich weniger eigenwillig sind — vielleicht, weil sie ängstlicher sind. Sie befolgen die Vorschriften entweder buchstabengetreu oder gar nicht. Die Frauen legen die Verordnungen nach Gutdünken aus, oder vergessen sie ganz, oder teilweise, oder sie erinnern sich daran, aber zu spät!

Letztes Jahr entließ ich eine Patientin, der ich alle Vorsichtsmaßnahmen eingehämmert hatte, nach einem Peeling, von dem sie begeistert gewesen war. Es schien keine Schwierigkeiten zu geben, denn es war März, und sie wollte erst

im August auf Urlaub gehen. „Sie können beruhigt sein, Herr Doktor, es besteht überhaupt keine Gefahr. Ich fahre erst in fünf Monaten in den Süden." Ende Mai ruft sie mich verzweifelt an; sie müsse mich unbedingt sofort sprechen. Meine Sekretärin vereinbart einen Termin mit ihr; und ich sehe ein Gesicht voll schmutziggrauer Flecken, die typisch für die Photosensibilisierung sind. Ich herrsche sie an:
„Sie haben sich trotz allem, was ich Ihnen gesagt habe, der Sonne ausgesetzt."
„Nein, Herr Doktor, ich schwöre Ihnen, daß ich aufgepaßt habe."
Jetzt explodiere ich. Ich werde wild, wenn ich sehen muß, wie eine geglückte Behandlung ganz unsinnig zunichte gemacht wurde. Und es ist augenscheinlich, daß diese Patientin sich dumm stellt.
„Das stimmt nicht. Sie können diese Pigmentierung nicht bekommen haben, ohne an der Sonne gewesen zu sein. Es lohnt sich wirklich nicht, ein Peeling zu machen, wenn *das* dann das Resultat ist. Das ist barbarisch; es hat nicht in Paris geschehen können, denn hier hat es die ganze Zeit geregnet."
„Ich bin mit einem Freund für zwei Tage nach Cannes gefahren..."
„Dem Wetterbericht zufolge war es in Cannes sehr schön!"
„Wunderbar, aber ich war nie am Strand, wir sind nur herumgebummelt."
„Und Ihnen ist nicht eingefallen, daß die Sonne auf der Croisette genauso brennt wie zwei Meter weiter unten am Strand!"
„Aber wir fuhren ja im Auto!"
„In einem geschlossenen?"
„Nein, es war ein Kabriolett..."
Da haben wir's.
„Haben Sie denn überhaupt nicht nachgedacht?"
„Ich hatte eine Sonnenschutzcreme verwendet, wie Sie gesagt hatten!"

„Ich hatte Ihnen eindringlich empfohlen, Sonnenschutzcreme aufzutragen und mindestens zwei Monate lang unter gar keinen Umständen an die Sonne zu gehen! Die Sonne ist weitaus stärker als jede Sonnenschutzcreme. Außerdem ist die Creme durch den Fahrtwind im Auto binnen einer Stunde verdunstet, eingetrocknet. Sie haben sich der Sonne ohne jeden Schutz ausgesetzt, und die Folgen haben nicht lange auf sich warten lassen!"

„Das stimmt, es ist sehr schnell gegangen, innerhalb von vierundzwanzig Stunden. Ich bin verzweifelt."

Ich höre diesen Ausdruck immer nur im Zusammenhang mit Schönheitsfehlern, also gutartigen Erscheinungen. Schwerkranke verwenden ihn nicht. Ich nehme an, es ist der Versuch, durch ein tragisch klingendes Wort einen Ausgleich dafür zu schaffen, daß die Ursache für diese Verzweiflung so unwichtig, so nebensächlich ist, und damit das Interesse und das Mitgefühl des Arztes zu erregen.

Die Dame sieht wirklich sehr unglücklich aus; ich werde milder.

„Ich werde Ihre Flecken wegbringen, aber Sie werden diesen Sommer nicht an die Sonne können; das ist die Strafe für Ihre Inkonsequenz."

„Vergehen sie nicht durch ein neuerliches Peeling?"

10. Die Besonderheiten einer Schälkur

„Ganz gewiß nicht. Bei Pigmentierungen beseitigt das Peeling nur die roten Flecken, bei denen sich das Melanin an der Oberfläche der Hornschicht befindet. Mit der Hornschicht verschwinden auch sie. Bei einer Photosensibilisierung geht die Pigmentierung zu tief, als daß sie durch eine Schälkur beseitigt werden könnte."

Das gilt auch für Schwangerschaftsflecken; auch hier ist das Peeling wirkungslos, weil die Pigmentierung zu tief geht. Während aber bei Schwangerschaftsflecken eine Schälkur einfach erfolglos bleibt, kann sie bei Pigmentierungen durch Photosensibilisierung das Übel noch verschärfen: Eine neuerliche Anwendung von Resorzin verstärkt möglicherweise die allergische Reaktion oder läßt sie neu aufleben.

Man kann also Pigmentierungen nicht mit Peeling behandeln. Meist ist es wirkungslos, manchmal macht es alles noch schlimmer; und selbst zur Bekämpfung der roten Flecken ist es nicht zweckmäßig, weil diese beim ersten Sonnenstrahl genauso intensiv und genauso zahlreich auftreten wie zuvor.

Das Peeling ist jedoch eine äußerst zweckmäßige, manchmal sehr wirksame Heilmethode bei Akne, Narben, bei gewissen, durch Blutandrang verursachte Rötungen des Gesichts, bei Hautschäden zweiten Grades und bei oberflächlichen Runzeln.

11. Wie das Schälen wirkt

Bei einem Peeling ist das Abschuppen der Haut das am wenigsten interessante und am wenigsten wichtige Phänomen. *Mit anderen Worten: Das Peeling wirkt nicht dadurch, daß sich die Haut schält.*

Seine wichtigsten Auswirkungen, denen vor allem es seinen Wert verdankt, und die aus ihm viel mehr als ein einfaches „Abbeizen" machen, zeigen sich in der Epidermis und der Dermis.

12. Auswirkungen auf die Epidermis

Während des Peelings vermehren sich die Basalzellen der Epidermis intensiv. Dadurch werden junge Zellen produziert, die Zellschichten der Epidermis schnell erneuert und die Anzahl dieser Schichten erhöht. Nach einem Peeling wird also die Epidermis dicker; aber interessanterweise erfolgt diese Verdickung in den Schichten durch lebende Zellen.

13. Verjüngung

Sie erinnern sich sicherlich daran, daß eines der Charakteristika der Altershaut darin besteht, daß die lebenden Zellen weniger und die toten Zellen mehr werden, entweder infolge des Alterns selbst oder infolge der Sonnenbestrahlung. Das Peeling kehrt diesen Vorgang um und schafft einen Zustand, der dem einer jungen Haut sehr nahekommt. Ich verwende das Wort „Verjüngung" ungern, weil es so oft mißbraucht wird; aber diese Wirkung entspricht tatsächlich einer Verjüngung des Hautgewebes.

14. Narben

Durch diese Vermehrung der Epidermis-Zellen beim Peeling verschwinden oft auch Narben, zum Beispiel Narben nach Akne-Pickeln, die vor allem dann entstehen, wenn die Pickel ausgedrückt werden.

In einer Narbe ist die Epidermis immer dünn (ich erinnere daran, daß man das „atrophisch" nennt). Eine Narbe entsteht stets durch die Zerstörung von Zellen in der Basalschicht, der Mutter aller Epidermis-Zellen. Diese Zellen regenerieren sich nicht. Ihr Verschwinden ist also endgültig, und die Wunde muß durch die intakten Basalzellen geschlossen werden, die sich am Rand der zerstörten Zone befinden. Wenn der Kanal einer Talgdrüse durch diese Zone führt, übernehmen die Zellen, die die Wand dieses Kanals bilden, diese Aufgabe, da sie die gleichen Eigenschaften wie die Basalzellen haben. Aber in beiden Fällen handelt es sich um Flickwerk, und die Epidermis, die die Wunde schließt, ist abnorm dünn, was die Vertiefung der Narbe erklärt. Eine Narbe verschwindet nie ganz; ich muß alle enttäuschen, die von einem Peeling erwarten, daß es Narben beseitigt. Nur die oberflächlichen Narben können korrigiert und beinahe unsichtbar gemacht werden. Wenn sie zu groß sind, ist es besser, andere Behandlungsmethoden zu erwägen, von denen später die Rede sein wird.

15. Wirkungen auf die Dermis

Die durch die Resorzin-Paste hervorgerufenen Umwandlungen beschränken sich nicht nur auf die Epidermis. In der Dermis vermehren sich die Zellen des Bindegewebes ebenfalls und erzeugen neue Faserbündel.

Bei einer geschädigten, das heißt dünnen und schlaffen Haut, entspricht diese schnelle Zunahme an Gewebe einer Erneuerung: Die Haut wird kräftiger, kompakter, also fester. Hier handelt es sich um weit mehr als um Flickwerk, es ist eine echte Wiederherstellung, durch die die Haut gefestigt und gestärkt wird.

Außerdem erweitern sich die Blutgefäße der Dermis; in die behandelte Zone strömt mehr Blut. Deshalb wird sie rot, brennt und schwillt manchmal leicht an.

Diese Reaktion des Kreislaufs ist wichtig, denn wie wir wissen, gelangen Sauerstoff und Nährstoff mit dem arteriellen Blut zu den Haut- und allen übrigen Zellen; und mit dem venösen Blut werden Kohlensäure und die Abfälle des „Zell-Stoffwechsels" abtransportiert.

Ich sage nichts Neues, wenn ich feststelle, daß ein arbeitender Mensch mehr kraftspendende Lebensmittel — Zucker, Fett, Eiweiß — und mehr Sauerstoff braucht als ein ruhender Mensch. Ein Mensch ist aber nichts anderes als die Summe der Milliarden Zellen, aus denen er besteht, und das oben Gesagte gilt für jede einzelne dieser Zellen. Zellen, die sich vermehren, verbrauchen sehr viel Energie, und ohne den Blutandrang, der auf das Peeling folgt, könnten sie nicht so produktiv sein.

Diese verschiedenen Phänomene — die Vermehrung der Zellen in der Epidermis und der Dermis, die Belebung des örtlichen Blutkreislaufs — sind keine bloßen gedanklichen Konstruktionen: Sie wurden durch mikroskopische Beobachtungen an Hautteilchen bestätigt, die man freiwilligen Versuchspersonen während des Schälens entnommen hatte. Es wurde auch festgestellt, daß diese Prozesse noch ungefähr drei Wochen nach dem Ende des Peelings anhalten, das heißt, nachdem die Haut aufgehört hat, sich zu schälen. Deshalb kann man erst nach einem Monat die endgültige Wirkung des Peelings feststellen.

Es ist klar, daß diese Belebung des Kreislaufs und der Zellen konstruktiv ist und die Haut keineswegs spröde macht.

Im Gegenteil, sie wird dadurch für längere Zeit straff. Bei zahlreichen Patienten hält die Besserung ein Jahr lang an.

Wenn man diesen komplizierten Vorgang begriffen hat, der uns weit von dem einfachen „Verfahren zum Schälen der Haut" wegführte, das man sich normalerweise vorstellt, versteht man gleichzeitig,

— warum man dank der Belebung des Bindegewebes die oberflächlichen Falten mildern kann; für die Behandlung der tiefen Falten sind, genau wie für die tiefen Narben, andere Verfahren erforderlich;

— warum man auch, dank der Belebung des Blutkreislaufes, den chronischen Blutstau im Gesicht bessern kann. Er entsteht durch eine abnorm langsame Blutzirkulation in den kleinen Blutgefäßen der Dermis und führt zu einer Rotfärbung der Haut;

— warum früher, als es noch kein wirklich wirksames Medikament gegen die Akne gab, das Peeling gewissen Kranken wirklich half. Es erfaßte ja auch tiefer liegende Hautschichten, ätzte etliches weg, öffnete die Poren und ermöglichte dadurch die Entfernung von Zysten und Mitessern.

Damals war das Peeling die einzige Behandlungsmethode für Akne. Jetzt betrachte ich es als Schlußpunkt der Behandlung und wende es nur noch an, um — sobald die Akne klinisch geheilt ist — die durch jahrelange Krankheit geschädigte Haut wieder zu reparieren;

— warum schließlich die Resorzin-Schälkur bei Menschen mit normaler Haut überhaupt kein Ergebnis zeitigt: In einer normalen Haut vermehren sich die Zellen sowieso optimal; das Hautgewebe kann nicht fester, die Schichten der lebenden Zellen nicht dichter, die Hornschicht nicht dünner werden, als sie schon sind. Es hat also keinen Zweck, eine normale Haut anzuregen: Sie schält sich bei einem Peeling nur sehr wenig und sieht nachher genauso aus wie vorher.

Die Schälkur kann wiederholt werden, so oft man will. Das ist nicht weiter erstaunlich, da sie ja jedesmal aufbauend wirkt. Theoretisch kann man sogar gefahrlos mehrere Peelings hintereinander durchführen. Das wird aber in der Praxis kaum angewendet.

Die Erfahrung zeigt, daß man ein zweites Peeling nach vierzehn Tagen vornehmen soll, das heißt, zu einem Zeitpunkt, da die durch das erste Peeling ausgelöste Zellvermehrung noch nicht abgeklungen ist. Damit erzielt man weitaus bessere Resultate, als wenn man zwischen den beiden Schälkuren einen Zeitraum von zwei bis drei Monaten einlegt.

Falls man daher der Meinung ist, daß wegen der schweren Hautschäden zwei Peelings notwendig sind, sollte man sie besser rasch hintereinander durchführen. Besonders wirksam ist die Wiederholung des Peelings nach einem kurzen Intervall, wenn man damit Gesichtröte behandelt.

Abschließend möchte ich wiederholen, daß die Resorzin-Schälkur kein Allheilmittel ist. Jene, die sich davon eine Baby-Haut versprechen, werden immer enttäuscht sein und sollten sich dem Verfahren nicht unterziehen. Man kann schließlich aus altem, wettergegerbtem Leder keine jugendliche Haut mehr machen. Die Haut reagiert nur dann auf die Resorzin-Paste, wenn sie dazu noch fähig ist. Wenn sie schon gänzlich erschlafft ist, nützt das Peeling nichts.

Der Dermatologe muß beurteilen, ob die Behandlung einen Sinn hat. Er muß daher auch manchem Patienten vom Peeling abraten, nicht weil es riskant oder unangenehm wäre, sondern einfach, weil es keinen Zweck hätte.

Drittes Stadium: Die Haut ist ausgetrocknet, schlaff, leblos und sehr runzlig

In diesem Fall wird die Austrocknung der Hornschicht und die Atrophie der Dermis von einer Schädigung des Bindegewebes begleitet. Das Gesicht bekommt — ganz unabhängig vom Allgemeinbefinden — einen müden Ausdruck. Die Augenlider hängen wie leere Säcke herab; unter den Augen bilden sich Tränensäcke, die manchmal noch durch Fettpölsterchen verstärkt werden; es entstehen Hängebacken; die Runzeln sind nicht mehr feine Linien, sondern richtige, tief eingegrabene Falten, vor allem an der Stirne, zwischen den Brauen; am äußeren Augenwinkel verwandeln sich die Lachfältchen in Krähenfüße; zwei steile Linien trennen die Wangen vom Mund, der zwischen zwei schlaffen Fleischwülsten verschwindet.

Auch der Hals erschlafft. Der Hals-Hautmuskel, der an der Halshaut ansetzt und ihr Form und Festigkeit verleiht, verliert seine Straffheit, und allmählich bilden sich Hautlappen wie bei Truthähnen.

In diesem Stadium ist im übrigen nicht nur der Hals-Hautmuskel erschlafft; alle Gesichtsmuskeln verlieren an Festigkeit, und dadurch wird der Verfall der Haut noch mehr betont. Die Gesichtszüge senken sich gewissermaßen, dem Gesetz der Schwerkraft folgend. Wenn man sich vorbeugt, fallen sie nach vorne, beugt man sich nach hinten, rutschen sie nach hinten.

1. *Die Gesichtsspannung (Das Lifting)*

Jetzt hat die Chirurgie das Wort. Die Haut muß wieder gespannt werden. In den drei Stunden, die ein Lifting dauert, zaubert der Chirurg mühelos fünfzehn bis zwanzig Jahre weg. Diese Operation läuft heute wie am Schnürchen ab und ist garantiert erfolgreich. Der Erfolg hängt nur von der Geschicklichkeit und dem Scharfblick des Chirurgen ab, der weder zuviel noch zuwenig spannen darf.

Ein Gesichtslifting korrigiert vor allem die Falten am Hals, am Kinn und an den Wangen. Bei der Operation wird die Haut am Hals und an den Wangen abgelöst und wieder gespannt, indem man sie zu den Ohren hinzieht; die Form des Gesichts bleibt erhalten. Überflüssige Haut wird weggeschnitten, und die Naht in der Falte zwischen Wangen und Ohren und hinter den Ohren, am Haaransatz, angelegt.

Die Operation kann ohne weiteres unter Lokalanästhesie durchgeführt werden; aber sie dauert lange und bei nervösen Patienten ist eine Narkose angezeigt.

Der erste Druckverband wird nach achtundvierzig Stunden entfernt. Der Operierte verläßt das Spital nach zwei bis drei Tagen. Eine Woche lang bleibt eine Schwellung bestehen. Wenn die Blutgefäße sorgfältig abgebunden wurden, gibt es keine Hämatome (die sogenannten „blauen Flecken", die durch Blutergüsse unter der Haut hervorgerufen werden). Die Fäden werden nach und nach zwischen dem fünften und dem zehnten Tag nach der Operation entfernt.

Die Narben — dünne rote Striche — sind noch zwei bis drei Monate nach der Operation sichtbar, können aber bei Frauen leicht durch die Frisur verdeckt werden. Man kann also seinem Beruf nach zehn bis vierzehn Tagen ungehindert nachgehen. Die Narben verblassen allmählich ganz und sind, sofern sie vor den Ohren liegen, bald überhaupt nicht mehr zu sehen. Hinter den Ohren bleiben sie immer sichtbar, wie auch unter den Schläfenhaaren (bis dorthin wird der Einschnitt oft verlängert, um die Krähenfüße zu beseitigen).

Hier ergibt sich bei Männern ein Problem: Bei ihnen ist ein Lifting zwar genauso wirksam wie bei Frauen, aber es ist äußerst schwierig, wenn nicht unmöglich, bei ihnen die Narben unter den Haaren zu verstecken.

Ein Lifting ist zweifellos das beste Mittel, ein Gesicht zu verjüngen. Die Wirkung hält mehrere (durchschnittlich fünf) Jahre an; im ungünstigsten Fall drei, in besonders günstigen Fällen zehn Jahre. Wenn die Haut wieder schlaff wird, kann man wieder operieren; zwei Gesichtsspannungen sind durchaus möglich. Aber es ist nicht empfehlenswert, mehr als drei durchführen zu lassen.

Das Ergebnis und seine Dauerhaftigkeit hängen auch sehr vom Gesundheitszustand der Patientin, von ihren Gewichtsschwankungen, vom Klima, in dem sie lebt (in warmen Ländern hält die Wirkung des Lifting weniger lang an), von ihrer Gesichtsform und von ihrem Hauttyp ab.

Bei Frauen über fünfzig mit ovalem Gesicht und zarter Haut wirkt eine Gesichtsspannung Wunder. Damen mit eckigen Gesichtern und kurzem Hals haben es da schwerer. Dicke Frauen werden wahrscheinlich enttäuscht sein, denn sie erwarten von der Chirurgie eine Verschönerung, die diese ihnen nicht bieten kann, zumindest so lange nicht, als sie ihr Normalgewicht nicht erreichen.

Eine Seborrhöe-Haut spricht auf die Operation ebenfalls nicht gut an, und ausgetrocknete Haut erhält sehr rasch wieder ihren ursprünglichen Zustand. In diesen Fällen sind Hormoncreme und Schälkuren nützlicher. Wenn sie auch nicht ausreichen, um den schlechten Allgemeinzustand zu beseitigen, in dem sich die Haut nun einmal befindet, wenn das elastische Hautgewebe geschädigt ist, wirken sie doch irgendwie auf die Struktur der Dermis und der Epidermis ein. Und wenn sie auch nicht das beste Mittel gegen diese Hautschäden darstellen, sind sie als Ergänzung zur Chirurgie notwendig oder zumindest nützlich, da sie deren Ergebnisse verbessern und auf längere Zeit ausdehnen. Hormoncremes sollen zweimal täglich unbegrenzt lange angewendet werden, wie bei den Hautschäden des zweiten Stadiums. Vor der Operation sollte ein Peeling durchgeführt werden, damit der Chirurg besseres Material zur Verfügung hat, und dann noch einmal nach der Operation, denn es verlängert die Wirkungsdauer des ersten Eingriffs.

Wenn die Haut seitlich zu den Ohren und hinauf zu den Schläfen gespannt wird, wirkt sich dies auf die Hängebacken, auf die Falten zwischen Wangen und Mund, auf die Krähenfüße und auf die Hautlappen am Hals aus. Aber diese Operation beeinflußt nicht die Stirn- und die Lidfalten und auch nicht das Doppelkinn. Die Korrektur dieser Schönheitsfehler erfolgt durch Spezialoperationen.

2. Die Lid-Chirurgie

Die Lid-Chirurgie ist äußerst einfach, weil die Haut an dieser Stelle immer sehr schnell und sehr gut vernarbt. Die Einschnitte werden dort gemacht, wo sie von Natur aus nicht zu sehen sind: bei der Operation des Unterlides genau unterhalb der Wimpern, beim Oberlid in der Falte am Rand des Augapfels. Alle vier Lider können ohne weiteres in einer Sitzung behandelt werden. Ein Verband ist nur vierundzwanzig Stunden lang erforderlich, am dritten oder vierten Tag werden die Fäden entfernt. Nach etwa zehn Tagen kann Schminke aufgetragen werden. Es gibt beinahe keine Schwellung, so daß man, mit dunklen Brillen etwa, eigentlich sofort wieder seiner normalen Tätigkeit nachgehen kann.

Die Ergebnisse sind ausgezeichnet, und die Wirkung hält viel länger an als bei einer Gesichtsspannung. Man kann sagen, daß die Lider nicht wieder erschlaffen. Bei Männern ist der Erfolg genauso gewährleistet; noch dazu verschwinden die Narben bei ihnen im allgemeinen rascher als bei Frauen.

Eine Lidoperation ohne Lifting hat dann einen Sinn, wenn die Lider durch Fettpölsterchen deformiert, aber nicht schlaff sind. Wenn jedoch eine Gesichtsspannung notwendig ist, dann müssen auch die Lider geliftet werden, denn ein gut gespanntes Gesicht mit runzligen, schlaffen Lidern würde ziemlich merkwürdig aussehen.

Gesichtsspannung heißt also unbedingt auch Lidoperation. Aber sie soll nicht gleichzeitig mit dem Lifting durchgeführt werden, denn das würde das Anschwellen der Augenlider nach der Operation verstärken. Die Lider werden also bei einer zweiten Sitzung behandelt. Eine Gesichtsspannung kann jedoch ohne weiteres zugleich mit einer Operation des Doppelkinns oder der Beseitigung der Stirnfalten (Stirn-Ridektomie genannt) erfolgen.

3. Chirurgie der Stirnfalten

Bei dieser Operation wird entweder ein absolut unsichtbarer Schnitt, zwei Fingerbreit hinter dem Haaransatz von

Ohr zu Ohr angelegt, oder ein Schnitt an den Augenbrauen entlanggeführt, und, wenn nötig, gleichzeitig deren Form korrigiert. Die Stirnhaut wird vollkommen abgelöst; dadurch beseitigt man sowohl die waagrechten als auch die senkrechten Falten zwischen den Augenbrauen.

Einige Chirurgen entfernen den Stirnmuskel; dadurch erreichen sie, daß die Falten zur Gänze und für immer verschwinden. Aber das ist nicht immer wünschenswert, denn eine zu glatte und unbewegliche Stirn wirkt ausdruckslos.

Alle diese Operationen sind nur ausnahmsweise *vor* dem vierzigsten Lebensjahr gerechtfertigt. Man muß oft die auf eine solche Operation drängenden Patienten beschwichtigen, und einen Eingriff aufschieben, der noch nicht notwendig ist und nur wenig effektvoll sein würde.

4. Das partielle Lifting

Ich denke in diesem Zusammenhang an die partielle (teilweise) Gesichtsspannung. Ich halte sie für einen Unsinn, nicht nur, weil das Ergebnis dürftig und von kurzer Dauer ist, sondern weil die Verjüngung des Gesichts nur dann harmonisch wirkt, wenn sie alle Bereiche umfaßt: Wird nur ein Gesichtsteil korrigiert, sehen die anderen Partien nur noch älter aus. Es ist besser, wenn man sich Zeit läßt und zwei oder drei Jahre später das komplette Lifting durchführt, das die mit der partiellen Spannung zu Recht unzufriedene Patientin auf jeden Fall später einmal verlangen wird.

Die auf die Schläfen beschränkte Gesichtsspannung, die man „Knopfloch" — oder „Mannequin-Spannung" nennt, ist das beste Beispiel für das partielle Lifting. Das ist die Gesichtsspannung der jungen Mädchen, die sich einbilden, daß sie sie brauchen, weil ihre Haut beim Lächeln im äußeren Augenwinkel leichte Falten bildet. Die meisten dieser jungen Damen erkennen nach der Operation, daß sie kaum etwas oder überhaupt nichts profitiert haben. Was nicht weiter erstaunlich ist.

Frauen, die Angst vor dem vorzeitigen Altern haben, sind ein williges Opfer für jene Chirurgen, denen die Operation wichtiger ist als der Patient. Einer meiner Freunde, ein Chirurg für Gesichtsplastiken, schrieb 1968: „Die chirurgische Ehrlichkeit beginnt und endet mit dem ‚Können'; bei der Schönheitschirurgie gehören noch Geschmack und Mäßigung dazu."

Deshalb dürfte kein verantwortungsbewußter Chirurg eine komplette Gesichtsspannung bei einer Dreißigjährigen vornehmen, selbst wenn sie dies wegen — meist eingebildeter Mängel — unbedingt verlangt. Ich habe eine solche Frau kennengelernt, die mich auf den Rat ihrer Freundin hin achtundvierzig Stunden vor der Operation aufsuchte. Diese Operation war reiner Irrsinn. Ich konnte sie glücklicherweise davon abbringen.

Aber aufgrund der gleichen Überlegung sollte man Frauen, die infolge ihres Aussehens ihre Lebenslust verloren haben, dazu ermutigen. Denn es ist ja nur Angst vor der Operation oder eine — in der Menopause oft auftretende — Gleichgültigkeit, die sie daran hindert, den entscheidenden Schritt zu tun. Und es ist wirklich ein großes Vergnügen, nach der Operation zu sehen, wie sehr die Veränderung der Gesichtszüge auch das ganze Wesen dieser Frauen verändert.

5. *Die Falten der Oberlippe*

Ein Lifting ist bei einer Sechzigjährigen nicht schwieriger durchzuführen als bei einer Vierzigjährigen, denn der Operationsschock ist unwesentlich. Aber ein Mangel, der in diesem Alter sehr häufig ist, kann nicht beseitigt werden: die Falten der Oberlippe, die ein sehr schwieriges Problem darstellen.

Sie sind besonders unangenehm, treten bei jeder Kontraktion des Muskels, der den Mund umgibt (mit diesem Muskel zieht man ein „Schmollmündchen") hervor und sind um so auffälliger, je jünger das Gesicht nach der Spannung aussieht.

Das Lifting berührt diese Falten überhaupt nicht, denn

die Haut wird nur bis zu der Falte zwischen Wangen und Mund gespannt. Man muß sie also auf andere Weise beseitigen.

Ich persönlich bin absolut gegen Injektionen unter die Hautfalte, durch die die Vertiefung ausgeglichen werden soll. Ich habe entzündliche Reaktionen, Faser-Reaktionen mit harten Knoten oder Retraktionen gesehen, und einmal sogar, daß die Haut brandig wurde. Die Dermis hat eine gewisse Unverträglichkeit gegen Fremdkörper entwickelt, und ihre Reaktionen sind nicht vorherzusehen.

Nur zwei Behandlungsmethoden können mit Aussicht auf Erfolg angewendet werden, und sie sind absolut nicht angenehm: Das Abschleifen der Haut und das Peeling mit reinem Phenol.

6. *Das Abschleifen der Haut*

Es wird von den Angelsachsen *skin-planing* genannt (es wurde von einem Amerikaner erfunden), was wörtlich „Glatthobeln der Haut" heißt, und die Methode besteht wirklich darin, die Haut mit Metallbürsten oder schnellrotierenden Schleifsteinen abzuhobeln. Das Gerät besteht aus einem Griff, der durch ein Rohr mit einer Schleifscheibe verbunden ist. Das Ganze erinnert sehr an die Apparaturen der Zahnärzte. Seine Handhabung erfordert eine gewisse Geschicklichkeit. Die Schleifscheibe reißt die ganze Epidermis bis zur Dermis auf. Damit die Haut durch die kreisende Bewegung der Schleifscheibe nicht zerrissen wird, besprüht man sie zuerst mit flüssigem Freon, das beim Verdunsten sehr intensive Kälte erzeugt. Man schleift also eine harte Oberfläche ab. Dank diesem Einfrieren blutet die verwundete Haut auch nicht zu stark.

Durch das Abschleifen werden nicht nur die Falten der Oberlippe beseitigt, sondern auch Narben, die zu tief sind, als daß sie durch die Resorzin-Schälkur zufriedenstellend korrigiert werden könnten.

Manchmal wird das ganze Gesicht einem *skin-planing*

unterzogen. Ein sehr erfahrener Praktiker kann damit zweifellos sehr schöne Resultate erzielen; vor allem, wenn das Gesicht nach einer — geheilten — schweren Akne voller Löcher ist. Ich betone, daß bei einem Akne-Patienten ein *skinplaning* erst dann durchgeführt werden darf, wenn seine Haut völlig geheilt ist. Bei einem Akne-Kranken, der noch Mikrozysten und Pusteln hat, ist dieser Eingriff absolut kontraindiziert (während das Peeling ohne weiteres möglich ist).

Im allgemeinen bin ich von dieser Methode des Abschleifens ein wenig abgekommen, und ich weiß, daß viele Kollegen so denken wie ich. Die postoperative Pflege ist mühsam, und die Operationsfolgen halten lange an. Die Haut braucht gut vierzehn Tage, um zu vernarben, und so lange sind Verbände und ein Schutz durch Antibiotika notwendig. Die Epidermis wird von den Zellen der Talgkanäle aus wieder aufgebaut.

Das Ergebnis ist also eine sehr glatte Narbenhaut, die einige Wochen lang stark gerötet bleibt. Durchschnittlich dauert es drei bis vier Monate, bis die behandelte Fläche wieder weiß wird. Und dieses Weiß entspricht nicht dem der normalen Haut: Wenn man die Zellen der Epidermis bis zur Basalschicht zerstört, zerstört man gleichzeitig die Pigmentzellen. Dies ist unvermeidbar. Das *skin-planing* wird im übrigen auch angewandt, um die Sonnenpigmentierungen (die sogenannten Alterspigmentierungen) zu beseitigen. Ich werde noch darauf zu sprechen kommen.

Eine abgeschliffene Fläche pigmentiert nie wieder und bleibt endgültig weiß, mit einem leichten Stich ins Perlmuttfarbene, wie jede Hautnarbe, gleichgültig welchen Ursprungs. Man muß die Patienten ausdrücklich darauf aufmerksam machen, daß sie nur um diesen Preis die Falten der Oberlippe loswerden.

Und ich glaube, daß man sehr triftige Gründe haben muß, um diese verschiedenen Nachteile auf sich zu nehmen. Das trifft auch auf das Peeling mit reinem Phenol zu.

7. *Das Peeling mit reinem Phenol*

Zunächst muß ich feststellen, daß es sich hier nicht um eine Schälkur wie bei der Unna-Methode handelt, denn hier wird die Epidermis vollkommen zerstört. Außerdem kann man diese Behandlung, wenn man reines Phenol verwendet, wohl zwei- oder dreimal wiederholen, aber immer erst nach einem Zeitraum von zwei bis drei Monaten. Es handelt sich also eindeutig um etwas ganz anderes als die Resorzin-Schälkur, die, wenn es der Patient will, ohne weiteres alle acht Tage wiederholt werden kann.

Das Peeling mit reinem Phenol ist gleichsam ein chemisches Abschleifen anstelle eines mechanischen; die Amerikaner nennen es „chemische Chirurgie" *(chemosurgery)*. Bei großen Flächen ist es unanwendbar und außerdem gefährlich.

Bei der Behandlung der Falten der Oberlippe werden Klebestreifen auf die mit Phenol bestrichenen Hautstellen geklebt, mit denen die zerstörte Epidermis weggerissen wird. Die Dermis wird also, genau wie beim Abschleifen, freigelegt. Manchmal verwendet man anstatt des Phenols, das wegen seiner Giftigkeit für Patienten, die Nierenerkrankungen hinter sich haben, ungeeignet ist, fünfzigprozentige Trichloressigsäure.

Ihre Wirkungsweise entspricht der des Phenols. Ich habe oft von Peeling mit Trichloressigsäure gehört: das ist wieder einmal eine ungenaue Terminologie. Die Trichloressigsäure bewirkt, genau wie das Phenol, ein chemisches Abschleifen, aber kein Schälen.

Die Anwendung ist wirklich schmerzhaft und bringt die gleichen postoperativen Risiken mit sich: Weiße, für immer pigmentlose Haut, manchmal auch bräunliche Flekken, vor allem am Rand der behandelten Fläche.

Ich habe gehört, daß Dermatologen und Schönheitschirurgen in den Vereinigten Staaten keine Hemmungen haben, die Lider auf diese Weise zu behandeln, und daß ihre Patienten damit einverstanden sind. Ich hoffe nur, daß diese Doktoren gut versichert sind, wenn ich bedenke, wie leicht die Amerikaner beim geringsten Anlaß Klagen gegen ihre Ärzte einbringen.

So sehr ich für die Schönheitschirurgie bin, wenn sie von geschickten und erfahrenen Leuten ausgeführt wird, so sehr wehre ich mich gegen diese brutalen Eingriffe, weil sie einen zu hohen Unsicherheitsfaktor mit nicht abschätzbaren Risiken enthalten.

Ich sehe ein, daß jemand bereit ist zu leiden, um schön zu sein, wie es im Sprichwort heißt; aber man sollte es sich vorher genau überlegen, ob man das Risiko auf sich nehmen will, für immer entstellt zu werden.

ZUSAMMENFASSUNG DER BEHANDLUNGSMÖGLICHKEITEN
FÜR ALTERSHAUT IN DEN VERSCHIEDENEN STADIEN

	Creme Wasser in Öl	Creme Wasser in Öl + Hormone	Resorzin-Schälkur	Schönheits-chirurgie	Abschleifen mechanisch	Abschleifen chemisch
1. Stadium: Ausgetrocknete (spröde) Haut	Ja (Tag und Nacht)	Nein	Nein	Nein	Nein	Nein
2. Stadium: Spröde Haut, Hornschicht der Epidermis verdickt, schlaffe (atrophierte) Haut	Nein	Ja (Tag und Nacht)	Ja (wichtigste Behandlung)	Nein	Nein	Nein
3. Stadium: Trockene, faltige Haut, Hornschicht verdickt, Dermis atrophiert und erschlafft	Nein	Ja (Tag und Nacht)	Ja (als Ergänzung zur Chirurgie)	Ja (Gesichts- und Lidlifting [wichtigste Behandlung] Stirn, Doppelkinn)	Mit Vorbehalt (Oberlippe)	Nein

4

BESONDERE SCHÄDIGUNGEN DER HAUT

Unabhängig von Geschlecht und Herkunft des Menschen macht seine Haut die erwähnten Entwicklungen durch. Sie erfolgen früher oder später, rascher oder langsamer, teilweise oder vollständig; das hängt von der Farbe der Haut und ihrer (richtigen oder falschen) Behandlung ab, aber auch davon, ob der Mensch berufsbedingt der Witterung ausgesetzt ist, und ob er in einer sonnigen Gegend lebt oder nicht.

Die Schädigungen der Lederhaut und der Hypodermis werden jedoch keineswegs nur durch natürliches und spätes oder durch unnatürliches und vorzeitiges Altern verursacht. Während aber niemand dem altersmäßig bedingten Abbau der Haut ganz entgeht, muß es zu den anderen Schädigungen nicht unbedingt kommen; das hängt von der jeweiligen Behandlung ab. Daher hielt ich es für nützlich, diesem Thema ein eigenes Kapitel zu widmen.

Es gibt Schädigungen, die ausschließlich die Altershaut betreffen. Sie können auch völlig fehlen. Es handelt sich um Sonnenmelanosen und -keratosen, die ich schon früher erwähnte, und um Alterswarzen.

Andere Veränderungen der Haut stehen mit dem Altern in keinem Zusammenhang und können auch bei Jugendlichen und Erwachsenen auftreten. Ich denke dabei an Pigmentstörungen (Chloasma, Vitiligo, Muttermale), Durchblutungsstörungen der Haut (Kupferrose und deren Komplikationen), an krankhafte Veränderungen des elastischen Gewebes (Dehnungsstreifen), Anomalien bei der Schweißabsonderung und Erkrankungen des Haarkleids.

BESONDERE, VOM ALTERN DER HAUT ABHÄNGIGE SCHÄDIGUNGEN

Sonnenmelanosen

Zum Leidwesen der Damen sind die Sonnenmelanosen (ich füge „Altersmelanosen" in Klammern hinzu), deren Bedeutung sie wohl kennen, sehr häufig. Man hat errechnet, daß ab dem fünfzigsten Lebensjahr jeder dritte Mensch, Männer und Frauen gleichermaßen, daran leidet.

Die Flecken, die dabei auftreten, sind dunkelbraun und flach, die Dauer ihres Vorhandenseins ist unbestimmbar, und wenn sie sich einmal gebildet haben, wirkt sich die Sonnenbestrahlung auf ihre Farbe in keiner Weise aus. Sie finden sich hauptsächlich auf dem Handrücken; manchmal sind sie dort so zahlreich, daß sie eine homogene Schicht bilden. Sie können aber auch auf Hals und Gesicht in Erscheinung treten.

Die Behandlung ist einfach. Man verwendet Kohlensäureschnee, flüssigen Stickstoff oder auch die Elektrokoagulation. Während Kohlensäureschnee und flüssiger Stickstoff die Hautzellen durch Kälte zum Gerinnen bringen, geschieht dies bei Elektrokoagulation durch die Hitze eines elektrischen Funkens, der von einem Hochfrequenzwechselstromgenerator erzeugt wird. Die entsprechenden Apparate lassen sich so einstellen, daß Funken beliebiger Stärke und Wärme entstehen. Im vorliegenden Fall werden feine Sonden und Strom mit niedriger Spannung verwendet.

All diese Methoden sind etwas unsicher, da selbst bei größter Vorsicht des Behandelnden Gefahr besteht, daß mehr Zellen als nötig gerinnen. Daher ziehe ich das Abschleifen der Haut mit ganz kleinen Schleifplatten vor; es läßt sich auf ein Minimum beschränken, da man genau sieht, was man macht. Bei empfindlichen und ängstlichen Personen kann man ohne weiteres eine leichte Lokalanästhesie vornehmen. Das ist aber nicht unbedingt notwendig, denn die Operation ist kaum schmerzhaft. Der Patient blutet nur wenig; nach der Operation bildet sich eine Kruste, die nach ungefähr einer Woche abfällt, wie bei einer gewöhnlichen, oberflächlichen Hautabschürfung.

Der einzige Nachteil, der sich beim Abschleifen der Haut immer zeigt: Die neue Haut ist etwas weißer als sonst, zumindest eine Zeitlang. Allerdings ist das nach einer Elektrokoagulation nicht anders. Jedenfalls ist eine schwache weiße Spur viel weniger auffallend als ein dunkelbrauner Fleck.

Diese äußerliche Behandlung, die lediglich der Behebung eines Schönheitsfehlers dient, bringt ein einziges Risiko mit sich: daß die Melanose nicht ganz verschwindet, wenn zu behutsam vorgegangen wird. Und es ist immer besser, zu behutsam, als zu gewaltsam zu arbeiten. Schlimmstenfalls wird bei diesen absolut gutartigen Pigmentveränderungen eine nochmalige Behandlung notwendig. Das ist weder gefährlich noch kompliziert.

Die präkanzeröse Melanose

Es gibt aber Pigmentflecken im Gesicht, bei denen Vorsicht geboten ist; sie gleichen zwar ein wenig den Sonnenmelanosen, sind aber in Wirklichkeit mögliche Vorstufen zum Krebs; man bezeichnet sie im übrigen als „präkanzeröse Melanosen".

Im Gegensatz zu den altersbedingten Sonnenmelanosen kann die präkanzeröse Melanose in jedem Alter in Erscheinung treten; die Hälfte aller Fälle wird vor dem vierzigsten Lebensjahr beobachtet. Weiters ist die Farbe der Flecken nicht gleichmäßig; es gibt hellere und dunklere. Schließlich hat diese Melanose die Tendenz, sich langsam in Form von „Teerflecken" auszubreiten, die die Größe einer Handfläche haben können.

Diese Hautschädigung ist nicht nur unästhetisch, sondern auch gefährlich, denn in fünfzig Prozent aller Fälle verwandelt sie sich in Krebs. Dieser Umwandlungsprozeß beginnt mit der Bildung von warzenähnlichen, erhabenen Stellen oder Krusten auf der bis dahin glatten Oberfläche des Flecks. Man muß sie durch Elektrokoagulation zerstören, dabei aber viel energischer vorgehen und viel tiefer dringen als bei der Behandlung von Sonnenmelanosen. Zum Glück aber sind diese kanzerösen Entartungen nicht sehr bösartig*, und ihre teilweise Zerstörung genügt völlig; *beim Muttermalkrebs, auf den ich später kurz eingehen werde, wäre es jedoch geradezu kriminell, sich mit einer partiellen Entfernung zu begnügen.*

Seborrhöische Warzen

Die sehr häßlichen Mißbildungen, die man „seborrhöische Warzen" oder „Alterswarzen" nennt, können mit denselben Methoden ebenso erfolgreich behandelt werden. Diese bei beiden Geschlechtern häufig auftretenden Hautveränderungen sind unbedeutend und gutartig; es handelt sich um ovale, erhabene Stellen an der Hautoberfläche, die von sehr fetten Schuppen bedeckt sind; ihre Farbe variiert von braun bis grau, manche sind fast schwarz.

Im Gegensatz zu Altersmelanosen und -keratosen hat die Sonne auf ihre Entstehung keinerlei Einfluß, so daß die Haut in vielen Fällen von ihnen völlig verschont bleibt.

Alterswarzen bilden sich schubweise in der zweiten Lebenshälfte, vorwiegend auf dem Rumpf, seltener am Hals, im Gesicht oder auf der Kopfhaut. Es können einige wenige, aber auch Hunderte auftreten. Sie wachsen langsam und vermehren sich ständig. Ich erinnere mich, einmal eine entfernt zu haben, die so groß war wie eine Untertasse. Es empfiehlt sich daher, diese Warzen zu behandeln, solange sie klein sind. Natürlich bedeutet die Entfernung einer seborrhöischen Warze nicht, daß an anderer Stelle nicht wieder eine wächst; auch gibt es hier keine vorbeugende Therapie. Die Ent-

---

* Die Bösartigkeit des Krebses liegt in seiner Entwicklungsfähigkeit. Krebs und bösartiger Tumor sind Synonyme.

fernung der Warzen ist aber zumindest eine Garantie dafür, daß diese nicht größer werden; abgesehen davon wird die Behandlung dadurch vereinfacht. Es versteht sich von selbst, daß eine kleine Warze leichter zu entfernen ist als eine große, und daß die Heilung um so rascher vor sich geht, je kleiner die Hautschädigung ist.

Bei der Behandlung von krankhaften, äußerlich sichtbaren Veränderungen gilt das Sprichwort: Was du heute kannst besorgen, das verschiebe nicht auf morgen.

Sonnenkeratosen

Ganz anders verhält es sich mit den „Alters"- oder Sonnenkeratosen. Sie kommen fast ausschließlich an Körperteilen vor, die der Sonne ausgesetzt sind (vor allem im Gesicht und auf dem Handrücken), und stellen, wie bereits erwähnt, präkanzeröse Schädigungen dar. Jedesmal, wenn ein bräunlich-roter Fleck auf der Haut sich rauh anzufühlen beginnt, ist Vorsicht geboten. Natürlich arten nicht alle Keratosen unbedingt in Krebs aus, aber man kann niemals wissen, ob sich nicht die eine oder die andere dazu entwickelt. Es ist besser, diese Möglichkeit erst gar nicht abzuwarten, besonders wenn die Keratosen auf der Kopfhaut kahler Männer auftreten, was häufig der Fall ist, oder an den Ohren; Hautkrebs ist zwar im allgemeinen weit weniger bösartig als der Krebs innerer Organe, auch läßt er sich viel leichter entfernen und meist endgültig heilen; Krebs an der Kopfhaut und an den Ohren ist hingegen viel schlimmer und auch schwerer zu behandeln. In diesem Fall ist das Gebot, nicht zuzuwarten, noch strenger zu beachten.

Solange sich die Keratose im Anfangsstadium befindet, kann man sie „ökonomisch" behandeln, das heißt, man muß nicht viel zerstören; es genügen eine Elektrokoagulation oder eine Vereisung, die kaum stärker zu sein brauchen als bei der Behandlung von seborrhöischen Warzen oder Melanosen. Man kann die Haut auch abschleifen und danach mit Trichloressigsäure betupfen; diese läßt die bloßgelegte Hautschicht auf chemischem Wege gerinnen und gewährleistet zusätzliche Sicherheit.

Wenn aber der Verdacht auf Entartung besteht, weil die Keratose zu wuchern beginnt, besonders dann, wenn sie auch noch in die Tiefe wächst, muß man hart zupacken und zum elektrischen Messer greifen.

In unserer Zeit der Sonnenanbeter werden die Keratosen immer häufiger. Als Strafe für begangene Unvorsichtigkeiten blühen sie jahrelang immer wieder auf, einmal auf der Nase, dann am Ohr oder auf der Stirn. Treten sie aber einmal auf, dann ist es gut möglich, daß man für den Rest seines Lebens gezwungen ist, sich „schälen" zu lassen. Es handelt sich nicht mehr um bloße Schönheitsfehler; *die Behandlung von Keratosen, vom Augenblick ihres Auftretens an, bedeutet Krebsverhütung.*

BESONDERE, VOM ALTERN DER HAUT
UNABHÄNGIGE SCHÄDIGUNGEN

Sie sind äußerst vielfältig und können sich auf die Pigmentzellen, die Blutversorgung der Haut, die Hypodermis oder die Dermis auswirken.

Pigmentstörungen

Ich habe bereits die Epheliden oder Sommersprossen erwähnt; ebenso habe ich von den Pigmentbildungen gesprochen, die nach Verwendung von Parfum, besonders von Bergamotteessenz, durch Photosensibilisierung hervorgerufen werden.

Erstere sind eigentlich keine Schönheitsfehler: Das hübsche, mit Sommersprossen gesprenkelte Gesichtchen eines rothaarigen Mädchens wirkt doch bestimmt nicht abstoßend. Und was die Photosensibilisierung betrifft, sie läßt sich leicht vermeiden; es genügt, kein Parfum zu verwenden, bevor man sich der Sonne aussetzt.

Ganz anders geartet ist das Problem bei zwei weiteren Pigmenterkrankungen; die eine, *Chloasma* oder Schwangerschaftsmaske, beruht auf Hyperpigmentierung, die andere, *Vitiligo,* auf Pigmentarmut. Mehrere Faktoren haben sie gemeinsam: Ihre Ursachen sind unbekannt, ihr Anblick ist unästhetisch und erregt Mitleid, und sie lassen sich sehr schwer behandeln, sind aber zum Glück völlig gutartig.

Das Chloasma

Es handelt sich um mehr schmutziggraue als braune Pigmentierungen, die nur ausnahmsweise an den Brüsten und in der Genitalgegend auftreten. Meist breiten sie sich auf dem Gesicht aus, und zwar in ganz eigenartiger Form: Mitten auf der Stirn findet sich eine Fläche, die entlang der Augenbrauenbögen nach beiden Seiten hin breiter wird; zum Kinn hin verlaufend treten im allgemeinen einige Pigmentanhäufungen auf: an der Nasenspitze, ein Pigmentstreifen über der Oberlippe, in Form eines Schnurrbarts, seltener ist ein zweiter auf dem Kinnvorsprung zu beobachten. Der Bogen entlang der Augenbrauen setzt sich oft am Rand der Augenhöhle um das ganze Auge herum fort. Wenn auch die Wangen betroffen sind, haben die Pigmentierungen die Form von häßlichen Dreiecken, deren Spitze auf die Nase zu gerichtet ist.

Zwischen diesen Pigmentflächen ist die Hautfarbe völlig normal. Der Anblick ist um so unerfreulicher, als die Pigmentfärbung nicht gleichmäßig ist. Im Winter wird sie so blaß, daß man sie außer bei grellem Licht von der normalen Haut kaum unterscheiden kann, während sie im Sommer durch die Sonnenbestrahlung nachdunkelt.

Im täglichen Sprachgebrauch wird das Chloasma als „Schwangerschaftsmaske" bezeichnet, weil die Schwangerschaft dessen am weitesten verbreitete und am längsten bekannte Ursache ist. Es kann sich in jedem Stadium der Schwangerschaft entwickeln, in manchen Fällen sehr früh, in anderen sehr spät, und bildet sich nach der Entbindung oft zurück. Leider bleibt es manchmal monate- oder jahrelang, wenn nicht für immer bestehen.

Die Schwangerschaft ist nicht die einzige Ursache des Chloasmas. Es wurde im Zusammenhang mit Krebsgeschwüren im Verdauungstrakt festgestellt, sowie als Folgeerscheinung von Erkrankungen der Gebärmutter oder der Eierstöcke; schließlich kann es unabhängig von jeder organischen Ursache durch einen emotionellen Schock, einen Angstzustand oder einen Nervenzusammenbruch hervorgerufen werden. Und, was weniger bekannt ist, es kommt auch bei Männern vor.

Die heutzutage häufigste Ursache des Chloasmas ist jedoch die Pille. Alle Pillen, selbst die schwachen, sogenannten Mini-Pillen, können ärgerliche Pigmentierungen bewirken. Doch ist die Sonneneinwirkung unerläßlich; solange man nämlich das Gesicht nicht der Sonne aussetzt, geschieht nichts. Die Richtigkeit dieser Feststellung zeigt sich daran, daß Frauen, die die Pille nehmen, in sonnigen Gebieten viel häufiger unter Chloasma leiden als in unseren Breiten. Während in Frankreich ungefähr fünf Prozent aller Frauen davon betroffen sind, steigt der Prozentsatz in einer Gegend wie Puerto Rico auf fünfundvierzig.

Dieses Risiko hat einige zu der Überlegung veranlaßt, ob es nicht angebracht wäre, Frauen, die die Pille nehmen, im Sommer von der Verwendung empfängnisverhütender Mittel abzuraten. Diese Ansicht fand nur ein schwaches Echo; bekanntlich herrscht während der Ferienzeit besondere sexuelle Freizügigkeit, und eine solche Maßnahme würde demnach nur ein Risiko durch ein anderes ersetzen; ein zweifellos größeres, wenn man bedenkt, daß die Frau, die die Pille nimmt, kein Kind will, und daß eine schwangere Frau, die kein Kind will, sogar ihr Leben aufs Spiel setzt, um es loszuwerden.

Im übrigen hat es mich immer überrascht, wie die Frau die verschiedenen Arten von Chloasma akzeptiert, wenn ihre Weigerung, Kinder zu haben, wirklich motiviert ist; es stört sie ein wenig, aber sie nimmt es nicht tragisch. Sie sucht den Arzt auf, um zu erfahren, was sie tun kann, unterzieht sich aber der Behandlung mit gewisser, wenn nicht beträchtlicher Nachlässigkeit.

Ganz anders ist das Verhalten der Frauen, bei denen das Chloasma durch eine andere Ursache bedingt ist, zum Beispiel, wenn es nach einer Schwangerschaft fortbesteht; mit unglaublicher Hartnäckigkeit bemühen sie sich, gesund zu werden, und halten sich strikt an die Behandlungsvorschriften, obwohl die Erfolge sich nur sehr langsam einstellen und die ganze Prozedur daher eher entmutigend ist.

Wie ich eingangs angedeutet habe, sind zwar die Umstände, die zu diesen Pigmentierungen führen können, bekannt, die inneren Vorgänge, die sie bewirken, sind es jedoch nicht. Warum zum Beispiel hat die gleiche Ursache nicht bei allen die gleiche Wirkung? Viele schwangere Frauen leiden nicht an Chloasma; manche bekommen es bei einer Schwangerschaft, obwohl sie bei zwei oder drei vorangehenden Schwangerschaften davon verschont geblieben waren.

Warum bilden sich Pigmente in dieser besonderen Anordnung und warum sind ganze Hautbezirke ausgespart? Es gibt keine Antwort auf diese Fragen. Man nimmt an, daß dieses Leiden in den Gehirnzentren, die das Nervensystem und den Hormonhaushalt regulieren, seinen Ursprung hat. Aber Genaueres weiß man auch da nicht.

Bei so viel Ungewißheit gibt es auch keine wirksame innerliche Behandlung, und man muß sich mit lokaler Pflege zufriedengeben. Dazu bedient man sich einer Substanz, die in der Photo- und Kautschukindustrie verwendet wird und die Eigenschaft besitzt, gesunder Haut Pigmente zu entziehen. Diese Eigenschaft wurde übrigens entdeckt, als es auf den Händen von Arbeitern, die synthetischen Kautschuk erzeugten, zu Pigmentschwund kam.

Die Handhabung der Grundsubstanz, des Hydrochinons, ist heikel, denn sie kann Photosensibilisierung bewirken. Es gibt in Apotheken ein chemisches Derivat davon zu kaufen, das zwar weniger leicht Allergien erregt, aber auch weniger wirksam ist. Man muß es Monate hindurch, manchmal sogar länger, jeden Tag auftragen, ohne die gesunde Haut zu berühren, die viel schneller bleichen würde als die kranke. Vor allem darf man während der ganzen Dauer der Behandlung das Gesicht nicht der Sonne aussetzen, sonst läuft man Gefahr, in einem Tag die Erfolge monatelanger Anstrengungen zunichte zu machen; denn das Chloasma dunkelt unter Sonneneinwirkung unglaublich stark und rasch nach. Sonnenschirm, Hut und Unmengen schützender Cremes sind demnach die unentbehrliche Ergänzung zu dieser lästigen Behandlung, die peinliche Genauigkeit erfordert. Wer sie in Angriff nimmt, muß wissen, daß Geduld und Ausdauer unerläßlich für den Erfolg sind.

Leider ist derzeit kein anderes Heilverfahren bekannt. Wie ich vorhin erwähnte, zeitigt das Peeling keinerlei Resultate; ich wiederhole es, da viele der Ansicht sind, es sei wirksam. Dabei ist es nicht nur unwirksam, sondern verschlimmert oft noch das Chloasma, denn die dabei verwendeten Produkte bewirken Photosensibilisierung.

Die Vitiligo

Dieses zu Recht befürchtete Leiden ist gewissermaßen das Negativ des eben beschriebenen; statt Pigmentvermehrung liegt Pigmentschwund vor, was sich an der Bildung von mattweißen, verschieden großen, klar umrandeten Flecken zeigt. Die Hautfarbe am Rande dieser dermatologischen Veränderungen ist dunkler als gewöhnlich, so, als hätte sich das Pigment hier angehäuft, nachdem es aus den entpigmentierten Bezirken zurückgedrängt wurde.

Die vitigilinöse Haut ist zwar entfärbt, weist jedoch in ihrer Struktur keine Anomalie auf. Vitiligo kann überall auftreten, an Rumpf und Gliedern ebenso wie im Gesicht und auf der Kopfhaut. Haare an den Stellen, an denen sich die Vitiligo ausbreitet, können weiß werden, müssen es aber nicht.

Diese Krankheit kann in jedem Alter ausbrechen, oft manifestiert sie sich nach einem Sonnenbad. Übrigens fallen die weißen Flecken im Sommer, wenn die sie umgebende gesunde Haut gebräunt ist, durch den Kontrast besonders auf.

Wenn die Vitiligo nicht behandelt wird, leidet man ein Leben lang darunter; entweder bleibt sie stationär oder aber sie wird schlimmer, da die pigmentlosen Flächen allmählich immer zahlreicher und größer werden.

Diese Krankheit ist im allgemeinen so bekannt, daß die Bildung eines weißen Flecks auf der Haut panikartige Reaktionen auslöst. Die Vitiligo ist aber nicht die einzige Ursache für die Entfärbung der Haut. Es gibt eine andere, die heute, da in öffentlichen Anlagen wie Bädern und Stränden viele Menschen dicht beieinander sind, sehr häufig zu beobachten ist; sie trägt den hübschen, einfachen Namen *Pityriasis versicolor*. Sie wird durch einen kleinen Pilz hervorgerufen, der oft weite Hautpartien befällt. Ein Laie kann die so entstehenden depigmentierten Flecken leicht mit Vitiligo verwechseln. In diesem Falle ist aber kein hyperpigmentierter Rand festzustellen, und wenn man mit dem Nagel an der Epidermis kratzt, lösen sich typische „hobelspanartige" Schuppen ab.

Auch bei manchen Flechten tritt an Gesicht und Schultern von Kindern und jungen Frauen Pigmentschwund auf. Die Oberflächen dieser Flechten sind mehlig, und ihre verschwommenen Ränder lassen sich leicht von der Vitiligo unterscheiden. Ihre Entstehung wird durch Bakterien hervorgerufen. Trockene Haut wird besonders leicht davon befallen. Sie treten oft dann in Erscheinung, wenn für die Körperpflege Produkte verwendet werden, die zu stark sind.

Übrigens habe ich niemals die schreckliche Gewohnheit von Müttern begriffen, Gesicht und Haar ihrer Sprößlinge mit derselben Seife, die sie für ihre eigene Körperpflege verwenden, energisch einzuseifen. Einerseits verabscheuen das die Kinder und tun es durch laute Schreie kund, was ich durchaus verstehe. Anderseits bekommt das der Gesichtshaut keineswegs; bei ihrer besonderen Empfindlichkeit, auf die ich eingehend hingewiesen habe, ist es ein kompletter Unsinn, sie mit Mitteln zu reinigen, die sie allmählich austrocknen und die Flechten verursachen.

Um auf die Vitiligo zurückzukommen: Die inneren Vorgänge, die sie hervorrufen, sind nicht besser bekannt als die Ursachen des Chloasma. Wie beim Chloasma nimmt man an, daß die Vitiligo hormonell und nervlich bedingt sein kann, aber es ist nicht bewiesen, und die Behandlung ist dementsprechend. Sie besteht in der Einnahme von Tabletten, die man aus dem Extrakt einer ägyptischen Pflanze, der *ammi majus,* herstellt. Dieser Extrakt kann auch auf die Haut gepinselt werden. Es ist ein Photosensibilisator, der nur dann wirkt, wenn man die Haut der Sonnenbestrahlung oder künstlichen ultravioletten Strahlen aussetzt, und zwar nach Einnahme oder äußerlicher Anwendung des Medikaments.

Dieser Photosensibilisator ist aber so stark, daß er gefährlich werden kann. Man muß daher auf die Minute genau berechnen, wie lange man sich der Sonne aussetzt. Überschreitet man eine gewisse Zeit, kann es zu ernsthaften Verbrennungen kommen. Außerdem muß die Haut nach Anwendung dieses Mittels vor jeder zusätzlichen Bestrahlung geschützt werden; das ist bei Körperstellen, die durch die Kleidung bedeckt sind, einfach, sehr schwierig aber zum Beispiel bei den Händen und dem Gesicht.

Diese Behandlung ist tatsächlich sehr anstrengend und ziemlich gefährlich. Der Kranke kann nicht vorsichtig genug sein. Ich empfehle dieses Verfahren niemals ohne Bedenken, besonders deshalb, weil die Heilerfolge ziemlich unbeständig sind. Daher scheint es mir vernünftig, es nur dann zu verordnen, wenn die Vitiligo besonders entstellend ist und sich auf die Gemütsverfassung des Patienten nachteilig auswirkt.

Wenn einmal die dermatologischen Veränderungen so weit fortgeschritten sind, daß mehr depigmentierte als gesunde Hautflächen zu sehen sind, ist es besser, diesen Stellen mit Hilfe der Hydrochinon-Derivate Pigmente zu entziehen, als die von der Vitiligo befallenen Partien mit dem Extrakt des *ammi majus* zu färben.

Eine meiner Patientinnen, ein junges Mädchen, litt an ganz besonders starker Vitiligo. Sie war auch sonst sehr „gestört" und hatte einen Haufen „Probleme", wie die Amerikaner sagen. Sie ist später dem Mann ihres Lebens begegnet und mit ihm glücklich geworden. Ihre Vitiligo hat sich daraufhin spontan und gänzlich zurückgebildet.

Ich erwähne dies, um zu zeigen, daß auch hier die Ausnahme die Regel bestätigt, und daß diese Krankheit, die als unheilbar gilt, manchmal von selbst heilt.

Muttermale (Naevi)

Da wir schon bei Pigmentstörungen sind, scheint es mir angebracht, eine Zwischenbemerkung über die *Naevi,* die unter der Bezeichnung Muttermale besser bekannt sind, einzuschieben. Sie gehören nicht ganz zu unserem Thema, da sie eigentlich keine Schädigungen der Haut sind.

Es handelt sich vielmehr um Fehlbildungen, die kongenital, das heißt, angeboren sind, oder sich erst später entwickeln. Muttermale sind im allgemeinen aufgrund von Pigmentvermehrung schwarz, können aber auch eine schwache oder gar keine Färbung aufweisen.

Es gibt sie in allen Größen; manche sind nicht größer als ein Punkt, andere wiederum sind riesig und können ganze Gliedmaßen bedecken, den Rücken und die Schultern in Form einer Kapuze, das Kreuz und das Gesäß wie eine Unterhose, wenn sie nicht gar eine Hälfte des Körpers überziehen.

Es gibt flache Muttermale, die sich von der Haut nicht abheben, und erhabene: diese werden „weiche Warzen" genannt; wegen der Bezeichnung „Warze" verwechseln sie die Leute leider oft mit den gewöhnlichen, allgemein bekannten Warzen. Diese Verwechslung ist mehr als bedauerlich; denn während es kein wirkliches Risiko mit sich bringt, an einer gewöhnlichen Warze ungeschickt und voreilig herumzumanipulieren*, ist dies bei einem Muttermal lebensgefährlich, besonders dann, wenn es sich an den Extremitäten befindet; am schlimmsten sind die Muttermale, die an den Füßen und unter den Nägeln sitzen. *Die kanzeröse Entartung eines Muttermals kommt einem Todesurteil ohne Berufungsmöglichkeit gleich.* Das sogenannte „bösartige Melanom" kann in drei Monaten zum Tod führen. Es sind aber auch Fälle bekannt, wo der Kranke mehr als zehn Jahre lebte.

Dieser Tumor kann außerordentlich heimtückisch sein. Man operiert; alles scheint gut zu gehen, ein Jahr, zwei Jahre, manchmal länger; und dann, plötzlich, ohne daß man recht weiß, wieso, erwacht der Tiger, der gebändigt schien. An Stellen, die von der ursprünglichen Hautschädigung weit entfernt sind, in der Lunge oder im Gehirn etwa, kommt es unerwartet zu Metastasen; das bedeutet das Ende in wenigen Wochen.

Eine solche Diagnose stellt der Arzt niemals ohne Beklemmung. Besonders wenn es sich um Jugendliche handelt, was oft der Fall ist. Der Tod eines alten Menschen gehört sozusagen zum „Lauf der Welt". Der Tod eines Jugendlichen hingegen wirkt empörend. Da steht er, strotzend vor Kraft und Gesundheit, mit seinem kleinen schwarzen Punkt, dessen Gefährlichkeit ihm nicht bewußt ist, und man denkt: „Es ist aus mit ihm." Seine einzige Chance hätte darin bestanden, das Urteil eines Fachmanns einzuholen, als die

---

* Schlimmstenfalls bekommt sie „Junge"; ich halte es in diesem Zusammenhang für nützlich, alle Amateure darauf aufmerksam zu machen, daß es mit Hilfe von Silbernitrat, „Nitriol", wunderbar gelingt, an einer Stelle, an der zunächst nur eine einzige Warze war, etliche zum Wachsen zu bringen.

ersten Symptome auftraten, als das Muttermal zu jucken und leicht anzuschwellen begann.

Statt dessen hat er drei bis vier Monate gewartet, bevor er einen Arzt aufsuchte, und sogar ein wenig an der Stelle gedrückt, um zu sehen, ob nicht etwas herauskommt. Das ist wirklich zum Verrücktwerden! An einem Muttermal herumzudrücken, das „sich bewegt"! Wenn man sich eine Kugel in den Kopf jagt, kommt es auf dasselbe heraus. Diese schreckliche Gewohnheit der Leute, an allem herumzukratzen, was hervorsteht! Wenn man an einer seborrhöischen Warze kratzt, so ist das nicht schlimm; aber wenn es sich um Muttermale handelt, kann das verheerende Folgen haben. Kein Laie ist aber imstande, diese beiden dermatologischen Veränderungen auseinanderzuhalten. Im Zweifelsfall soll man sich zurückhalten, nichts anrühren, und sehr schnell, ohne zu zögern, einen Arzt aufsuchen. Ja nicht etwas aufschieben, was keinen Aufschub verträgt!

Wozu das Ganze? Wenn nichts ist, wird das Muttermal entfernt oder belassen, ganz nach Belieben; aber wenn „etwas" ist, hat man sich alle Chancen gesichert. Jedenfalls aber muß unbedingt die Regel befolgt werden, niemals und in keiner Weise an einem Muttermal zu manipulieren. Die Leute scheinen das allmählich zu begreifen, aber es kann nicht oft genug wiederholt werden. Es ist besser, einen Arzt grundlos, als zu spät aufzusuchen.

Das soll nicht heißen, daß ein Muttermal niemals berührt werden darf; manchmal ist es geradezu unerläßlich, vorbeugend zu operieren; so zum Beispiel, wenn die Gefahr einer ständigen Reizung besteht, beim Mann durch den Rasierapparat, bei der Frau durch ein Mieder oder einen Büstenhalter. Ein sofortiger Eingriff ist nötig, wenn ein Naevus im Laufe einer Schwangerschaft zu wachsen beginnt oder verletzt wird. Ebenso ist ein Einschreiten erlaubt, wenn die Anzahl oder die Größe der Muttermale unästhetisch wirkt.

In Frankreich wird meist eine Elektrokoagulation durchgeführt. Die Amerikaner bevorzugen den chirurgischen Eingriff. In der Regel hängt die Art der Operation vom jeweiligen Fall ab.

Die Elektrokoagulation hinterläßt im allgemeinen eine atrophische Narbe, aber manche Muttermale können so entfernt werden, daß fast keine Spur zurückbleibt. Die Entfernung mit dem Skalpell hingegen — manchmal mit einer Transplantation kombiniert — ist vorzuziehen, wenn der Naevus sehr ausgedehnt ist oder sich in einer Zone befindet, wo die „Naht" in einer natürlichen Hautfalte versteckt werden kann.

Worauf es ankommt, ist die völlige Beseitigung; ein Naevus, der richtig entfernt wurde, wird gänzlich ungefährlich, da es ihn nicht mehr gibt.

DURCHBLUTUNGSSTÖRUNGEN

Erythema und Kupferrose

Ich beende diese lange Zwischenbemerkung, um auf echte Schädigungen der Haut zurückzukommen, die nicht auf das Altern der Haut zurückzuführen sind, aber von der Sonnenbestrahlung stark abhängig sind. Erythema und Kupferrose stellen zwei Stadien einer Krankheit dar.

Das Erythema ist die wissenschaftliche Bezeichnung für chronische Gesichtsröte. Sie kann schon beim Kind beobachtet werden. Sie bewirkt weder Änderungen im Gewebe, noch an der Oberfläche der Haut. Es handelt sich um eine gewöhnliche Rötung, die diffus und etwas glänzend ist; bei Gemütserregungen und Temperaturschwankungen oder nach Mahlzeiten wird sie stärker, kann ins Violette übergehen und gleichzeitig von einem Brennen begleitet werden. Sie tritt bei Mädchen häufiger auf als bei Knaben, kommt aber auch bei diesen vor.

Anhaltende Blutwallungen bewirken die Erweiterung der

kleinen Blutgefäße der Dermis — der Kapillaren —, die sich allmählich in Form eines feineren oder gröberen Maschenwerks von der geröteten Hautoberfläche abheben. Dieses Adergeflecht, das als Kupferrose bezeichnet wird, ist um so besser sichtbar, je feiner die Haut ist. Die Hautqualität aber hat keinerlei Einfluß auf ihre Entstehung; die Kupferrose läßt sich auf seborrhöischer, normaler und trockener Haut beobachten.

Alles deutet darauf hin, daß das Erythema eine kongenitale Fehlbildung ist; *die Prädisposition zum Erythema besteht von Geburt an,* und sie findet sich fast immer auch bei einem der Vorfahren, bei den Eltern oder Großeltern.

Man glaubt zu wissen, warum sie vorwiegend auf den Wangen, den Backenknochen und der Nase lokalisiert ist; es ist bekannt, daß die Durchblutung der Haut von den darunterliegenden Muskeln abhängt. Jede Muskelkontraktion pumpt das Blut in den Teil der Dermis, der sich über den Muskeln befindet. Wenn diese Muskeln wenig arbeiten, bewegt sich das Blut eher ruhig, wie das Wasser eines Sees, statt wie Flußwasser zu fließen. Nun ist die Gesichtsmitte eine besonders ruhige Stelle. Außer wenn man Grimassen schneidet, arbeiten die Muskeln hier kaum. Die Voraussetzungen sind demnach so, daß es bei erblich belasteten Menschen zu ständigen Blutwallungen kommt.

Dieser auf Blutandrang beruhende Zustand bedingt eine besondere Empfindlichkeit gegenüber zahlreichen Faktoren, die ihn in stärkerem oder geringerem Maße beeinflussen können.

1. Die Bedeutung von Verdauungsstörungen

Eine gewisse Rolle spielen die Verdauungsstörungen, aber nicht jene, an die man gewöhnlich denkt, das heißt das schlechte Funktionieren des Darms oder Leberinsuffizienz.

Arme Leber! Wie vieler Missetaten wird sie doch im Vertrauen auf einen alten Volksglauben beschuldigt; in Babylon, dessen Kultur sich achtzehn Jahrhunderte vor Christus über den ganzen Vorderen Orient ausbreitete, galt die Leber als Sitz des Lebens und der Seele. Griechische Götter- und Heldensagen berichten von den Mißgeschicken des Titanen Prometheus, der eines Tages die Unvorsichtigkeit beging, den Göttern das Feuer zu stehlen, dessen Geheimnis sie sorgfältig hüteten; wer es besaß, hatte auch die Macht. Prometheus war ein Idealist mit fortschrittlichen Ideen; er stahl das Feuer, um es den Menschen zu geben und sie von der Vormundschaft der Götter zu befreien. Erzürnt ließ der Göttervater Zeus Prometheus entführen und an einen Felsen ketten, dann verurteilte er ihn: Ein Adler sollte seine Leber zerfressen. Das war schlimm für Prometheus, um so mehr, als seine Leber ständig nachwuchs. Seine Leberbeschwerden hätten also lange dauern können, wenn nicht der Zorro jener Zeit, Herkules, eingegriffen hätte; er tötete den Adler, befreite Prometheus und rettete dessen Leber.

Seitdem ist das Feuer ganz und gar zum Eigentum der Menschen geworden; sie haben gelernt, es auf verschiedenste Arten zu verwenden, besonders, um einander umzubringen. Und was ihre Leber betrifft: Statt des Adlers zerfrißt sie nun der Alkohol.

Was auch immer geschieht, die Leber ist an allem schuld. Wenn jemand ein Ekzem hat, so ist es die Leber; ein Akneausschlag kommt von der Leber; Blutandrang im Gesicht, schon wieder die Leber.

In Wirklichkeit spielt die Leber bei all diesen Erkrankungen keine Rolle, beim Erythema ebensowenig wie in den anderen Fällen. Der Arzt muß sich aber die Seele aus dem Leibe reden, um die Leute davon zu überzeugen, so fest glauben sie daran; manchmal muß er sie genauesten Untersuchungen unterziehen, um es ihnen zu beweisen.

Unter denjenigen, die an einer Kupferrose leiden, gibt es nicht mehr Obstipierte als unter denen, die keine Kupferrose haben; jedenfalls funktioniert der Darm bei jedem zweiten Kupferrose-Kranken ausgezeichnet. Ich habe übrigens nie einen Patienten gehabt, bei dem eine noch so strenge Diät oder die Verabreichung von Abführmitteln heilend gewirkt hätte.

Das soll aber nicht heißen, daß Verdauungsstörungen oder übermäßiges Essen die Entwicklung einer Krankheit nicht beeinflussen können; aber sie begünstigen lediglich die Veränderungen der Haut.

In der Medizin unterscheidet man dreierlei Ursachen, die zur Entstehung von Krankheiten führen: auslösende, begünstigende und erschwerende.

Die auslösenden Ursachen sind notwendig, damit eine Krankheit überhaupt zum Ausbruch kommt; wir haben zu Beginn dieses Buches festgestellt, daß das männliche Hormon die auslösende Ursache für die Seborrhöe ist; und nun haben wir gesehen, daß die auslösende Ursache für das Erythema die kongenitale Prädisposition zu Blutwallungen ist.

2. Die Bedeutung der Ernährung

Die begünstigenden Ursachen beeinflussen die Entwicklung einer Krankheit, aber erst, wenn diese bereits in Erscheinung getreten ist. So können zum Beispiel zu üppige Mahlzeiten oder scharfe, gewürzte und schwer verdauliche Speisen nach dem Essen vorübergehend eine besonders starke Rötung bewirken. Es handelt sich dabei aber nur um die Verstärkung eines normalen Phänomens; denn jegliche Nahrungsaufnahme bewirkt ausnahmslos, im Gesicht jedes Menschen, eine Erweiterung der Blutgefäße. Bei einem Menschen mit mattem Teint sieht man das nicht; aber bei jemandem, dessen Gesichtsfarbe bereits rötlich ist, das heißt, dessen Gefäße bereits erweitert sind, wird die zusätzliche Erweiterung noch deutlicher sichtbar.

Daher kann mäßiges Essen die Behandlung des Erythema günstig beeinflussen. Ich möchte da nicht mißverstanden werden; es handelt sich nicht um eine Diät im üblichen Sinn, denn die Beschaffenheit der Speisen ist nur von zweitrangiger Bedeutung. Es geht vor allem um die Menge; die an Erythema leidenden Personen können nämlich alles essen, vorausgesetzt, daß sie langsam essen und das übliche, tägliche Quantum auf mehrere Mahlzeiten verteilen. Erregbarkeit und nervliche Anspannung können ebenfalls Wallungen hervorrufen, und bei Frauen, die die Regel haben, ist auch die Absonderung weiblicher Hormone, die bekanntlich die Kapillargefäße erweitern, ausschlaggebend. Deshalb sind gewisse Perioden im Menstruationszyklus durch besonders starke Rötungen im Gesicht gekennzeichnet.

3. Die Bedeutung der Sonnenbestrahlung
Die verschlimmernden Ursachen bewirken eine fortschreitende und ständige Vermehrung der Störungen. Die Behandlung mit weiblichen Hormonen fällt in diese Kategorie und ist daher bei Personen, die häufig an Wallungen leiden, keineswegs zu empfehlen.

Aber Feind Nummer eins aller Erythema-Kranken ist einmal mehr die Sonne. Unter ihrem Einfluß verwandelt sich das Erythema in eine Kupferrose, durch Sonnenbestrahlung werden die sichtbaren Kapillare immer weiter und zahlreicher. Wind, Kälte, Hitze und Feuchtigkeit sind der Haut auch nicht gerade zuträglich, sie richten aber weniger Schaden als die Sonne an. Selbstverständlich ist schon bei den ersten Anzeichen von Gesichtsröte strengster Sonnenschutz geboten.

4. Behandlung des Erythema
Solange sich noch keine Kupferrose gebildet hat, werden die diffusen Rötungen des Erythema mit Kohlensäureschnee behandelt. Dieser muß mit viel Fingerspitzengefühl angewendet werden, soll keine schneeweiße Narbe zurückbleiben. Ich bin übrigens dafür, eine hellrosa Färbung bestehen zu lassen; sie braucht nicht stärker zu sein als eine Tönung durch Rouge, das sie dann auch überflüssig macht.

5. Behandlung der Kupferrose
Wenn die Kapillargefäße stark sichtbar sind, behandelt man sie am besten durch Elektrokoagulation: Mit einer

feinen Sonde wird in Abständen von zwei bis drei Millimetern eingestochen und jedes Äderchen seinem Verlauf folgend verödet. Je mehr man in einer Sitzung machen kann, desto besser wird das Resultat. Dieses Heilverfahren ist nicht wirklich schmerzhaft, aber doch ziemlich unangenehm und äußerst störend, besonders an den Nasenflügeln.

Je nach der Dauer der Sitzung bleibt das Gesicht zwei bis fünf Tage ein wenig geschwollen; die winzigen Krusten, die sich an jeder Einstichstelle bilden, fallen nach acht bis zehn Tagen ab; man darf sie keinesfalls abreißen.

Auf diese Weise kann eine starke Kupferrose in vier Sitzungen entfernt werden, vorausgesetzt, daß der Patient die nötige Bereitschaft und Geduld aufbringt und daß die Eingriffe nicht in kurzen Abständen wiederholt werden müssen; am günstigsten ist es, ungefähr einmal in sechs Wochen eine Behandlung vorzunehmen; so kann man von einem zum anderen Mal erkennen, was bereits getan wurde und was noch zu tun ist.

Rosazea

Wenn alles gut geht, bewirken die Blutwallungen im Gesicht lediglich ein Erythema, das zu einer Kupferrose ausartet, oder auch nicht.

Wenn man aber Pech hat, kompliziert sich die Sache, und es kommt zu Effloreszenzen, die auf dieser Grundlage günstige Entwicklungsbedingungen vorfinden. Einmal handelt es sich um stecknadelkopfgroße rote Pusteln, die oft von einem winzigen weißen „Kopf" gekrönt sind, dann wieder um größere, violettgetönte, weiche, in der Haut sitzende Pusteln. Beide Arten treten ganz plötzlich und schubweise auf, manchmal gleichzeitig, und werden von Brennen und Juckreiz begleitet.

Obwohl es sich keineswegs um Akne handelt, bezeichnet man diese Veränderungen als *Acne rosacea.* Einmal mehr stiftet eine unrichtige Benennung Verwirrung, was sich auf die Behandlungsmethoden auswirkt. Oft kommen jene Unglücksraben zu mir, die ihre Effloreszenzen wochenlang mit Schwefelcremes, alkoholischer Jodlösung oder antiseptischen Heilmitteln behandelten und als einziges Resultat eine beträchtliche Entzündung der empfindlichen und reizbaren kranken Stellen erzielten. Ich sagte bereits, daß diese Art der Behandlung bei echter Akne völlig wirkungslos ist. Bei der sogenannten *Acne rosacea* kommt sie einem regelrechten Massaker gleich. Was die Hormonbehandlungen anlangt, die bei Akne angebracht sind, so haben sie auf die Rosazea nicht die geringste Wirkung.

1. Die Rosazea ist keine Akne

Wie wir bereits wissen, entwickelt sich jede Aknepustel ausnahmslos auf einer winzigen Talggeschwulst. Eine Pustel, die nicht von einer solchen Mikrozyste ausgeht, ist demnach keine Aknepustel.

Das ist der Fall bei den Pusteln, die sogenannte Follikelentzündungen sind und von den Haarfollikeln ausgehen. (Ich will im Augenblick die Follikel nicht näher behandeln, denn wir werden ihnen im Kapitel über die Erkrankungen des Haarkleids wiederbegegnen.)

Sticht man in eine dieser kleinen oder großen Pusteln und drückt dann, so quillt ein wenig farblose oder weißliche Flüssigkeit heraus, die im übrigen kein Eiter ist: Die Bakterien, die man darin findet — meistens gibt es gar keine — sind unschädlich. Mikrozysten sind jedenfalls nie vorhanden.

2. Die Rosazea ist eine allergische Erkrankung

Ich habe 1951 die These aufgestellt, wonach diese Effloreszenzen allergischen Ursprungs seien, und gezeigt, daß sie mit Hilfe von Antibiotika zu heilen sind. Seit damals wurde der allergische Charakter der Rosazea hinlänglich bestätigt. Es handelt sich fast immer um eine Allergie gegen eine der zahlreichen Bakterien, die in Darm, Hals, Nase oder Mund jedes Menschen nisten.

Im allgemeinen kommen wir gut mit ihnen aus. Manche Bakterien im Darm erzeugen sogar — zu unserem Nutzen — einen Teil des Vitamins B_2, das wir brauchen. Aber von Zeit zu Zeit trübt sich das gute Verhältnis, und die verschlechterten Beziehungen zu unseren Gästen äußern sich entweder in einer Infektion oder in einer Allergie.

Im Falle einer Infektion wird ein Furunkel etwa, der bis dahin ein friedlicher Keim war, bösartig, greift unsere Zellen an und sucht sie zu zerstören. Unsere Streitmacht geht zur Gegenattacke über, indem sie ihre Schwadronen weißer Blutkörperchen an den Überfallsort entsendet. Diese umzingeln den Feind. Es gibt Opfer unter den Verteidigern, und ihre Leichen bilden den Eiter.

Ganz anderes ereignet sich bei einer Allergie: Die Bakterien, von denen sie verursacht wird, befinden sich nicht in den Pusteln (das ist auch der Grund, warum die äußerliche Anwendung antiseptischer Präparate erfolglos bleibt). Sie befinden sich irgendwo im Organismus und verhalten sich ganz ruhig. Eines schönen Tages verträgt der Körper ihre Anwesenheit plötzlich nicht mehr; man sagt, er sei intolerant geworden. Man ißt Erdbeeren und bekommt einen Ausschlag, der Lippenstift verursacht ein Ekzem, und Blütenstaub ruft auf einmal Asthma hervor. Rosazea entsteht, wenn der Organismus bestimmte Bakterien nicht mehr verträgt; ihre Beschaffenheit ist gleichgültig.

Es kann aber auch vorkommen, daß Bakterien, die eine Allergie hervorrufen, für eine Infektion verantwortlich sind. Das ist fast ein Glücksfall, denn dann gelingt es, sie „aufzuspüren" wie einen Missetäter, dessen Unterschlupf man ausfindig gemacht hat. So stößt man manchmal auf eine chronische Blinddarmentzündung, eine Stirnhöhlen- oder Mandelentzündung oder ein Zahngranulom, behandelt diese Leiden und bringt mit einem Schlag alles in Ordnung: Die Infektion wird durch die Vernichtung des Bakterienherds beseitigt, ebenso wie die allergische Reaktion, für die diese Bakterien verantwortlich waren.

Die Rosazea-Fälle, die mit einer Entzündung der Mandeln, der Stirnhöhlen oder des Blinddarms in Zusammenhang stehen, sind nicht sehr häufig. Diejenigen hingegen, die durch eine Zahninfektion verursacht werden, sind häufiger als man denkt. Sie sind besonders heimtückisch, da sie im allgemeinen nicht weh tun: Es handelt sich um Infektionsherde, die sich an der Zahnwurzelspitze und an dem sie umgebenden Knochen bilden. Granulome entstehen meist nach Abtötung eines Zahns, und zwar dann, wenn der Zahnkanal nicht ausreichend gefüllt wurde. Sie können nur mit Hilfe von Röntgenaufnahmen entdeckt werden. Es ist bestürzend, wieviel schlecht gemachte Plomben und Granulome man findet, wenn man die Zähne von Rosazeakranken röntgt. Hat sich ein Granulom gebildet, dann klingt es so lange nicht ab, bis der Zahn geöffnet, behandelt, desinfiziert und richtig plombiert worden ist. Und während es sich entwickelt, entsendet es ununterbrochen Giftstoffe in den ganzen Organismus.

Diesen Zahninfektionen gilt die besondere Sorge der Kardiologen, denn bei Kranken, die einen Herzklappenfehler haben, können sie zu einer bösartigen Endokarditis führen; die Gefährlichkeit dieser Komplikation, die vor der Entdeckung des Penicillins in hundert Prozent aller Fälle tödlich war, heute zum Glück geheilt werden kann, wenn Wochen hindurch fünfzig bis hundert Millionen Penicillineinheiten pro Tag injiziert werden, zeigt deutlich, welche Bedeutung diesen Granulomen zukommt. Es ist klar, daß eine Rosazea, die auf Granulome zurückzuführen ist, so lange völlig unheilbar bleibt und allen Behandlungsmethoden widersteht, als die Zähne nicht richtig behandelt werden.

Und hier ein besonders typisches Beispiel. Madame P. ist von Beruf Friseuse und Inhaberin eines Frisiersalons in der Provinz. Sie ist vierzig Jahre alt und erzählt mir folgende Geschichte:

Mit fünfunddreißig habe sie Rosazea bekommen, ohne daß irgendein anderes Symptom festzustellen gewesen wäre, das deren Ursache hätte erklären können. Madame P. hatte niemals Angina oder Stirnhöhlenentzündung gehabt, ihre Zähne sind gepflegt und schmerzen nicht; sie leidet nicht an Stuhlverstopfung, ihr Darm funktioniert einwandfrei. Sie hatte auch niemals an einer Infektion der Harn- oder Geschlechtsorgane gelitten, es gab keine Fehlgeburt. Sie hat einen achtzehnjährigen Sohn. Ihre Menstruation verläuft völlig normal, kehrt alle achtundzwanzig Tage wieder und wird weder von Kopfschmerzen noch von Anschwellen oder Schmerzen der Brüste begleitet; die Regel ist ziemlich schwach, was keine Bedeutung hat, und dauert nur kurz; während der Ovulation treten keine Blutungen auf.

Madame P. hat sich vergeblich Hunderte Vitamin B_2-Spritzen geben lassen, von denen behauptet wird, daß sie sich auf Rosazea günstig auswirken; das trifft aber nur zu, wenn sich der Patient mit bescheidenen Resultaten zufriedengibt.

Kollegen, die diese Patientin vor mir untersucht hatten, ließen sie zwei Monate lang eine ziemlich starke Dosis eines Medikaments einnehmen, das zur Behandlung des Pilzes verwendet wird, der im Mund von Säuglingen Soor hervorruft, Müttern daher wohlbekannt ist, und der bei Erwachsenen manchmal Rosazea verursacht. Anschließend schluckte sie wochenlang täglich sieben bis acht Tabletten Tifomycin, das Antibiotikum, das bei Rosazea am wirksamsten ist. (Vor mehr als zwanzig Jahren habe ich entdeckt, daß diese Krankheit, die bis dahin fast unheilbar war, mit Hilfe dieses Antibiotikums in spektakulärer Weise geheilt werden kann: Meist klingen die Effloreszenzen in drei bis vier Tagen ab; eine sehr schwache Dosis von drei, ja sogar nur zwei Tabletten pro Tag genügt, um ein solches Resultat zu erzielen.)

Während ich ihr zuhöre, denke ich: Zum Glück ist ihr nichts passiert! Rosazea wird nämlich nicht mehr mit Tifomycin behandelt, da dieses Medikament unter Umständen eine Zerstörung des Knochenmarks bewirkt, und das kann tödlich sein. Wenn es sich um eine schwere Krankheit handelt, ist ein solches Risiko gerechtfertigt; es ist aber undenkbar bei einem Leiden, das zwar häßlich, schmerzhaft und schrecklich hartnäckig, letzten Endes aber doch gutartig ist.

Außerdem gibt es für diese Antibiotika Ersatz, zum Beispiel die Tetracykline; auch mit diesen wurde meine Patientin fast ständig behandelt, und zwar mußte sie täglich sechs bis acht Tabletten einnehmen, das heißt, doppelt so viel als notwendig ist, um die Effloreszenzen einer gewöhnlichen Rosazea zu heilen. Obendrein trug sie seit vier Jahren, ohne Unterbrechung, morgens und abends, auf die Gesichtshaut eine Salbe auf, die aus einem hochwirksamen Cortison-Derivat hergestellt wird, und die man verwendet, um Hautentzündungen einzudämmen. In der Tat linderte es ein wenig den Juckreiz, änderte aber kaum etwas an den Effloreszenzen selbst.

Die bedauernswerte Madame P. war wegen der Zwecklosigkeit ihrer Bemühungen ganz niedergeschlagen; schließlich waren alle Behandlungen erfolglos und enttäuschend gewesen. Sie hatte allen Grund, unglücklich zu sein: Ihr Gesicht war geschwollen, rötlichviolett verfärbt, durchfurcht von einem Rosazea-Geflecht und von kleinen Pusteln bedeckt, deren Durchmesser ein bis zwei Millimeter betrug und die das Gesicht fast durchgehend vom Haaransatz bis zum Hals bedeckten.

Soweit ich das beurteilen konnte, war ihre Haut überdies atrophisch; das ist immer der Fall, wenn sie zu oft und zu lange mit Cortison-Derivaten behandelt wird. Diese sollen niemals zur Heilung einer Rosazea verwendet werden, denn sie sind fast unwirksam, verschlechtern den Zustand der Haut und können sogar Effloreszenzen bewirken, die einer Rosazea ähnlich sind — und das fehlte gerade noch!

Es handelte sich also um eine außergewöhnliche Rosazea; sie war sehr stark und widerstand allen sonst so wirkungsvollen Behandlungen, denen sich die Frau pünktlich unterzog.

Ich bat sie, ihre Zähne röntgen zu lassen, und hoffte aus ganzem Herzen, daß man Granulome finden würde. Aufrichtig gesagt, ich weiß nicht, was ich getan hätte, wenn keine vorhanden gewesen wären. Der Zahnarzt entdeckte zwei riesenhafte. Sie wurden sofort behandelt; sechs Wochen später war Madame P. völlig geheilt und überglücklich. Ich auch!

Zum Glück sind nicht alle Fälle so dramatisch und hartnäckig. Sehr oft gelingt es trotz sorgfältigster Untersuchungen nicht, einen Herd zu finden. Man weiß sicher, daß die Allergie des Kranken durch Bakterien verursacht wird, aber da diese keine Infektion bewirken, ist es unmöglich, sie zu lokalisieren. In einem solchen Fall erweisen sich die sogenannten Breitspektrumantibiotika, die gegen zahlreiche Bakterien wirksam sind, als Wunderheilmittel. Da sie fast alle Keime erreichen, gleichgültig, wo diese sich befinden, kann man gewiß sein, daß auch der Krankheitserreger zerstört wird.

Bei Anwendung von Tetrazyklinen bilden sich die Effloreszenzen innerhalb von acht Tagen völlig zurück. Leider ist dieses glänzende Resultat nicht von langer Dauer, und die Effloreszenzen treten meist acht Tage bis einen Monat nach beendeter Behandlung wieder auf. Um diese Rückfälle zu vermeiden, gibt es nur ein Mittel: Die Einnahme von Antibiotika in schwacher Dosierung darf nicht unterbrochen werden.

Wie der Aknekranke, steht auch der Rosazea-Patient dieser Notwendigkeit skeptisch gegenüber: „Ich kann doch nicht mein Leben lang Antibiotika schlucken! Ich werde mich daran gewöhnen, und wenn ich sie später einmal für etwas anderes brauche, werden sie nicht mehr wirken."

Ich habe meine Meinung zu diesem Gerücht bereits gesagt; es ist also unnötig, darauf zurückzukommen. Was für den Aknekranken gilt, gilt auch für den Rosazeakranken, um so mehr, als die zur Beibehaltung der Heilerfolge notwendige Dosis noch geringer ist: Zum Beispiel morgens und abends eine Tablette, an ein bis zwei Tagen pro Woche. Das stellt nur die Hälfte oder ein Drittel der Dosierung dar, die erforderlich wäre, um mit demselben Antibiotikum eine Infektion zu behandeln. Das ist unbedeutend, keineswegs unangenehm und hält die Haut in einem ausgezeichneten Zustand.

Seit zwanzig Jahren beobachte ich eine Krankenschwester, die ich im Saint-Louis-Krankenhaus kennengelernt hatte; sie litt seit ihrem siebenundzwanzigsten Lebensjahr an einer sehr starken Rosazea. Auf fünf kurze Antibiotika-Kuren, die jeweils acht Tage dauerten und auf drei Monate aufgeteilt waren, reagierte sie sehr gut. Vier Jahre lang blieb sie sogar gänzlich beschwerdefrei, was beweist, daß mit Hilfe von Antibiotika manchmal länger anhaltende Wirkungen erzielt werden können. Dann bekam sie eine Rippenfellentzündung, und bei dieser Gelegenheit trat die Rosazea wieder auf. Die Patientin wurde mir daraufhin untreu und versuchte ohne viel Erfolg andere Heilverfahren; so ließ sie sich zwanzigmal mit Kohlensäureschnee behandeln und in sechs Sitzungen den Nacken mit Röntgenstrahlen bestrahlen, die auf das sympathische Nervensystem wirken sollten. Schließlich kam sie wieder, nachdem sie mehr als zwei Jahre Mißerfolge am laufenden Band erlitten hatte. Von dem Zeitpunkt an, da sie von neuem zu Antibiotika griff, war alles wieder in Ordnung.

Zwei Resorzin-Schälkuren im Abstand von vierzehn Tagen hatten auf ihr Erythema eine ausgezeichnete Wirkung und machten es mir möglich, die Antibiotika schneller auf ein Minimum zu reduzieren. Es beträgt bei dieser Patientin sechs Tabletten pro Woche, und die braucht sie unbedingt. Sobald sie versucht, mit der Einnahme aufzuhören — sie hat das zwei bis drei Mal absichtlich probiert — tritt die Effloreszenz bald wieder auf.

Die fünfzehnjährige Verwendung von Tetrazyklin in solch minimaler Dosierung hat die Dame von der Unschädlichkeit dieser Behandlung überzeugt. Sie hat sich so sehr daran ge-

wöhnt, daß sie sie nicht mehr zu unterbrechen wünscht.
Unnötig zu erwähnen, daß sich bei Männern die gleichen Resultate einstellen, und daß auch bei ihnen der Erfolg zu neunzig Prozent sicher ist; ganz anders steht es mit der Akne, bei der die gleichen Antibiotika nur in jedem zweiten Fall eine günstige Wirkung haben.

Dabei darf die Bedeutung des Wortes „günstig" nicht mißverstanden werden. Während es sich bei der Rosazea um eine vollständige Rückbildung der Effloreszenzen handelt, ist das bei Akne fast niemals der Fall; Aknepusteln werden lediglich kleiner, weniger zahlreich und treten seltener auf, klingen aber niemals völlig ab.

Zwei besonders unästhetische Hautveränderungen habe ich mir für den Schluß aufgehoben. Sie sind im Hinblick auf ihre Ursachen und die sie bedingenden inneren Vorgänge der Rosazea ähnlich, weisen aber völlig verschiedene Krankheitsbilder auf. Die eine wird ausschließlich bei Frauen, die andere nur bei Männern beobachtet.

Akne am Kinn

Die eine heißt *Acne nodulosa* und befällt das Kinn der erwachsenen Frau. Ihr Name sagt beinahe alles, abgesehen davon, daß es sich, wie bei der Rosazea, auch hier nicht um Akne, sondern um eine durch Bakterien hervorgerufene Allergie handelt.

Diese Krankheit bringt die Frauen, die davon betroffen sind, zur Verzweiflung. Sie tritt in Form von großen roten, harten und tief sitzenden Pusteln auf, deren Bildung sehr schmerzhaft ist; im Durchschnitt entstellen ein bis drei dieser Knoten das Kinn.

Sie entstehen schubweise und immer wieder; haben sie sich einmal entwickelt, klingen sie erst nach vierzehn Tagen oder nach einem Monat ab, so daß die Unglücklichen, die von dieser Allergie befallen sind, keinen Augenblick lang Ruhe haben.

Untersucht man den schubweisen Verlauf dieser Krankheit, dann stellt man fest, daß sich die Effloreszenzen zum Zeitpunkt der Ovulation bilden; das ist aber keine absolute Regel, und eine an dieser Krankheit leidende Frau wacht am Morgen vor einem wichtigen Dinner oder einer Soirée selten ohne eines dieser unerträglichen Knötchen auf, das sich tückischerweise über Nacht gebildet hat.

Im allgemeinen verschwinden die Pusteln, ohne zu eitern, hinterlassen aber zuweilen häßliche Narben, besonders, wenn man an ihnen herumgedrückt hat. Sie werden ebenso wie die Rosazea behandelt.

Das Rhinophym

Das andere der beiden Leiden trägt den barbarischen Namen *Rhinophym*. Weniger wissenschaftlich ausgedrückt: Es handelt sich dabei um eine Rosazea, die die Nase entstellt; ihre Haut verdickt sich, wird aufgedunsen, nimmt eine violette Färbung an und ist von Pusteln und erweiterten Kapillaren übersät. Manchmal schwillt die Nase besonders stark an, wird knollig und blau geädert, vor allem um die Nasenlöcher herum. Der leichteste Kratzer ruft starke Blutungen hervor. Das Rhinophym kann gleichzeitig mit anderen Symptomen der Rosazea auftreten oder isoliert, inmitten einer sonst gesunden Gesichtshaut.

Ein derart verunstaltetes Gesicht stellt wirklich eine schwere Belastung dar, wegen seiner außerordentlichen Häßlichkeit und der Assoziationen, die es bei den Leuten im allgemeinen weckt. Wer eine rote Nase hat, gilt als jemand, der gern zu tief ins Glas schaut.

Nun ist aber das Rhinophym keineswegs ein Anzeichen für Trunksucht; die meisten Männer, die daran leiden, sind fast immer völlig nüchtern, sie sind es sogar häufiger als der Durchschnitt, denn schon der kleinste Tropfen Alkohol bewirkt, daß der Scheinwerfer, den sie mitten im Gesicht tragen, aufleuchtet.

Hier helfen Antibiotika nicht viel; man muß operieren. Unter Narkose wird mit der Rasierklinge die Nase buchstäblich abgeschält; die Operation ist heikel und verursacht starke Blutungen.

Danach kann man entweder abwarten, bis die Epidermis wieder nachwächst; in dem Fall ist die Haut narbenbedeckt; oder aber man nimmt eine Transplantation vor und verpflanzt ein Stück Haut vom Schenkel. Viele Chirurgen bevorzugen zur Zeit die zweite Methode. Ihr Vorteil besteht darin, daß die Nase mit gesunder Haut bedeckt wird, ihr Nachteil, daß es sich um ein Stückwerk handelt. Das Transplantat kann nämlich niemals dieselbe Beschaffenheit haben wie die Haut, die es umgibt.

Jedenfalls verhelfen beide Methoden dem Kranken zu einer Nase, deren Umfang und Farbe normal sind. Das ist für jemanden, der ein Rhinophym hatte, eine wahre Erlösung!

STÖRUNGEN IN DER HYPODERMIS

Das Fettgewebe* macht zwischen dem 25. und dem 30. Lebensjahr beim Mann 14 Prozent des Körpergewichts aus, bei der Frau 32 Prozent, das heißt, im Durchschnitt 20 Prozent (Tabelle I).

TABELLE I
VERTEILUNG DER KÖRPERAUFBAUENDEN ELEMENTE JE NACH GEWICHT

(nach Professor Justin-Besancon)

	Normalgewichtige	Magere	Fettleibige
Fettkörper	20 %	2 %	50 %
Intrazellulärwasser	43 %	49 %	25 %
Extrazellulärwasser	15 %	23 %	12 %
Fester Zellkörperbestand	16 %	20 %	7 %
Mineralien	6 %	6 %	6 %

* Man nennt es auch „lipoides" Gewebe; Lipoid ist ein Synonym für Fett.

Bei beiden Geschlechtern befinden sich zwei Drittel dieser Elemente in der am tiefsten liegenden Schicht, der Hypodermis; daher ist die Frau normalerweise immer rundlicher, besser „eingehüllt" als der Mann.

Durch das Mikroskop gesehen, ähnelt das Gewebe der Hypodermis einem Schwamm: Bindegewebefasern, die von zahlreichen Blutgefäßen und Nervenverästelungen durchzogen werden, begrenzen kugelförmige Hohlräume; in jedem Hohlraum befindet sich eine Fettzelle, die voll von Fetttröpfchen ist. Dieses Gemisch aus Bindegewebefasern und Fettzellen nennt man „Fettgewebe".

Wie wir bereits im ersten Teil dieses Buches sahen — wir wollen es aber nochmals festhalten —, schützt die fetthaltige Hypodermis mechanisch, wie ein Dämpfer, die unter ihr liegenden Gewebe, Muskeln, Sehnen und Knochen; sie isoliert das Körperinnere von den Schwankungen der Außentemperatur; sie stellt einen Vorrat an Nährstoffen dar, aus dem der Organismus im Bedarfsfall schöpfen kann, zum Beispiel während einer Diät, oder wenn eine Anstrengung zusätzlichen „Brennstoff" erfordert, damit die verbrauchte Energie kompensiert werden kann.

Darüber hinaus ist diese Hautschicht ein Wasserreservoir; je nach der Körperregion beinhaltet das Fettgewebe 12 bis 30 Prozent Wasser, was wichtig ist; dieses Reservoir dient als Regulator der flüssigen Masse, die im Blut, in der Lymphe und zwischen den Zellen zirkuliert.

Die Hypodermis kann Ausgangspunkt verschiedenster Störungen sein, uns aber interessieren hier nur drei:
— Die Anomalien, die durch die Menge des in dieser Hautschicht gespeicherten Fetts bedingt sind; ist zu viel Fett vorhanden, kommt es zu *Fettleibigkeit,* zu wenig Fett verursacht *Magerkeit.*
— Die Anomalien, die den Wasserhaushalt der Hypodermis betreffen und *Cellulitis* verursachen.

Fettleibigkeit und Magerkeit

Das Gewicht eines Menschen ist dann normal, wenn seine Ernährung den Erfordernissen des Organismus genau entspricht.

Für den Arzt stellen demnach Fettleibigkeit und Magerkeit ein Mißverhältnis zwischen „Einnahmen" und „Ausgaben" dar. Bei Fettleibigkeit übersteigen die Einnahmen die Ausgaben, und der Organismus hortet gewissermaßen; bei Magerkeit ist er verschwenderisch, und die Ausgaben sind höher als die Einnahmen.

Dieses gestörte Gleichgewicht ruft eine Disproportion zwischen dem Gewicht und der Größe des Menschen hervor. Durch einen Vergleich des sogenannten *Idealgewichts* mit dem *Standardgewicht* läßt es sich mathematisch abschätzen.

Das *Idealgewicht* verhilft einer Person bestimmten Geschlechts, bestimmten Alters und bestimmter Größe an maximaler physischer und geistiger Aktivität, sichert ihr beste Chancen auf langes Leben und gewährleistet ihr Wohlbefinden und eine ebenmäßige Statur.

Dieses Gewicht ist durch einige Formeln bestimmbar, die nicht deshalb wichtig sind, weil sie Fettleibigkeit oder Magerkeit erkennen lassen — dazu genügt der bloße Anblick —, sondern weil sie deren Ausmaß erfassen und die Beobachtung der Entwicklung des Gewichts beim Patienten ermöglichen.

Die Formel von Lorentz ist die einfachste:

$$\text{Idealgewicht} = G - 100 - \frac{(G - 150)}{4}$$

G steht für die Größe in Zentimetern.

Auf einen Mann von 1,76 Meter angewandt, ergibt sich also

$$176 - 100 - \frac{(176 - 150)}{4} = 69,5 \text{ kg.}$$

Die Werte für das Idealgewicht nach dieser Formel sind bei der Frau nicht ganz gültig; denn nach dieser Berechnung müßte eine Frau von 1,70 Meter 65 Kilogramm wiegen; nun ist eine Frau bei diesem Gewicht und dieser Größe zwar nicht dick, aber doch ziemlich gut ausgepolstert. Die Formel von Lorentz trägt nämlich dem Knochengewicht nicht Rechnung. Deshalb wurde eine andere Formel ausgearbeitet, die den Umfang des Handgelenks berücksichtigt (C), der als repräsentativ für das Knochengerüst angesehen wird:

$$\text{Idealgewicht} = \frac{G - 100 + 4C}{4}$$

Nach dieser Formel wäre das Idealgewicht einer Frau von 1,70 Meter, deren Handgelenk einen Umfang von 13 Zentimeter hat, 61 Kilogramm, was schon viel vernünftiger ist und den ästhetischen Erfordernissen eher entspricht.

Es gibt Aufstellungen, die als Idealgewicht das Gewicht angeben, das die höchste Lebenserwartung verspricht, und zwar unter Berücksichtigung der Größe und der Art des Knochenbaus von Personen beiderlei Geschlechts, die 25 und mehr Jahre alt sind.

Nebenstehend eine Aufstellung, die 1959 von amerikanischen Versicherungsgesellschaften ausgearbeitet wurde (Tabelle II).

Das *Standardgewicht* wurde aufgrund von Statistiken errechnet, die von der Beobachtung zahlreicher Menschen ausgingen, die als der Norm entsprechend eingestuft wurden. Ein Blick auf Tabelle III und IV zeigt, daß das durchschnittliche Standardgewicht einer Frau von 1,70 Meter zwischen 25 und 29 Jahren bei 61,6 Kilogramm, zwischen 40 und 49 Jahren bei 68,4 Kilogramm liegt. Bei einem leichten Knochengerüst würde das Idealgewicht dieser Frau aber nicht mehr als 57,5 Kilogramm betragen. Diese Unterschiede zeigen, daß man es mit diesen Zahlen nicht zu genau nehmen darf.

TABELLE II
IDEALGEWICHT DES ERWACHSENEN

Größe (in cm, mit Schuhen)	Idealgewicht (in kg, bekleidet) 25 Jahre und mehr			Größe (in cm, mit Schuhen)	Idealgewicht (in kg, bekleidet) 25 Jahre und mehr		
	Leichtes Knochengerüst	Mittelschweres Knochengerüst	Schweres Knochengerüst		Leichtes Knochengerüst	Mittelschweres Knochengerüst	Schweres Knochengerüst
	MÄNNER				**FRAUEN**		
157	50,5-54,2	53,3-58,2	56,9-63,7	148	42,0-44,8	43,8-48,9	47,4-54,3
158	51,1-54,7	53,8-58,9	57,4-64,2	149	42,3-45,4	44,1-49,4	47,8-54,9
159	51,6-55,2	54,3-59,6	58,0-64,8	150	42,7-45,9	44,5-50,0	48,2-55,4
160	52,2-55,8	54,9-60,3	58,5-65,3	151	43,0-46,4	45,1-50,5	48,7-55,9
161	52,7-56,3	55,4-60,9	59,0-66,0	152	43,4-47,0	45,6-51,0	49,2-56,5
162	53,2-56,9	55,9-61,4	59,6-66,7	153	43,9-47,5	46,1-51,6	49,8-57,0
163	53,8-57,4	56,5-61,9	60,1-67,5	154	44,4-48,0	46,7-52,1	50,3-57,6
164	54,3-57,9	57,0-62,5	60,7-68,2	155	44,9-48,6	47,2-52,6	50,8-58,1
165	54,9-58,5	57,6-63,0	61,2-68,9	156	45,4-49,1	47,7-53,2	51,3-58,6
166	55,4-59,2	58,1-63,7	61,7-69,6	157	46,0-49,6	48,2-53,7	51,9-59,1
167	55,9-59,9	58,6-64,4	62,3-70,3	158	46,5-50,2	48,8-54,3	52,4-59,7
168	56,5-60,6	59,2-65,1	62,9-71,1	159	47,1-50,7	49,3-54,8	53,0-60,2
169	57,2-61,3	59,9-65,8	63,6-72,0	160	47,6-51,2	49,9-55,3	53,5-60,8
170	57,9-62,0	60,7-66,6	64,3-72,9	161	48,2-51,8	50,4-56,0	54,0-61,5
171	58,6-62,7	61,4-67,4	65,1-73,8	162	48,7-52,3	51,0-56,8	54,6-62,2
172	59,4-63,4	62,1-68,3	66,0-74,7	163	49,2-52,9	51,5-57,5	55,2-62,9
173	60,1-64,2	62,8-69,1	66,9-75,5	164	49,8-53,4	52,0-58,2	55,9-63,7
174	60,8-64,9	63,5-69,9	67,6-76,2	165	50,3-53,9	52,6-58,9	56,7-64,4
175	61,5-65,6	64,2-70,6	68,3-76,9	166	50,8-54,6	53,3-59,8	57,3-65,1
176	62,2-66,4	64,9-71,3	69,0-77,6	167	51,4-55,3	54,0-60,7	58,1-65,8
177	62,9-67,3	65,7-72,0	69,7-78,4	168	52,0-56,0	54,7-61,5	58,8-66,5
178	63,6-68,2	66,4-72,8	70,4-79,1	169	52,7-56,8	55,4-62,2	59,5-67,2
179	64,4-68,9	67,1-73,6	71,2-80,0	170	53,4-57,5	56,1-62,9	60,2-68,6
180	65,1-69,6	67,8-74,5	71,9-80,9	171	54,1-58,2	56,8-63,6	60,9-68,6
181	65,8-70,3	68,5-75,4	72,7-81,8	172	54,8-58,9	57,5-64,3	61,6-69,3
182	66,5-71,0	69,2-76,3	73,6-82,7	173	55,5-59,6	58,3-65,1	62,3-70,1
183	67,2-71,8	69,9-77,2	74,5-83,6	174	56,3-60,3	59,0-65,8	63,1-70,8
184	67,9-72,5	70,7-78,1	75,2-84,5	175	57,0-61,0	59,7-66,5	63,8-71,5
185	68,6-73,2	71,4-79,0	75,9-85,4	176	57,7-61,9	60,4-67,2	64,5-72,3
186	69,4-74,0	72,1-79,9	76,7-86,2	177	58,4-62,8	61,1-67,8	65,2-73,2
187	70,1-74,9	72,8-80,8	77,6-87,1	178	59,1-63,6	61,8-68,6	65,9-74,1
188	70,8-75,8	73,5-81,7	78,5-88,0	179	59,8-64,4	62,5-69,3	66,6-75,0
189	71,5-76,5	74,4-82,6	79,4-88,9	180	60,5-65,1	63,3-70,1	67,3-75,9
190	72,2-77,2	75,3-83,5	80,3-89,8	181	61,3-65,8	64,0-70,8	68,1-76,8
191	72,9-77,9	76,2-84,4	81,1-90,7	182	62,0-66,5	64,7-71,5	68,8-77,7
192	73,6-78,6	77,1-85,3	81,8-91,6	183	62,7-67,2	65,4-72,2	69,5-78,6
193	74,4-79,3	78,0-86,1	82,5-92,5	184	63,4-67,9	66,1-72,9	70,2-79,5
194	75,1-80,1	78,9-87,0	83,2-93,4	185	64,1-68,6	66,8-73,6	70,9-80,4
195	75,8-80,8	79,8-87,9	84,0-94,3				

TABELLE III
DURCHSCHNITTLICHES STANDARDGEWICHT BEI MÄNNERN

Größe (in cm, mit Schuhen)	Durchschnittliches Gewicht (in kg, bekleidet)						
	15 bis 16 Jahre	17 bis 19 Jahre	20 bis 24 Jahre	25 bis 29 Jahre	30 bis 39 Jahre	40 bis 49 Jahre	50 bis 59 Jahre	60 bis 69 Jahre
153	44,9	51,7	55,7	58,4	59,7	61,1	62,0	60,7
154	45,6	52,1	56,2	58,9	60,3	61,6	62,5	61,2
155	46,3	52,6	56,7	59,5	60,8	62,2	63,1	61,7
156	47,2	53,2	57,2	60,0	61,3	62,7	63,6	62,2
157	48,1	53,7	57,8	60,5	61,9	63,2	64,1	62,8
158	49,0	54,3	58,4	61,2	62,5	63,9	64,7	63,3
159	49,9	55,1	59,1	61,9	63,2	64,6	65,2	63,9
160	50,8	55,8	59,9	62,6	63,9	65,3	65,8	64,4
161	51,7	56,5	60,6	63,1	64,7	66,0	66,5	65,1
162	52,6	57,2	61,3	63,7	65,4	66,7	67,2	65,8
163	53,5	58,0	61,9	64,2	66,1	67,5	67,9	66,6
164	54,4	58,7	62,5	64,8	66,8	68,2	68,6	67,3
165	55,3	59,4	63,0	65,3	67,5	68,9	69,4	68,0
166	56,1	60,1	63,5	66,0	68,2	69,6	70,0	68,7
167	57,0	60,8	64,1	66,7	68,9	70,3	70,8	69,4
168	57,9	61,6	64,6	67,3	69,7	71,1	71,5	70,2
169	58,8	62,2	65,1	67,9	70,4	72,0	72,4	71,1
170	59,7	62,9	65,7	68,4	71,1	72,9	73,3	72,0
171	60,6	63,6	66,4	69,1	71,8	73,6	74,1	72,7
172	61,5	64,3	67,1	69,8	72,5	74,3	74,8	73,4
173	62,4	65,1	67,8	70,5	73,2	75,0	75,5	74,2
174	63,3	65,8	68,5	71,2	73,9	75,8	76,2	75,1
175	64,2	66,5	69,2	71,9	74,7	76,5	76,9	76,0
176	64,9	67,2	69,9	72,6	75,5	77,3	77,8	76,9
177	65,7	67,9	70,6	73,4	76,4	78,2	78,7	77,8
178	66,4	68,6	71,4	74,1	77,3	79,1	79,6	78,7
179	67,1	69,3	72,1	74,8	78,0	79,8	80,5	79,5
180	67,8	70,1	72,8	75,5	78,7	80,5	81,3	80,4
181	68,5	70,9	73,6	76,3	79,5	81,3	82,2	81,3
182	69,2	71,8	74,5	77,2	80,4	82,2	83,1	82,2
183	70,0	72,7	75,4	78,1	81,3	83,1	84,0	83,1
184	70,9	73,4	76,1	79,0	82,0	83,8	84,7	84,0
185	71,7	74,1	76,8	79,9	82,7	84,5	85,4	84,9
186	72,6	74,8	77,5	80,8	83,5	85,3	86,2	85,8
187	73,5	75,5	78,2	81,7	84,4	86,2	87,1	86,7
188	74,4	76,2	79,0	82,6	85,3	87,1	88,0	87,6
189	75,3	76,9	79,7	83,3	86,2	88,0	88,9	88,5
190	76,2	77,7	80,4	84,0	87,1	88,9	89,8	89,4
191	77,1	78,4	81,0	84,7	88,1	89,9	90,8	90,3
192	78,0	79,1	81,5	85,4	89,2	91,0	91,9	91,4
193	—	79,8	82,1	86,2	90,2	92,0	92,9	92,5
194	—	80,5	82,6	86,9	91,3	93,1	94,0	93,6
195	—	81,2	83,2	87,6	92,4	94,2	95,1	94,6

TABELLE IV
DURCHSCHNITTLICHES STANDARDGEWICHT BEI FRAUEN

Größe (in cm, mit Schuhen)	Durchschnittliches Gewicht (in kg, bekleidet)							
	15 bis 16 Jahre	17 bis 19 Jahre	20 bis 24 Jahre	25 bis 29 Jahre	30 bis 39 Jahre	40 bis 49 Jahre	50 bis 59 Jahre	60 bis 69 Jahre
148	44,4	45,3	46,6	48,9	52,4	55,6	56,9	57,8
149	44,9	45,8	47,2	49,4	52,8	55,9	57,3	58,2
150	45,4	46,3	47,7	50,0	53,1	56,3	57,7	58,6
151	46,0	46,9	48,2	50,5	53,7	56,9	58,2	58,9
152	46,5	47,4	48,8	51,0	54,2	57,4	58,8	59,3
153	47,1	48,1	49,4	51,6	54,8	57,9	59,3	59,8
154	47,9	48,8	50,1	52,1	55,3	58,5	59,8	60,3
155	48,6	49,5	50,8	52,6	55,8	59,0	60,4	60,8
156	49,3	50,2	51,3	53,2	56,3	59,5	60,9	61,3
157	50,0	50,9	51,9	53,7	56,9	60,0	61,4	61,9
158	50,6	51,5	52,4	54,3	57,4	60,6	62,1	62,5
159	51,1	52,1	53,0	54,8	58,0	61,1	62,8	63,2
160	51,7	52,6	53,5	55,3	58,5	61,7	63,5	63,9
161	52,2	53,3	54,0	55,9	59,0	62,4	64,2	64,7
162	52,8	54,0	54,6	56,5	59,6	63,1	64,9	65,4
163	53,4	54,8	55,2	57,0	60,1	63,8	65,7	66,1
164	54,1	55,5	55,9	57,7	60,7	64,3	66,4	66,8
165	54,8	56,2	56,6	58,5	61,2	64,8	67,1	67,5
166	55,5	56,7	57,3	59,2	61,9	65,5	67,8	68,2
167	56,2	57,3	58,1	59,9	62,6	66,2	68,5	68,9
168	56,9	57,8	58,7	60,5	63,2	66,9	69,2	69,7
169	57,4	58,3	59,2	61,1	63,8	67,6	69,9	70,4
170	58,0	58,9	59,8	61,6	64,3	68,4	70,6	71,1
171	58,6	59,6	60,5	62,3	65,0	69,1	71,3	71,8
172	59,4	60,3	61,2	63,0	65,7	69,8	72,1	72,5
173	60,1	61,0	61,9	63,7	66,4	70,5	72,8	73,2
174	60,8	61,7	62,6	64,4	67,1	71,2	73,5	73,9
175	61,5	62,4	63,3	65,1	67,9	71,9	74,2	74,7
176	62,2	63,1	64,0	65,8	68,6	72,8	75,1	75,4
177	62,9	63,8	64,7	66,6	69,3	73,7	75,9	76,1
178	63,6	64,6	65,5	67,3	70,0	74,6	76,8	76,8
179	—	65,5	66,4	68,2	70,9	75,5	77,7	—
180	—	66,4	67,3	69,1	71,8	76,4	78,6	—
181	—	67,3	68,2	70,0	72,7	77,2	79,6	—
182	—	68,2	69,1	70,9	73,6	78,1	80,7	—
183	—	69,1	70,0	71,8	74,5	79,0	81,8	—
184	—	70,0	70,9	72,7	75,4	79,9	82,9	—
185	—	70,9	71,8	73,6	76,3	80,8	83,9	—

Sie ermöglichen lediglich Schätzungen und Vergleiche. Im allgemeinen spricht man von beginnender Fettleibigkeit, wenn das Gewicht eines Menschen im Vergleich zum Idealgewicht oder zum Standardgewicht eines Erwachsenen gleicher Größe und gleichen Alters um 10 Prozent mehr beträgt; bei 20 Prozent Übergewicht liegt eindeutig Fettleibigkeit vor. Umgekehrt kann man von Magerkeit zu sprechen beginnen, wenn das tatsächliche Gewicht 10 Prozent unter dem Idealgewicht liegt.

Fettleibigkeit und Magerkeit stellen komplexe Probleme dar, auf die ich jetzt nicht näher eingehen will, denn das würde den Rahmen des Buches bei weitem sprengen. Einige Aspekte sollten jedoch hervorgehoben werden; denn wenn auch der eine Zustand das Negativ des anderen zu sein scheint, ihre Ursachen sind im Gegensatz zu dem, was man auf den ersten Blick meinen möchte, nicht widersprüchlich.

Sowohl der fettleibige als auch der magere Mensch bieten einen unästhetischen Anblick, der um so unangenehmer ist, je ausgeprägter der jeweilige Zustand ist. Ein sehr magerer Mensch ist nicht schöner anzusehen als ein sehr dicker.

Während aber die Fettleibigkeit eine Krankheit ist, handelt es sich bei der Magerkeit um einen Zustand. Außer wenn der Gewichtsverlust auf eine ernsthafte innere Erkrankung organischer oder psychischer Natur zurückzuführen ist, und man eher von *Magersucht* als von Magerkeit sprechen muß, fühlt sich der magere Mensch nämlich pudelwohl.

Im Gegensatz dazu ist der Fettleibige wegen des Überschusses an fetthaltigen Substanzen einer Reihe von Komplikationen ausgesetzt, die die Nieren, die Leber und den Kreislauf in Mitleidenschaft ziehen und erhöhten Blutdruck bewirken. Laut Statistiken der Metropolitan Life Insurance Company ist Herzinfarkt bei Fettleibigen um 40 Prozent häufiger als bei normalgewichtigen Personen.

Die Magerkeit, ein anlagebedingter Zustand

Während der Fettleibige leicht außer Atem kommt, langsam arbeitet, schnell müde wird und sehr empfindlich ist, verhält sich der Magere aktiv und dynamisch, erträgt Müdigkeit sowie physische und sexuelle Anstrengungen sehr gut, hat einen kräftigen Appetit, ist selten krank und lebt lange. Magere Frauen sind nicht weniger energisch, nicht weniger widerstandsfähig. Während aber der magere Mann meist sehr zufrieden ist mit seinem Zustand, ist die magere Frau ständig unglücklich; sie verzweifelt beim Anblick ihrer hervorstehenden Rippen, ihrer Hüften, ihrer „Salzfässer" und ihrer schwachentwickelten Brüste.

Da bei mageren Menschen weder die Drüsen noch andere Organe gestört sind, besteht wenig Hoffnung, ihnen zu einer Gewichtszunahme verhelfen zu können. *Ihre Magerkeit ist anlagebedingt,* und der Arzt gibt sich einer Illusion hin, wenn er auf Drängen einer Patientin, die unter ihrem Zustand leidet, eine Behandlung versucht. Selbst wenn es der Frau mit großer Mühe und nach einer notwendigerweise sehr langen Kur gelingt, einige Pfund zuzunehmen, verliert sie diese wieder schneller als sie sie dazubekommen hat. Und meist ist die Geduld des Arztes und der Patientin erschöpft, bevor auch nur die Spur eines Erfolges festzustellen ist.

Die Fettleibigkeit, eine durch Übergewicht bedingte Krankheit

Auch diesbezüglich ist die Fettleibigkeit ein ganz anderer Fall; denn der Überschuß an fetthaltigen Substanzen kann zwar konstitutionell bedingt sein, *seine Hauptursache beruht aber immer auf der Ernährung.* Dieser Überschuß hängt nicht nur mit der Menge der Nahrungsmittel zusammen, die jemand zu sich nimmt, sondern auch mit ihrer Beschaffenheit und der Art der Nahrungsaufnahme.

Aus dieser Tatsache, die von niemandem mehr in Frage gestellt wird, ergibt sich, daß bei entsprechender Diät alle Fettleibigen abnehmen können, vorausgesetzt, daß sie sich streng an die Vorschriften halten.

Falsche Abmagerungskuren sollen unbedingt vermieden werden; sie sind nicht zweckentsprechend und daher unwirksam; das gleiche gilt für sogenannte „Schock"-Behandlungen.

Wie oft sagt eine meiner Patientinnen: „Ich esse kein Brot, ich trinke nicht während der Mahlzeiten, und doch gelingt es mir nicht, auch nur ein Gramm abzunehmen." Das ist weiter nicht erstaunlich: Diese Maßnahmen sind lächerlich und sinnlos. Es kommt vor, daß ich auch wegen solcher Probleme zu Rate gezogen werde, obwohl ich dafür nicht wirklich zuständig bin, und bevor ich die Patientin zu einem Facharzt schicke, untersuchen wir gemeinsam ihr Problem.

Natürlich erklärt sie zunächst, daß sie nichts ißt. Ich mache sie zuerst milde darauf aufmerksam, daß das nicht gut möglich sei; dafür sähe sie „zu gut" aus; würde sie wirklich nichts essen, müßte sie den Unglücklichen ähnlich sein, die 1945 aus den Nazi-Konzentrationslagern zurückkehrten. In Buchenwald, Dachau und ähnlichen Stätten war Fettleibigkeit unbekannt. Dann mache ich eine Inventur ihrer „Diät", und wir stellen fest, daß sich das „Nichts" immerhin auf 2500 Kalorien pro Tag beläuft.

Eine andere Patientin wiederum vermied sorgfältig alle stärkehaltigen Nahrungsmittel, aber sie aß pro Tag vier Pfund Obst, je nach Saison frische Äpfel, Birnen, Pfirsiche, Bananen, Kirschen oder Aprikosen. Sie nahm also 300 Gramm Zucker, das heißt, 1200 Kalorien* zu sich; dazu kamen als weitere tägliche Ration 375 Kalorien (ein halber Liter

---

* In der Physik ist die Kalorie die Einheit, welche die durch die Verbrennung eines Stoffes entstehende Wärmemenge bezeichnet, das heißt die von diesem Stoff erzeugte Energie. Der normale Kalorienbedarf eines gesunden Erwachsenen beträgt 2500 Kalorien pro Tag.

Wein), 100 Kalorien (Öl für die Salate), 400 Kalorien (gegrillte Steaks) usw.

1. Die Einnahmen verringern

Bedenkt man, daß man sich auf 1000 bis 1200 Kalorien pro Tag beschränken muß, damit eine Abmagerungskur wirksam wird, ist es weiter nicht erstaunlich, daß es dieser Patientin nicht gelang, auch nur ein Gramm abzunehmen.

Eine Abmagerungskur läßt sich nicht improvisieren. Man muß ihre Planung Fachleuten für Ernährungsfragen überlassen; sie sind die einzigen, die die Art ihrer Durchführung bestimmen können. Die Diät sollte jedem einzelnen Fall angepaßt werden, wobei das Ausmaß der jeweiligen Störung, das Alter und die Lebensweise des Patienten zu berücksichtigen sind. Damit es durch die zu radikale Nichtbeachtung einiger unerläßlicher Grundprinzipien der Ernährung nicht zu unliebsamen Nebenerscheinungen kommt, muß die Diät auch ausgewogen sein. So darf zum Beispiel der Gewichtsverlust nicht die Folge einer Erschlaffung des Muskelgewebes sein; daher muß man pro zwei Pfund des Idealgewichts mindestens 1 Gramm Proteide zu sich nehmen, was einem täglichen Fleischkonsum von etwa 200 Gramm entspricht (Proteide, zusammengesetzte Eiweißkörper, gehören zu den wichtigsten Bausteinen der lebendigen Materie: Eier, Fleisch, Fisch und Milch enthalten besonders viel davon). Liegt der tägliche Zuckerverbrauch unter 50 Gramm, besteht die Gefahr einer schlechten Verwertung der Proteide, usw.

Im Gegensatz zu den darüber kursierenden Gerüchten ist Wasser in beliebigen Mengen gestattet, und es spielt keine Rolle, ob zwischen den Mahlzeiten oder während des Essens getrunken wird. Das ist nur dann verboten, wenn sogenannte spongiöse Fettleibigkeit vorliegt, die durch Wasserretention bedingt ist. Der Körper der Patientin schwillt an, wenn sie sich aufregt, und schwillt wieder ab, wenn sie sich beruhigt; diese Art von Fettleibigkeit wird ausschließlich bei Frauen festgestellt. Wenn man die Gesamtmenge der täglich aufgenommenen Flüssigkeiten (Kaffee, Tee und Suppen mit eingeschlossen) genau mißt und mit der Menge des ausgeschiedenen Urins vergleicht, und zwar während einer Beobachtungsperiode von sechs Tagen (in der die Aufnahme jeglicher Flüssigkeit, die nicht meßbar ist — wie die in Früchten enthaltene —, eingestellt wird) stellt man fest, daß Ausscheidung und Flüssigkeitsaufnahme einander die Waage halten, solange die Aufnahme innerhalb von vierundzwanzig Stunden nicht über eine bestimmte Menge hinausgeht. Im allgemeinen beträgt sie fünf- bis sechshundert Gramm. Liegt sie darüber, ergibt sich eine fehlerhafte Bilanz, denn die Kranke scheidet weit weniger Flüssigkeit aus, als sie aufnimmt. Wird in einem solchen Fall die Flüssigkeitsaufnahme beschränkt und gleichzeitig auch der Salzverbrauch verringert, um so den teilweisen Entzug von Getränken erträglicher zu machen, lassen sich bemerkenswerte und dauerhafte Resultate erzielen.

In allen anderen Fällen besteht kein Grund, den Patienten daran zu hindern, nach Belieben Wasser, Tee und schwarzen Kaffee zu trinken, da ja auch das Bedürfnis nach Wasser abnimmt, wenn die mit den Mahlzeiten zugeführte Kalorienmenge vermindert wird; bekanntlich werden ungefähr gleich viel Gramm Wasser wie Kalorien aufgenommen. Nicht vergessen darf man hingegen, daß ein Liter Bier 450 Kalorien und ein Liter zehnprozentigen Weins 750 Kalorien enthält.

2. Die Ausgaben erhöhen

Will man abnehmen, genügt es nicht, die Einnahmen zu verringern, man muß auch die Ausgaben erhöhen. Außer im Falle der Wasserretention, wo Bewegung die Gewichtszunahme paradoxerweise fördert, ist eine genau geregelte körperliche Aktivität unerläßlich.

Manche Leute behaupten, körperliche Betätigung wecke und reize den Appetit. So müsse man angeblich sechsunddreißig Stunden marschieren oder sieben Stunden lang Holz fällen, um ein Pfund Fett zu verlieren! Das ist ein Märchen. Unter denjenigen, die einen körperlich anstrengenden Beruf ausüben, ist Fettleibigkeit eine Ausnahme; es gibt nur sehr wenige dicke Holzfäller oder Landarbeiter. Fettleibigkeit sieht man vor allem bei Menschen mit einer sitzenden Lebensweise.

Bei leichter Arbeit verbraucht man normalerweise 1,5 bis 2,5 Kalorien pro Minute und 12,5 Kalorien oder mehr bei Schwerarbeit; jemand, der sitzend liest oder schreibt, verbraucht also 1,5 Kalorien pro Minute, jemand, der schwimmt oder rudert, 15 bis 20 Kalorien. Es wurde auch errechnet, daß ganz gewöhnliche Tätigkeiten wie Aufstehen, sich An- und Ausziehen, Waschen 2,5 bis 4 Kalorien pro Minute kosten. Da der Energieverbrauch des Fettleibigen bei denselben Verrichtungen ungefähr 15 Prozent über dem Durchschnitt liegt, kann er unschwer 300 bis 500 Kalorien zusätzlich pro Tag verlieren.

Da man jedoch auf Herz und Arterien besonders achten muß, ist höchste Vorsicht geboten. Die in jeder Hinsicht günstigste Übung sind Spaziergänge in flachem Gelände. Tempo und Dauer dieser Fußmärsche können variieren; sie sind in jedem Alter empfehlenswert. Außerdem findet sich dazu immer Zeit, während Gymnastik im Zimmer erfahrungsgemäß nur einige Male gemacht wird.

Massage ist hier eher uninteressant, außer, um erschlaffte Muskeln wieder zu stärken oder steife Glieder wieder geschmeidig zu machen. Und was das Schwitzen in der Sauna und in Schwitzkästen betrifft, so ist der auf diese Weise erzielte Wasserverlust illusorisch, da er durch die gesteigerte Konsumierung von Getränken ausgeglichen wird.

Kalte Bäder sind viel empfehlenswerter. Sie entziehen dem Körper eine gewisse Wärmemenge, das heißt Kalorien; am günstigsten sind Bäder in Schwimmbecken, denn ihre wohltuende Wirkung ist eine zweifache: Sie ermöglichen körperliche Betätigung und bringen gleichzeitige Abkühlung.

Fettleibige verlangen oft „Appetitzügler", harntreibende

Mittel und Schilddrüsenextrakte, um die Wirksamkeit ihrer Abmagerungskur zu erhöhen.

3. Wieder essen lernen

Die „Appetitzügler" (mit einem Fachausdruck werden sie als „Anorexigene" bezeichnet) sind Mittel, die das Zentralnervensystem reizen. Sie rufen oft Übelkeit oder Schlaflosigkeit hervor. Ich glaube, daß sie eher zum Mißerfolg einer Behandlung beitragen als zu ihrem Erfolg; denn die Behandlung von Fettleibigkeit besteht nicht nur darin, daß der Patient für eine bestimmte Zeit zu geringerer Nahrungsaufnahme angehalten wird und so an Gewicht verliert, sondern *sie soll auch — und vor allem — dem Erlernen neuer Eßgewohnheiten dienen.* Der Kranke soll von seiner Eßgier befreit werden; er muß lernen, zu essen, um zu leben, und nicht zu leben, um zu essen. Ist er dazu nicht fest entschlossen, dann ist die Behandlung wirkungslos. Die Anorexigene aber ersetzen diese Entschlossenheit. Der Patient überläßt ihnen die Anstrengung, zu der er selbst nicht fähig ist. Das ist ein Zeichen mangelnder Willenskraft. Daher kann man Anorexigene eventuell zu Beginn einer Kur akzeptieren, um diese in Schwung zu bringen, darf sie den Patienten aber keinesfalls lange Zeit einnehmen lassen.

Harntreibende Mittel nützen nichts, außer ihr Gebrauch ist durch Herz- oder Nierenbeschwerden gerechtfertigt. Sie verursachen einen verstärkten Harngang, dem als Rückwirkung eine Wasserretention folgt. Es hat doch wohl keinen Sinn, einen Schritt vorwärts zu machen, um gleich darauf wieder an den Ausgangspunkt zurückzukehren.

Was die Schilddrüsenextrakte anlangt: Sie sind ganz einfach gefährlich, wenn die Schilddrüse normal funktioniert, was meist der Fall ist. *Denn außer in einigen seltenen Fällen ist Fettleibigkeit keine von den Drüsen abhängige Krankheit.*

Im allgemeinen kann man also festhalten, daß all diese Medikamente, die zahlreiche Gegenindikationen mit sich bringen und nicht ungefährlich sind, den Kranken vor allem daran hindern, seine Diät richtig einzuhalten. *Der Erfolg einer Abmagerungskur hängt zur Gänze von der strikten Beachtung der vorgeschriebenen Diät ab.* Das aber ist am schwierigsten klarzumachen und zu erreichen.

DIE CELLULITIS

Am 5. Mai 1973 war im französischen Fernsehen eine Sendung zu sehen, die der Behandlung von Cellulitis gewidmet war. Der Autor stellte in seiner Einleitung fest, daß „die an Besessenheit grenzende Angst der Frau vor Cellulitis gleichzeitig mit der Hosenmode aufgetreten ist; besonders, als die Mode verlangte, daß die Damen Herrenhosen trugen."

Ich bin damit nicht ganz einverstanden. Die Furcht vor Cellulitis offenbarte sich nicht erst, nachdem sich die Hosenmode durchgesetzt hatte. Arzt und Masseur wurden schon zu Zeiten beansprucht, da lange Röcke gang und gäbe waren. Es gibt nämlich verschiedene Gelegenheiten, bei denen die Frau den Rock hochzieht, und wenn dann schöne Fettpolster in Form von „Reithosen" sichtbar werden, so erregt das nicht unbedingt die Bewunderung des Ehemanns, des Liebhabers oder der Nachbarn am Strand. Daß die ganz enge Hose (wie die Blue Jeans, mit der manche ins Wasser steigen und sie dann am Körper trocknen lassen, um sie hauteng zu machen) die Angelegenheit nicht vereinfacht, ist klar.

Aber nicht nur die Mode spielt eine Rolle, wenn eine Frau um Behandlung bittet; ihr Anliegen ist gleichzeitig ein bezeichnender Ausdruck des Wunsches nach Vollkommenheit und der Ablehnung von Krankheit, Mißwuchs und Gebrechen in der Konsumgesellschaft.

Von der Medizin wird immer mehr verlangt. Sie soll alle Probleme lösen, die Cellulitis und viele andere. Leider gibt es da einen Haken; selbst wenn bekannt ist, wodurch eine Krankheit verursacht wird und wie sie verläuft, hat man nicht immer die Mittel, sie zu heilen. Noch geringer sind die Chancen dann, wenn dies, wie im Falle der Cellulitis, nicht bekannt ist. Der Arzt muß ehrlicherweise zugeben, daß hier noch eine Behandlungsmethode — ich meine eine tatsächlich wirksame — gefunden werden muß. Der beste Beweis dafür ist, daß es keine vorbeugende Maßnahmen gegen Cellulitis gibt.

Deshalb muß man sich zur Zeit mit mehr oder weniger empirischen Methoden zufriedengeben, die nur — niemals dauerhafte — Teilerfolge bringen.

Obwohl auch Männer von Cellulitis befallen werden können, leiden fast ausschließlich Frauen daran.

Man muß Cellulitis von Fettleibigkeit unterscheiden. Sie können nebeneinander bestehen; fast immer ist dies der Fall bei „gynoider"* Fettleibigkeit; diese wird so genannt, weil sie die weiblichen Formen beinahe wie eine Karikatur unterstreicht.

Aber eine Patientin kann auch an Cellulitis leiden, wenn sie nicht dick ist. Die Cellulitis kann auf Nacken, Armen, Brustkorb und Brüsten, Bauch und Rücken auftreten, vornehmlich aber werden das Gesäß, die Schenkel, die Außenseite der Knie und das untere Drittel der Beine davon betroffen.

Von Damen, die Hosen tragen, wird sie als besonders unangenehm empfunden, wenn sie sich an den Hüften und an der Außenseite der Schenkel in Form einer „Reithose" zeigt.

Die von Cellulitis befallene Haut sieht aus, als wäre sie gepolstert; dieser Eindruck wird noch verstärkt, wenn sich die Muskeln der betroffenen Körperregion zusammenziehen oder man in die betreffende Hautstelle kneift. Letzteres ist im allgemeinen schmerzhaft, und manche Frauen klagen über eine mehr oder weniger starke spontane Sensibilität.

---

* „Gynoid" leitet sich vom griechischen Wort *Gyne* (Frau) ab; bei dieser Form der Fettleibigkeit beschränkt sich die Fettanhäufung auf den unteren Teil des Körpers, sie beginnt an den Hüften, während der obere Teil verschont bleibt und normale Proportionen hat.

Sie suchen den Arzt wegen solcher Beschwerden ebenso auf wie wegen der allzu starken Zunahme des Beckenumfanges.

Die Beschaffenheit der Cellulitis-Schäden ist noch zu wenig bekannt: es handelt sich um eine chronische Störung des Fettgewebes der Hypodermis, die von keinerlei Entzündung begleitet wird.

Wie sich die Cellulitis bildet

Die Bildung der Cellulitis scheint in drei Phasen vor sich zu gehen:

— Flüssigkeiten, die vom Blut und der Lymphe herkommen, dringen in das Bindegewebe mit den Fetteinschlüssen ein und drängen es auseinander. Gleichzeitig werden die Fettzellen, die sich in diesen Einschlüssen befinden, mit weiterem Fett beladen.

— Im Laufe der zweiten Phase saugen sich die Zellen mit Wasser voll und das Fasergewebe wuchert; auch die Wand der Blutgefäße selbst quillt über von Wasser, wodurch sich ihr Innenraum verkleinert und die Zirkulation behindert wird. Im Gewebe, das sich auf diese Weise erweitert und mit Wasser vollgesogen hat, verdichten sich ganz besondere Substanzen, die zur chemischen Gruppe der Polymere gehören (wie Plastik und Nylon), und bilden eine Gallertmasse, die die Bindegewebsfasern einzwängt.

— Schließlich erreicht die Verhärtung der Hypodermis ihren Höhepunkt; es kommt zu einer „Sklerose": Das erweiterte Fasergeflecht bildet breite, einander überschneidende Bänder, die in der Tiefe an den Muskelhüllen, an der Oberfläche an der Dermis festhängen; die stark angeschwollenen Fettzellen in den Maschen dieses Geflechts neigen dazu, hervorzutreten.

Das gepolsterte Aussehen dieser „Apfelsinenhaut", das sich bei der Muskelanspannung bemerkbar macht, ist bedingt durch das Anschwellen der Zellen und die gleichzeitige Verhärtung der Bindegewebsfasern.

Die Ursachen der Cellulitis

Zur Erklärung dieser Hautveränderungen kann man nur Hypothesen aufstellen.

Man hat Störungen in der Blutzirkulation der unteren Extremitäten als Grund angeführt; aber diese kommen oft unabhängig von Cellulitis vor. Das gleichzeitige Auftreten von Cellulitis und Krampfadern bedeutet nicht, daß zwischen diesen beiden ein Verhältnis von Ursache und Wirkung besteht.

Manche Ärzte sind der Meinung, daß es sich um eine Stase handeln könnte, das heißt um eine Verlangsamung der Zirkulation in den kleinen Kapillaren, die wiederum durch Haltungsschäden begünstigt werden könnte: Plattfüße, Hohlkreuz, ungenügender Tonus der Gesäßmuskeln.

Wahrscheinlich spielt auch die Sekretion von Hormonen eine Rolle, besonders des weiblichen Hormons, das die Wasserretention und den Blutandrang fördert; das ist aber nicht bewiesen. Sicher ist hingegen, daß die inneren Vorgänge, die zu Fettleibigkeit führen, nicht auch Cellulitis bewirken, denn Behandlungen, die in dem einen Fall wirksam sind, haben im anderen keinerlei Erfolg.

Anderseits kann man zwar gegen die Fettleibigkeit ankämpfen, indem man ihre Ursache behandelt, nicht aber gegen die Cellulitis, da ihre genaue Ursache weiterhin ein Geheimnis bleibt. Das erklärt die mehr als fragwürdige Wirksamkeit der zahlreichen Behandlungsmethoden, die man sich zur Heilung von Cellulitis ausgedacht hat; schon ihre Vielfalt erregt Verdacht. Einmal wird zur Kombination von lokaler und allgemeiner Behandlung geraten, dann wieder eine ausschließlich lokale Pflege empfohlen.

Was von innerlichen Behandlungen zu halten ist

Manche Ärzte sind Anhänger der innerlichen Behandlung; sie empfehlen Diäten (die nichts nützen, wenn nicht auch Fettleibigkeit vorliegt), Vitamine, Hormone, Anorexigene und harntreibende Mittel. Vitamine — von mir aus; sie sind unnötig, aber zumindest nicht gefährlich.

Hormone sind weniger harmlos; Östrogene sollen sogar eine verschlechternde Wirkung haben. So wird oft behauptet, daß die Pille, die Östrogene enthält, diesen ärgerlichen Nebeneffekt hätte. Das sagt sich leicht! Hunderte von Frauen verwenden nämlich diese Medikamente seit Jahren, ohne daß sie Auswirkungen dieser Art festgestellt hätten.

Manche Frauen leiden an einer Überproduktion von Follikelhormonen. Vor der Menstruation kommt es zu Wasserretention, die Brüste und der Bauch schwellen an, was mit einer gesteigerten Absonderung von Östrogen durch die Eierstöcke zusammenhängt; Frauen, die von Cellulitis *und* dieser Anomalie betroffen sind, können bei entsprechender Behandlung von letzterer geheilt werden. Die Cellulitis aber bleibt. Das dürfte jedoch nicht der Fall sein, wenn es zwischen der Überproduktion vov Follikelhormonen und Cellulitis einen Zusammenhang gäbe.

Das Schilddrüsenhormon (Thyroxin), das innerlich verabreicht wird, ist nicht wirksamer als bei der Behandlung von Fettleibigkeit; es ruft die gleichen Nebenerscheinungen hervor, wie Herzklopfen, Durchfall, Nervosität und Schlaflosigkeit sowie krankhaften Gewichtsverlust.

Die Cortison-Derivate sind eindeutig gefährlich. Sie sollen nur verwendet werden, wenn sie wirklich unerläßlich sind, was hier nicht der Fall ist.

Was ich über die Wirkung der harntreibenden Mittel und der Anorexigene bei Fettleibigkeit gesagt habe, gilt auch hier; ich will also nicht darauf zurückkommen. Ich möchte nur nochmals betonen, daß diese Medikamente mit äußerster

Vorsicht gehandhabt werden müssen, wenn man sich schon auf ihre Verwendung einläßt.

Äußerliche Behandlung

Letzten Endes kann man der Cellulitis zur Zeit eigentlich nur mit äußerlichen Behandlungsmethoden beikommen. Da keines der bekannten Medikamente eindeutige und unbestreitbare Erfolge bringt, verwendet man mehrere gleichzeitig, in der Hoffnung, dadurch die Chancen auf eine Heilung zu erhöhen. Manche dieser Cocktails enthalten sieben verschiedene Substanzen. Keine von ihnen wirkt Wunder. Das am meisten verwendete Gemisch besteht aus Chophythol, Enzymen und dem Schilddrüsenhormon.

Das Chophythol, ein leichtes harntreibendes Mittel, kann die Wassermenge reduzieren; von den Enzymen erhofft man die Auflösung der Gallertmasse, die die Bindegewebsfasern umschließt. Was das Thyroxin betrifft, so wirkt es sich bei lokaler Applikation und den geringen Mengen, die verabreicht werden, nicht so nachteilig aus wie bei der allgemeinen Anwendung. Es hat die Aufgabe, die Fette an den von der Cellulitis betroffenen Stellen aufzulösen.

Diese Mischungen werden mit Hilfe von subkutanen Injektionen oder elektrischen Verfahren verabreicht.

1. Behandlung mit Injektionen

Die Injektionen können mit einer langen Nadel gemacht werden, die man unter der Haut parallel zur Oberfläche immer weiter vorschiebt; die Flüssigkeit wird eingespritzt, während die Nadel eindringt. Diese Injektionen sind ziemlich schmerzhaft, und es empfiehlt sich, dem Medikamentengemisch ein Lokalanästhetikum beizumengen.

Man kann sie auch mit einer speziellen Vorrichtung verabreichen, die aus einer gewölbten Platte besteht, auf der achtzehn feine, vier bis acht Millimeter lange Nadeln angebracht sind. Die Flüssigkeit wird also durch achtzehn

Stiche gleichzeitig in die Hypodermis eingespritzt und verteilt sich gleichmäßig. Das ist sehr günstig; überdies ermöglicht es diese Methode, eine bestimmte Oberfläche auf einmal zu behandeln, wodurch der Patientin das unangenehme Gefühl erspart wird, das das Vorschieben der Nadel verursacht.

2. Ionisierung

Es gibt elektrische Apparate, mit denen die Medikamentenlösungen mit Hilfe von Strom, der zwischen zwei Platten hindurchgeleitet wird, eingeführt werden kann. Diese Methode heißt Iontophorese. Sie gewährleistet ebenfalls die gleichmäßige Verteilung der Medikamente auf der behandelten Zone; überdies ist sie völlig schmerzlos.

Ob nun Injektionen oder Iontophoresen angewendet werden: die Kuren dauern acht bis zehn Wochen und erfordern im allgemeinen zwei Sitzungen pro Woche. Das bedeutet für eine arbeitende Frau einen beträchtlichen Zeitaufwand.

3. Friktion

Für die Frauen, die nicht über so viel Zeit verfügen, gibt es eine Behandlung, die sie nach ärztlicher Vorschrift ruhig zu Hause durchführen können. Sie besteht darin, daß man die Haut mit einem Handschuh aus Roßhaar reibt, dadurch vorwärmt und dann mit der flachen Hand ein Schilddrüsenhormon-Präparat einmassiert, dem eventuell Enzyme beigemengt wurden. Für eine Kur sind dreißig bis vierzig Ampullen notwendig. Täglich wird eine eingerieben, an sechs Tagen in der Woche, an geraden Tagen auf der einen, an ungeraden auf der anderen Seite. Jenen Frauen allerdings, die auf ausgeklügelte Pflege, Ärztekittel und komplizierte Apparate Wert legen, wird diese Behandlung nicht sehr gefallen, da sie sie allein vornehmen müssen. Die Resultate sind aber ebenso gut wie diejenigen, die durch raffinierte Techniken erzielt werden; ihre Wirkung hält nicht länger, aber auch nicht kürzer an.

Eine Besserung stellt sich im allgemeinen nach etwa vierzehn Tagen ein und bleibt einige Monate, in besonders günstigen Fällen ein bis zwei Jahre sichtbar. Der Rückfall ist aber unvermeidlich; dann muß von neuem begonnen werden.

Man hat verschiedene Mittel ausprobiert, um die Wirkung dieser Kuren zu verstärken und die erzielten Resultate möglichst lange zu erhalten: Unter anderem wurden Versuche mit „Ultraschall" und „Reizströmen" unternommen, die den Kreislauf anregen und rhythmische Kontraktionen der Muskulatur in den behandelten Hautbezirken hervorrufen. Sie wirken tatsächlich, allerdings nur schwach.

Es ist jedoch sicher, daß eine Aktivierung der Muskulatur die Persistenz guter Resultate begünstigt.

Massage

Daher ist hier Massage angebracht, vorausgesetzt, daß sie richtig durchgeführt wird. *Brutale Handgriffe sind absolut verboten.* Ich bin entsetzt, wenn ich manchmal geschildert bekomme, wie das durch Cellulitis veränderte Gewebe angeblich durchgeknetet, in Wirklichkeit zerquetscht wird, wie bei einem Ringkampf! Auf diese Art entstehen Quetschungen und Blutergüsse, die eine gewöhnliche Cellulitis bloß verschlechtern; vor allem aber wird das Netz der Kapillargefäße in der Dermis geschädigt und deutlich sichtbar wie bei der Kupferrose.

Richtig durchgeführt (das heißt, durch leichtes Berühren, Reiben und Vibration) trägt die Massage dazu bei, die Apfelsinenhaut etwas zu glätten; außerdem verbessert sie die lokale Zirkulation, aktiviert den Abtransport der Zellabfälle und kräftigt die Muskulatur.

Sport

Nichts ist jedoch so wirksam wie die Aktivierung der Muskulatur durch Sport. Reiten ist besonders günstig. Aber es gibt Menschen, die sich vor Pferden fürchten oder nicht mehr das entsprechende Alter oder die Möglichkeit haben, einem Reitklub beizutreten. Ihnen wird man, wie den Fettleibigen, zu Spaziergängen raten, beziehungsweise zu einem rascheren Marsch, wenn möglich auf jedem Gelände; auch das Radfahren ist sehr empfehlenswert.

Als die Pariser während der Besatzungszeit ihre Stadt zu Fuß durchwanderten, sprach man kaum von Cellulitis.

Im Auto merkt man das nicht, aber Paris ist — wie viele andere Städte — hügelig. Es geht aber auch bergab, hält man mir entgegen. Das Bergabmarschieren haben wir vergessen. An die ansteigenden Straßen dagegen können wir uns sehr gut erinnern; vom Saint Lazare-Bahnhof zur Place Clichy, von der Place de la Concorde oder dem Trocadéro zur Place de l'Etoile zum Beispiel. Der verlassene Boulevard Saint-Germain schien endlos, wenn man auf ihm ging, ohne zu wissen, daß die Deutschen ihn soeben abgeriegelt hatten; wenn man dann begriff, daß sie einen abknallen würden, und daß nur eines zu tun blieb, nämlich weiterzulaufen, direkt zwischen den Maschinengewehrnestern, die sich an jeder Straßenkreuzung befanden, und zu hoffen, daß niemand auf die schlechte Idee kommen würde, zu schießen. Jetzt, dreißig Jahre später, sollte man annehmen, daß es weniger gefährlich sei und man dort seine Muskeln durch Radfahren stärken könnte. Aber leider, damit ist es nichts. Autos haben die automatischen Waffen ersetzt, und das Risiko ist gleich groß geblieben.

STRIAE (DEHNUNGSSTREIFEN)

Die Behandlung von Cellulitis ist immerhin noch denkbar, die von Dehnungsstreifen völlig unmöglich. Der Arzt ist immer sehr unglücklich, wenn er sich einer Situation gegenübersieht, der er in keiner Weise abhelfen kann. Sein Lebenszweck, nämlich Erleichterung und Heilung zu verschaffen, wird angesichts einer solchen Ohnmacht jedesmal aufs neue in Frage gestellt. So ist es traurig, einer jungen Frau, die wegen der schrecklichen Streifen auf ihrem Bauch betrübt ist, sagen zu müssen, daß man für sie nichts tun kann.

Bekanntlich ist die häufigste Ursache der Dehnungsstreifen die Schwangerschaft. Sie treten ungefähr ab dem sechsten Monat bei fünfundsiebzig Prozent aller werdenden Mütter auf, in Form von mehr oder weniger langen Streifen, die einen halben bis einen Zentimeter breit, fein und zerknittert, rosa oder lilafarben sind. Haben sie sich einmal gebildet, sind sie nicht mehr zu entfernen. Nur ihre Farbe verblaßt allmählich und geht ins Weiße über.

Die Streifen können aber auch während der Pubertät oder als Begleiterscheinung von schweren Infektionskrankheiten wie Typhus entstehen; und sie wurden auch bei Deportierten beobachtet.

Sie treten immer am Rumpf und am Ansatz der Gliedmaßen in Erscheinung. Auf den Brüsten teilen sie sich, von der Brustwarze ausgehend, strahlenförmig auf, während sie an Bauch und Hüften vertikal, an den Seiten und den Lenden horizontal und auf den Schultern schräg verlaufen.

Man weiß, daß sie durch ein Zerreißen der Fasern des elastischen Hautgewebes hervorgerufen werden; das erklärt, warum sie zerknittert und vernarbt aussehen, vergleichbar den Striemen von Rutenschlägen.

Im allgemeinen wird angenommen, daß dieses Leiden, das mit einer mechanischen Überdehnung der Haut in Zusammenhang steht, ausschließlich bei Frauen auftritt. Das ist ein zweifacher Irrtum. *Striae sind bei Männern nicht selten,* und die Haut eines jungen Menschen kann sich extrem dehnen, ohne daß die elastischen Fasern zerreißen. Dabei bilden sich Dehnungsstreifen gerade und vor allem bei jungen Menschen! Man hat allen Grund anzunehmen, daß sie durch die Einwirkung des von den Nebennieren ausgesonderten Cortisons entstehen; in der Tat steigert sich die Aktivität dieser Drüsen im dritten Abschnitt der Schwangerschaft ebenso wie während der Pubertät. Bei manchen Krankheiten, bei denen die Nebennieren zu viel Cortison produzieren, treten ebenfalls Striae auf, und auch Behandlungen mit großen Mengen von Cortison können sie hervorrufen. Diese Fülle übereinstimmender Symptome müßte zu denken geben.

Aber wenn man auch über die Vorgänge, die diese Streifen wahrscheinlich verursachen, Kenntnisse besitzt, so heißt das nicht, daß man sie heilen kann, denn die Schädigung des elastischen Gewebes ist nicht wiedergutzumachen.

Zerreißt ein Gummiband, dann werfen wir es weg und ersetzen es. Leider kann man mit den elastischen Hautfasern nicht ebenso verfahren. Selbst die plastische Chirurgie kann da nicht helfen. Wirksam wären einzig und allein Vorbeugungsmaßnahmen. Diese aber scheitern an bisher unüberwindlichen Hindernissen, denn die Sekretion der Nebennieren kann nur mit Cortison-Derivaten gestoppt werden. Diese aber sind gefährlich; es kommt also gar nicht in Frage, sie aufs Geratewohl zu verabreichen (weil sich vielleicht einmal Striae bilden könnten); und schon gar nicht während einer Schwangerschaft. Man hat auf keinen Fall das Recht, ein Risiko, das ausschließlich das Aussehen betrifft, durch ein anderes, viel größeres zu ersetzen.

Gynäkologen raten ihren Patientinnen gern zu regelmäßigen Massagen mit Präparaten auf der Basis von Vitaminen oder der Amnion-Flüssigkeit (das ist die Flüssigkeit, in dem der Embryo schwimmt; während der Geburt zerreißt die Amnion-Membran und die Flüssigkeit geht ab). Das kann zumindest nicht schaden...

STÖRUNGEN DER HAUTANHANGSGEBILDE

Es gibt insgesamt vier Hautanhangsgebilde:
— die Nägel und die Haare, die die Haut schützen und auch als Schmuck dienen;

— die Talgdrüsen, auf die ich schon ausführlich eingegangen bin, und die Schweißdrüsen.

Über die Nägel werde ich nichts sagen; die zahlreichen und komplizierten Schädigungen, die sie betreffen, können nur im Rahmen einer sehr spezialisierten Dermatologie erfaßt werden. Sie spiegeln oft den allgemeinen Gesundheitszustand wider. Ihr Aussehen, das ausschließlich in den Bereich der Maniküre fällt, stellt kein besonderes Problem dar.

Ganz anders verhält es sich mit der Schweißabsonderung und der Behaarung; diesbezügliche Störungen können die ebenmäßigste Gestalt und das hübscheste Gesicht in Mitleidenschaft ziehen.

DIE SCHWEISSABSONDERUNG

Alle Menschen schwitzen, und eine gewisse Transpiration ist für ein gutes Gleichgewicht im Organismus unerläßlich. In Zusammenhang mit den Fragen des Wasserhaushalts der Haut haben wir bereits festgestellt, daß die Ausscheidung des unsichtbaren Schweißes vierhundert bis sechshundert Gramm Wasser pro Tag ausmacht. Sie erfolgt ständig und ist wichtiger als die Wasserausscheidung durch die Lunge. Das beweist, *wie* bedeutsam sie ist.

Diese Ausscheidung ist immer gleichmäßig, außer es liegen besondere Umstände vor, wie Fieber, höhere Außentemperaturen und Aufregungen, die zu stärkeren oder schwächeren, länger oder kürzer anhaltenden Schweißabsonderungen führen. Solange sich die Transpiration in diesen normalen Grenzen hält, verursacht sie keine Unannehmlichkeiten. Bei manchen Menschen aber wird sie durch ihre besondere Stärke und ihren Geruch zum Gebrechen.

Obwohl es sich eigentlich um keine krankhafte Veränderung der Haut handelt, scheint es mir notwendig, der Transpiration einige Seiten zu widmen; die Kosmetik will nämlich dem Menschen dazu verhelfen, angenehm zu sein —

angenehm anzusehen, aber auch angenehm zu berühren und zu riechen; und der schönste Mensch kann unerträglich sein, wenn er schlecht riecht.

Das Problem der Schweißabsonderung steht außerdem in direktem Zusammenhang mit der Hautpflege, beziehungsweise der Hygiene im allgemeinen, auf die ich daher bei dieser Gelegenheit kurz eingehen will.

Die Schweißdrüsen

Es gibt zwei Arten von Schweißdrüsen: Drüsen, die auf der gesamten Hautoberfläche verteilt sind (davon gibt es etwa zwei bis drei Millionen); sie sind auf der Stirn, den Fußsohlen und den Handflächen besonders zahlreich; man hat 1.111 pro Quadratzentimeter gezählt.

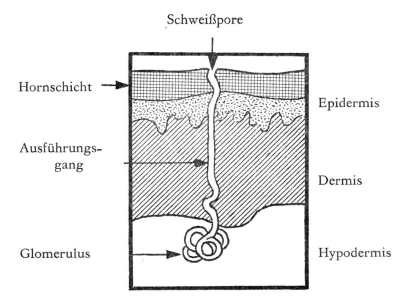

Aufbau einer Schweißdrüse

Der vom Glomerulus abgeschiedene Schweiß durchquert im Ausführungsgang die Lederhaut und die Epidermis und breitet sich auf der Hautoberfläche aus.

1. Die ekkrinen Drüsen

Man nennt sie, genauer, *ekkrine Schweißdrüsen*. Ihre Sekretionstätigkeit ist beim Mann stärker als bei der Frau und wird mit zunehmendem Alter bei beiden Geschlechtern schwächer. Sie sekretieren nicht alle gleichzeitig, sondern gruppenweise: Die Gruppe, die gerade gearbeitet hat, ruht sich aus, und die Nachbargruppe ersetzt sie.

Der Arbeitsrhythmus und die Anzahl der gleichzeitig tätigen Gruppen erhöhen sich bei Hitze, körperlicher Anstrengung und unter dem Einfluß von Gemütserregungen; auch die Erhöhung der Körpertemperatur um einen halben Grad bewirkt, daß sie sofort aktiver werden.

Bei der Gelegenheit möchte ich daran erinnern, daß bei Personen mit seborrhöischer Haut der Schweiß bei der Verteilung des Talgs eine Rolle spielt; dieser breitet sich um so schneller aus, je feuchter die Hautoberfläche ist; außerdem erscheint eine Haut, auf der wenig Talg und viel Schweiß ist, fetter als eine, die mit viel Talg und wenig Schweiß bedeckt ist.

2. Die apokrinen Drüsen

Neben den ekkrinen Drüsen gibt es unter den Armen, im Genitalbereich, im Nabel und auf den Brustwarzen eine andere Art von Schweißdrüsen, die „apokrinen Drüsen", die sich von ersteren in jeder Hinsicht unterscheiden.

Die mit bloßem Auge unsichtbare Pore, durch welche die ekkrinen Drüsen den Schweiß an die Hautoberfläche befördern, ist nicht identisch mit der Pore der Talgdrüsen. Jede apokrine Drüse hingegen mündet in einen Haarfollikel, so daß sich ihr Sekret durch dieselbe Pore entleert wie der Talg. Der ekkrine Schweiß rinnt in Tropfen, der apokrine Schweiß in Form eines milchig-klebrigen Sekrets, das fest wird, wenn es trocknet.

Während die ekkrinen Drüsen schon beim Kind vorhanden sind, entwickeln sich die apokrinen Drüsen erst im Laufe der Pubertät. Bei der Frau sind sie zahlreicher als beim Mann, und ihre Sekretionstätigkeit setzt früher ein; sie nimmt vor der Menstruation zu und während der Schwangerschaft ab.

Schließlich reagieren die apokrinen Drüsen stärker auf nervöse, sexuelle oder psychische Reize als auf Temperaturschwankungen. Der Reiz wirkt sich innerhalb von fünfzehn Sekunden aus; nach der Schweißabsonderung aber ruhen diese Drüsen und können mehrere Stunden hindurch ihr Sekret nicht ausscheiden.

Bei stark schwitzenden Menschen sind die apokrinen Drüsen von geringer Bedeutung. Selbst in den Achselhöhlen, wo sie zahlreich vorhanden sind, wird das Sekret, das den Ärmeleinsatz verunziert, von den ekkrinen und nicht den apokrinen Drüsen ausgesondert.

Für manche Leute wird die Transpiration zu einem unerträglichen Alptraum. Ihre Hände sind nicht feucht, sondern naß. Alles, was sie angreifen, wird schmutzig oder rostig; für zahlreiche Tätigkeiten wie die Schneiderei, die Lederwarenerzeugung, das Uhrmacherhandwerk, die Buchbinderei oder das Planzeichnen sind sie ungeeignet.

Menschen mit schwitzigen Händen haben im allgemeinen auch Schweißfüße; ihre Socken und Schuhe sind von Schweiß durchtränkt. Ihre ständig feuchte Epidermis wird fahl und schwammig und sieht entzündet aus. Von einem Moment auf den anderen triefen diese Unglücklichen von Kopf bis Fuß vor Schweiß, so stark, daß sie sich mit einem Handtuch abtrocknen müssen. Andere schwitzen nur an bestimmten Stellen, immer an denselben; etwa am Kiefer oder an einer Gesichtshälfte, wenn sie kauen.

Dabei kann man noch von Glück sprechen, wenn diese „Hyperidrose" nicht von Gerüchen begleitet wird. Manchmal entwickelt sich ein regelrechter Gestank, besonders an den Füßen, in den Achselhöhlen und zuweilen in der Leistengegend.

Er entsteht aufgrund der Zerfallserscheinungen der durch die Feuchtigkeit ausgelaugten und aufgeweichten Epidermis. Dieser Zerfall wird von Mikroorganismen bewirkt, die normalerweise auf der Hautoberfläche leben.

Man darf diesen Geruch, der immer widerwärtig ist, nicht mit dem des apokrinen Schweißes verwechseln. Dieser riecht ebenfalls, im Prinzip bei Rothaarigen stärker als bei blonden und dunkelhaarigen Menschen. Bei Negern ist er deutlicher spürbar als bei Weißen. Aber apokriner Schweiß stinkt nur, wenn er von Mikroorganismen zersetzt wird. Normalerweise ist sein Geruch nicht unangenehm. Psychologische Studien zeigen, daß er sogar eine gewisse Rolle bei der sexuellen Anziehung spielt. So gesehen, läßt sich über die übertriebene Verwendung desodorierender Mittel und Parfums streiten.

Hier wie überall gilt es, einen Mittelweg zu finden; den Körper kann man nicht wie ein Nahrungsmittel behandeln, das, in eine Plastiktüte verpackt, garantiert aseptisch und konsumgerecht zum Verkauf angeboten wird. Im Prinzip genügt die regelmäßige und elementare Körperpflege, die darin besteht, den ganzen Körper einmal täglich mit einer guten weißen Seife zu waschen.

Manchen mag es unsinnig erscheinen, daß ich das betone. Aber sie haben nicht gesehen, was wir Ärzte nur allzuoft sehen, nämlich, wie schmutzig Menschen sein können. Es ist kaum zu glauben! Ich meine keineswegs die Unsauberkeit von unterstandslosen Bettlern, die man mit einer Bürste blankscheuern muß, wenn sie im November ins Krankenhaus kommen, um da den Winter zu verbringen. Auch nicht die provokante Unreinlichkeit mancher Hippies, die glauben, auf diese Weise ihre Verachtung für die Gewohnheiten der bürgerlichen kapitalistischen Gesellschaft zum Ausdruck bringen zu können. Ich meine schlicht und einfach die Unsauberkeit von Leuten, die eine Badewanne besitzen.

Laut einer vom Büro für Städtebau durchgeführten Zählung sind fünfunddreißig Prozent aller französischen

Wohnungen mit einem Badezimmer ausgestattet. Man sollte also annehmen, daß fünfunddreißig Prozent aller französischen Familien sich regelmäßig waschen, da sie die Möglichkeit dazu haben. Das ist eine optimistische Sicht des Problems. Es gibt keine Zählung, die darüber Auskunft gibt, wie viele dieser Badezimmer tatsächlich benützt werden. Aber die Geschichten von Badewannen, die als Kohlen- oder Gemüselager dienen, sind kein Witz.

Wie alle meine Kollegen weiß ich aber genau, daß die Körperpflege gern durch die Verwendung desodorierender Mittel ersetzt wird, und daß der scheinbaren Frische eines raffiniert geschminkten Gesichtchens ebensowenig zu trauen ist wie der Sauberkeit elegant lackierter Nägel. Entfernen Sie nur ja nicht den Lack, wenn Sie nicht schwarz umrandete Nägel entdecken wollen, die offenbar noch nie mit einer Bürste in Berührung gekommen sind. Versuchen Sie ja nicht, ein Make-up abzuwaschen, schauen Sie nicht die Ohren an, heben Sie nicht das Haar hoch, außer Sie lieben starke Kontraste; es gibt Nacken, die so schmutzig sind, daß man mit einem in Alkohol getauchten Wattebausch auf ihnen zeichnen kann.

Alle Familienmütter wissen, daß ein Jugendlicher von vierzehn, fünfzehn Jahren dem Wasser entschieden feindlich gegenübersteht. In diesem Alter wäscht man sich nur, wenn dies unvermeidlich ist. Das ist aber noch kein Anlaß zur Besorgnis. Sobald einmal ein Mädchen auftaucht, dem der Junge gefallen will, verliert sich im allgemeinen auch seine Wasserscheu.

Dauert sie aber an, ist sie dem sehr ähnlich, was Psychologen infantile Regression nennen, das heißt, einem Zustand, der dadurch charakterisiert ist, daß Erwachsene Haltungen nicht aufgeben, die in der Kindheit ganz normal, später jedoch völlig abnormal sind.

Unsauberkeit ist nicht nur ein hygienisches Problem, sie ist Ausdruck einer Geisteshaltung. Die Römer sagten: *Mens sana in corpore sano* — „Ein gesunder Geist in einem gesunden Körper". Ich kann mir einen gesunden, ausgeglichenen Geist bei einem schmutzigen Menschen nur schwer vorstellen. In gewissem Sinn ist Schmutz Mangel an Respekt vor sich selbst und demnach auch vor den anderen, denn um die anderen zu respektieren, muß man zunächst sich selbst respektieren.

Man wird vielleicht sagen, ich übertreibe. Allen, die mir nicht glauben, empfehle ich, früh am Morgen einen Rundgang durch einen Krankensaal mit etwa dreißig Betten zu machen — in öffentlichen Krankenhäusern gibt es leider noch solche Räume —, wenn möglich in einer Frauenabteilung, und einzuatmen... ganz vorsichtig. Sie werden begreifen, was ich meine. Das ist sehr aufschlußreich, und zugleich ein ziemlich allgemeingültiges Beispiel. Man wird mir entgegenhalten, daß es sich um ein Krankenhaus handelt. Das hat nichts zu bedeuten; man kann sich waschen, selbst wenn man krank ist und im Krankenhaus liegt!

Es gibt in allen Krankenhäusern Duschräume. Sie dienen im allgemeinen als Rumpelkammern, denn niemand kommt auf die Idee, sie zu verwenden. Der wunderbare Duschraum, der vor ein paar Monaten in einem der schönsten und modernsten Krankenhäuser von Paris eingerichtet wurde, ist bereits unzugänglich und unbenutzbar. Die Wahrheit ist sehr einfach: Man wäscht sich im Krankenhaus nicht mehr als zu Hause.

Hier ein charakteristisches und allen Dermatologen wohlbekanntes Beispiel: Manche Ausschläge auf den Händen stehen mit krankhaften Veränderungen zwischen den Zehen in Zusammenhang. Daher muß der Dermatologe nach Untersuchung der Hände gezwungenermaßen auch die Füße des Patienten anschauen. Ich sage gezwungenermaßen, denn er würde gern darauf verzichten.

Der Patient, der gekommen ist, um seine Hände untersuchen zu lassen, hat diese natürlich gewaschen; im allgemeinen wäscht man den Körperteil, den man dem Arzt zeigen muß. Aber er hat nicht angenommen, daß er die

Schuhe wird ausziehen müssen. Er zögert also einen Augenblick, bevor er schließlich seine Füße herzeigt; entweder mit gleichgültiger Miene, oder mit der Bemerkung, er habe gerade einen langen Fußmarsch hinter sich... selbst wenn es erst neun Uhr früh ist. In sechs von zehn Fällen, und ich übertreibe keineswegs, bekommt der stoische Arzt die Haut überhaupt erst zu sehen, nachdem er sie gründlich gereinigt hat. Dabei dauert das seine Zeit, bis sich zwischen den Zehen einer Büroangestellten, einer Verkäuferin oder einer Studentin, eines Beamten, eines Kaufmanns oder eines Generaldirektors „Kügelchen" bilden. Und außerdem überraschen sie bei solchen Leuten doch mehr als bei einem Landarbeiter oder Stallknecht. Die haben zumindest eine Entschuldigung dafür!

Einer meiner befreundeten Kollegen erzählte mir zu diesem Thema eine köstliche Anekdote; sie ist um so köstlicher, als sie völlig authentisch ist. Eines Tages kommt ein Mann zu ihm, der über allgemeines Unwohlsein, besonders aber über wachsende Nervosität und Reizbarkeit klagt. Er ist Ingenieur und teilt sein Büro mit einem Kollegen, der während der Arbeitszeit ihm gegenüber sitzt. Diesen Kollegen macht er für sein Unbehagen verantwortlich. Er ist ihm ein Dorn im Auge, er kann ihn nicht mehr sehen und erklärt dazu: „Wissen Sie, Herr Doktor, dieser Kerl ist unglaublich; er ist so schmutzig, daß er zwischen den Fingern hat, was andere zwischen den Zehen haben!"

Noch wichtiger als Schönheit und Verschönerung ist Hygiene. Hautpflege bedeutet nicht nur, sichtbare Körperstellen mit entsprechenden Kosmetika gesund zu erhalten und hübsch herzurichten. Sie besteht zunächst im Reinigen der sichtbaren und unsichtbaren Teile des Körpers.

In unserem Jahrhundert der Verschmutzung wirken sich die Verunreinigungen nicht nur auf Flüsse und Meere aus. Sie schaden auch der Haut. Die regelmäßige Reinigung ist daher für die Gesunderhaltung der Epidermis ebenso unerläßlich

wie die Anwendung ausgleichender und schützender Cremes.
Dazu bedarf es keiner speziellen Mittel. Selbst diejenigen, die sich nicht waschen, wissen, daß Wasser und Seife genügen. Das Thema Seife ist unerschöpflich; wichtig ist jedenfalls, niemals billige Seifen zu verwenden, die schlecht neutralisiert sind und daher die Haut reizen.

Die beste Pflege für eine normale Haut bleibt die klassische weiße Kernseife. Ist aber die Epidermis sehr ausgetrocknet, sind besonders fette Seifen vorteilhaft; entweder pharmazeutische „Riegel" oder flüssige Präparate, die „Lipoproteine" enthalten und die chemischen Grundbestandteile der Hornschicht der Hypodermis schonen.

Diese Riegel und flüssigen Seifen können Männer, die besonders schmutzige Arbeiten ausführen, auch zur Gesichtswäsche verwenden. Ansonsten genügt es, das Gesicht nach dem Rasieren mit viel kaltem Wasser und einem Waschlappen zu waschen. Das kalte Wasser ist überdies eine ausgezeichnete, durchblutungsfördernde After-Shave-Lotion.

Wie bereits erwähnt, ist die Gesichtshaut der Frau viel empfindlicher als die des Mannes und sollte niemals mit Seife gereinigt werden. Manchmal führt man mir das Beispiel der fünfundachtzigjährigen Großmutter an, die sich ihr Leben lang das Gesicht morgens und abends mit Seife gewaschen hatte, und dennoch eine Haut hat, die alle bewundern. Ich bestreite nicht, daß das möglich ist. Manche haben eben besonderes Glück. Aber solche Fälle sind die Ausnahme, die die Regel bestätigen; und die Regel ist, daß es sich wenig Frauen erlauben können, das Gesicht lange Zeit so zu behandeln. Eine gute Gesichtsmilch, richtig angewandt, garantiert eine ebenso gute Reinigung wie Seife, und es ist sinnlos, sich unnötigen Gefahren auszusetzen.

Nach dem Waschen ist das sorgfältige Abtrocknen der Haut wichtig, besonders der Hautfalten im Bereich unter den Brüsten, in der Leistengegend, unter den Armen und zwischen den Zehen; so wird das Auslaugen des Gewebes vermieden, das das Wuchern von Mikroorganismen fördert.

Es ist empfehlenswert, diese Stellen anschließend noch einzupudern; in den Falten hält sich nämlich die Feuchtigkeit, und sie kann durch Puder absorbiert werden.

Die Benützung desodorierender Mittel, sogenannter „Deodorants", ist dann günstig, wenn Gefahr besteht, daß die Feuchtigkeit in den Falten die Vermehrung von Mikroorganismen hervorruft. Sie haben auf die eigentliche Schweißabsonderung, deren Behandlung Sache der Medizin oder der Chirurgie ist, keine Wirkung; wohl aber verhindert das Antiseptikum, das sie enthalten, diese Gärungen, indem es die dafür verantwortlichen Mikroorganismen zerstört. Manchmal, wenn auch nicht sehr häufig, rufen Deodorants allergische Reaktionen hervor, die sich durch Rötungen und Juckreiz äußern; wenn das der Fall ist, muß man sofort aufhören, sie zu benutzen.

Diese Grundregeln der Körperpflege sind für alle gültig und ausreichend. Es ist für die Haut ebenso schlecht, weitere Vorschriften hinzuzuerfinden, wie die erwähnten zu vernachlässigen; der Reinlichkeitsfanatiker, der sich zweimal am Tag wäscht, zu starke Körperpflegemittel verwendet, sich bedenkenlos mit einem Luffahandschuh abschrubbt und mit Alkohol besprengt, kann seine Haut schneller ruinieren als der Schmutzfink, der sich nie wäscht. Natürlich muß man die Haut reinigen; man darf aber nicht übertreiben, und vor allem nicht die schützende Hornschicht verletzen.

So gesehen, sind Schaumbäder problematisch; das sind Extravaganzen, die man sich eventuell von Zeit zu Zeit erlauben kann, aber man sollte sich davor hüten, sich von dem üppigen weißen Schaum, diesem Symbol der Sauberkeit, verführen zu lassen... Nach diesen Bädern ist es niemals notwendig, die Badewanne zu reinigen oder den Installateur zu rufen, damit er ein verstopftes Rohr repariert; alles ist sauber, ordentlich, blankgescheuert, glatt, strahlend... auch die Haut, der das weniger gut bekommt.

DIE BEHAARUNG

Als ich einleitend die verschiedenen Teile der Haut beschrieb, habe ich das Thema Behaarung nur kurz gestreift, um nicht ein ohnedies trockenes Kapitel noch langweiliger zu gestalten. Jetzt aber will ich darauf zurückkommen, denn wenn man die Funktion dieses wichtigen Anhangsgebildes der Haut verstehen möchte, ist es erforderlich, einiges über seine Struktur zu wissen.

Die Struktur der Haare

Die Haare bestehen wie die Zellen der Hornschicht der Epidermis aus Keratin. Sie sind in der Haut verwurzelt, im Innern einer Tasche, die dem Finger eines Handschuhs gleicht, dem „Follikel". Die Wand dieser Tasche wird von der Epidermis gebildet, die sich faltet und bis zur Hypodermis hinabreicht. Der obere Teil des Follikels, der der Hautoberfläche am nächsten ist, bildet einen Kanal, den „Follikelkanal", in dem das Haar frei beweglich ist; diesen Teil des Haars nennt man den „Schaft". Der Kanal der Talgdrüsen mündet in den Follikelkanal, so daß der Schaft des Haars durch dieselbe Pore an die Oberfläche herausragt, durch die der Talg abgesondert wird; auf diese Weise werden die Haare direkt eingefettet.

E.: Epidermis (mit Hornschicht: H.s., diese faltet sich im Follikeltrichter und zeigt die Tendenz, ihn zu verstopfen).
D.: Dermis (mit Blutgefäßen: B. und Bindegewebsfasern: B.f.).
Hd.: Hypodermis (mit Fettzellen: F.z.).
Sch.: Schaft des Haars (H.), der durch den Follikeltrichter (F.t.) an die Hautoberfläche dringt.
W.F.k.: Wand des Follikelkanals (F.k.), gebildet durch die handschuhfingerartige Faltung der Epidermis, die bis in die Hypodermis hinabreicht.
Z.: Haarzwiebel.
T.d.: Talgdrüse mit Kanal (T.d.k.), der im Follikelkanal mündet.

Schnitt durch den Follikelkanal mit Haar und Talgdrüse

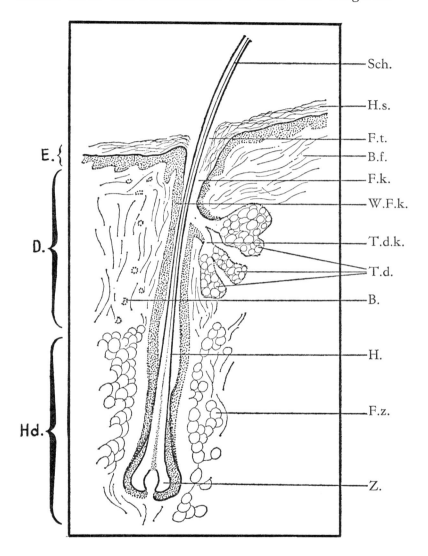

Im unteren Teil des Follikels bilden die Follikelwand und das Haar eine Einheit. Dieser Teil stellt die Haarwurzel dar, deren unterstes Ende verdickt ist und „Zwiebel" heißt. Die Haare sind keine gewöhnlichen Fäden. Sie sind vielmehr sehr kompliziert gebaut; vereinfacht dargestellt, bestehen sie aus einer Mark- und einer Rindenschicht. Sie enthalten weder Nerven noch Blutgefäße, und schon gar nicht irgendeinen „Saft". Manche behaupten, daß bei stumpfem Haar, das keinen Halt mehr hat, der „Saft" durch die Spitzen entweiche; wolle man dieses „Entweichen" unterbinden und das Haar stärken, genüge es, die Spitzen abzusengen. Das ist eine hübsche Geschichte; doch leider purer Unsinn.

Die Verschiedenheit der Haare

Die Haare sind sehr zahlreich und bedecken mit Ausnahme der Handteller und der Fußsohlen fast die gesamte Hautoberfläche.

Je nach Rasse und Person ist das Haar sehr unterschiedlich. Die Unterschiede betreffen Menge, Form und Farbe. Manche Haare sind sehr fein und sehr kurz und wurzeln nicht tief in der Haut; sie bilden einen Flaum. Andere sind stark und tiefverwurzelt; das sind die Terminalhaare, die so heißen, weil sie eine Entwicklungsstufe erreicht haben, die sie nicht mehr überschreiten können.

Es gibt glatte, gewellte und gekräuselte Haare; ob blond, braun, schwarz oder rot — alle neigen dazu, die Farbe zu verlieren oder weiß zu werden; dies geschieht zu einem früheren oder späteren Zeitpunkt, auf jeden Fall jedoch gegen das Lebensende zu.

Es gibt drei Arten von Terminalhaaren:
— Die von Kindheit an bei Knaben und Mädchen vorhandenen: Kopfhaar, Augenbrauen und Wimpern;
— Die Haare, die beide Geschlechter aufweisen, die sich aber erst in der Pubertät bilden: Achselhaare, die Schamhaare

in Form eines Dreiecks, dessen Spitze auf das Geschlechtsorgan hin gerichtet ist, Behaarung der Beine und Vorderarme;
— Schließlich jene Haare, die für das männliche Geschlecht typisch sind, also von der Sekretion des männlichen Hormons abhängen, und sich normalerweise bei der Frau nicht entwickeln: Schnurrbart, Bart, Backenbart, Behaarung der Ohren und des Nasenrückens, Haarkranz um die Brustwarzen herum, Brustbehaarung, die sich manchmal bis auf die Schultern und den oberen Teil des Rükkens ausdehnt, mehr oder minder breiter Haarstreifen zwischen Nabel und Scham, Haarbüschel in der Mitte des Gesäßes, auf der Rückseite der Schenkel, auf dem Handrücken und den Füßen.

Das Leben der Haare

Die Haare entwickeln sich im Laufe des Lebens zyklisch: Sie wachsen während einer bestimmten Periode, während jener die sie produzierenden Zellen in der Wurzel besonders aktiv sind. Dann hört diese Aktivität plötzlich auf. Aber das einzelne Haar fällt nicht sofort aus, sondern bleibt in der Tiefe fixiert, bis zu dem Zeitpunkt, da das neue Haar, das bestimmt ist, es zu ersetzen, es aus dem Kanal verdrängt, nach dem Prinzip „Platz da, jetzt komme ich".

Die Gesamtdauer des Wachstumszyklus' der Haare ist je nach Körperbereich verschieden: Bei den Augenbrauen und Wimpern dauert er 140 bis 150 Tage; 7 bis 11 Monate, ja manchmal sogar 36 Monate beim Bart; 200 Tage bei den Achselhaaren. Am längsten ist der Zyklus beim Kopfhaar: Man schätzt seine Dauer auf 4 oder 5, ja sogar auf 7 Jahre.

Innerhalb dieses Zyklus' ist die Wachstums- und Ruheperiode von einem behaarten Bezirk zum anderen ebenfalls verschieden. So sind zum Beispiel die Wachstums- und Ruheperiode der Schamhaare der Frau gleich lang; die eine dauert

11 bis 18, die andere 12 bis 17 Monate. Wimpern und Augenbrauen hingegen haben die sehr kurze Wachstumsperiode von 30 bis 40 Tagen und die sehr lange Ruhepause von 105 Tagen. Für das Kopfhaar gilt das Gegenteil; hier ist die Ruheperiode von ungefähr 2 bis 3 Monaten sehr kurz im Vergleich zur aktiven Phase.

Während der heißen Jahreszeit, von Juni bis Oktober, wachsen die Haare rascher. Deshalb müssen sich Männer im Sommer oft zweimal am Tag rasieren, um salonfähig zu sein, während sonst eine Rasur pro Tag genügt.

Auch das Geschlecht wirkt sich auf die Entwicklung der Haare aus. Die Haare der Frau wachsen viel rascher als die des Mannes (bei der Frau sind es 10,2 bis 10,8 Millimeter im Monat, beim Mann 9,3 bis 10,2 Millimeter im Monat). Die Wachstumsgeschwindigkeit nimmt mit dem Alter ab; zwischen dem 15. und dem 30. Lebensjahr ist sie am größten; zwischen dem 50. und dem 60. Lebensjahr wird sie bedeutend langsamer; die Bart- und Achselhaare allerdings wachsen erst ab dem 65. Lebensjahr langsamer. Die Wachstumsgeschwindigkeit der Augenbrauen und Schamhaare ist das ganze Leben hindurch konstant.

Was den Einfluß der Jahreszeiten auf den Ausfall der Körper- und Kopfhaare anlangt, so konnte er beim Menschen niemals wissenschaftlich belegt werden, im Gegensatz zu den Beobachtungen in der Tierwelt. Zur Zeit nimmt man sogar an, daß der Haarausfall im Laufe des Jahres in ziemlich regelmäßigem Rhythmus erfolgt.

Diese verschiedenen Angaben beantworten einige der Fragen, die man immer wieder und von immer mehr Menschen hört, die wegen ihrer Behaarung im allgemeinen und wegen ihres Kopfhaars im besonderen besorgt sind.

Es zeigte sich, daß zwischen dem Haarausfall und seiner Ursache niemals ein direkter Zusammenhang besteht. Oft sagt mir ein Patient: „Herr Doktor, vor etwa vierzehn Tagen habe ich eine Magenverstimmung gehabt, und seither fallen mir die Haare aus."

Nun, das ist purer Zufall; zunächst einmal hat eine Magenverstimmung noch bei niemandem Haarausfall bewirkt, übrigens ebensowenig wie eine Überbelastung der Leber! Und selbst wenn dem so wäre, hätte der Haarausfall erst nach acht bis zwölf Wochen, durchschnittlich nach zehn Wochen, eingesetzt. So lange dauert die Ruhepause, die der Austreibung des verurteilten Haars durch seinen Nachfolger vorangeht. *Liegt abnormer Haarverlust vor, dann muß man seine Ursache in einem zwei bis drei Monate zurückliegenden Vorfall suchen.*

Aufgrund dieser Angaben sollte man nicht als Störung ansehen, was lediglich normale Entwicklung ist, und sich zum Beispiel nicht aufregen, wenn nach dem Klimakterium das Haar nicht so rasch wächst wie früher; das bedeutet nicht, daß das Haar krank ist oder man zu viele Haare verliert; es handelt sich vielmehr um eine ganz normale, bei allen feststellbare Erscheinung.

Veränderungen des Haarkleids, egal ob es um Körper- oder Kopfhaare geht, wirken sich stets auf das Aussehen aus; gleichzeitig sind sie alle im engeren Sinn des Wortes Erkrankungen. Zwei davon sind geradezu öffentliche Angelegenheiten; ich will damit sagen, daß sie durch ihre Häufigkeit und Wirkung auf die von ihnen betroffenen Menschen zu einem wahrhaft einträglichen Geschäft geworden sind, bei dem Unwissenheit und Dummheit mit Scharlatanerie unverschämtester Art wetteifern.

Es handelt sich um übermäßig starken Haarwuchs, den man „Hirsutismus" nennt, und um Haarausfall, den man als „Alopezie" oder „Kahlköpfigkeit" bezeichnet.

HIRSUTISMUS

Hirsutismus nennt man, wie erwähnt, den übermäßigen Haarwuchs. Beim Mann handelt es sich lediglich um eine Verstärkung der normalen Behaarung, nicht um eine Krankheit, *bei der Frau hingegen handelt es sich immer um eine Anomalie.*

Hirsutismus beim Mann

Manche Männer sind von den Schultern bis zu den Füßen von einem richtigen Fell bedeckt, vorn und hinten. Sie gelten in der volkstümlichen Vorstellung als besonders männlich, sind es aber in Wirklichkeit nicht unbedingt; Kollegen und ich werden oft von jungen Männern aufgesucht, die für Damen nicht das Interesse haben, das man ihnen gewöhnlich entgegenbringt; und da sie von der Natur mit einem Pelz ausgestattet wurden, der ihrem Geschmack nicht entspricht, möchten sie davon befreit werden.

Aber abgesehen von solchen Einzelfällen kann Hirsutismus bei Männern auch sonst sehr unangenehm sein. Als ich als Assistenzarzt arbeitete, war der Vorstand der Abteilung ein außergewöhnlich behaarter Bursche, der zu allem Überfluß auch noch unglaublich kurzsichtig war. Eines Tages begann er zu klagen, daß es ihn überall jucke; er jammerte wohl zwei bis drei Wochen, aber bekanntlich trägt der Schuster die schlechtesten Schuhe, und niemand schenkte ihm besondere Beachtung. Außerdem: Ein Dermatologe, der sich kratzt, das wirkt nicht seriös. Eines Tages beschlossen wir jedoch einzugreifen. Feierlich trugen wir ihn in den Untersuchungsraum und zogen ihn aus. Kein Äskulapjünger hat wohl je auf einem Menschen eine solche Ansammlung von Filzläusen gesehen, jenen Läusen, die mit Vorliebe in den Schamhaaren schmarotzen. Heute behandelt man sie ganz einfach mit D.D.T. Damals pflegte man graue Quecksilbersalbe einzureiben. Wir mußten unseren Freund von Kopf bis Fuß rasieren. Mit den abrasierten Haaren hätte man ein Kissen füllen können. Als die Haare dann nachwuchsen, juckte es den Unglücklichen wochenlang. Außerdem machten wir uns noch Monate hindurch über ihn lustig...

Hirsutismus bei der Frau

Bei der Frau bringt die Behaarung im allgemeinen wirkliche Probleme mit sich; entweder ist sie nämlich tatsächlich zu stark behaart oder sie bildet sich ein, es zu sein. Letzteres ist keineswegs das geringere Problem, denn für die Frau selbst ist nichts gefährlicher, als sich so etwas in den Kopf zu setzen. Das Risiko, daß sie sich durch unangebrachte Maßnahmen selbst eine „Hypertrichose" zuzieht, ist nämlich groß.

Die „Hypertrichose" ist eine ausschließlich bei Frauen auftretende Krankheit, die sich in einer abnormen Entwicklung der Terminalhaare äußert, und zwar an einer an sich unbehaarten Stelle, auf der sonst nur feiner Flaum zu finden ist. Während es nämlich ganz normal ist, daß Wangen und Oberlippe von einem solchen Flaum bedeckt sind, stellen Haare an diesen Partien eine Anomalie dar.

Die „Hypertrichose" kann lokal auftreten, auf haarigen Muttermalen etwa, oder diffus sein. Sie kann angeboren sein; manche Kinder haben auf den Vorderarmen einen dichten und wolligen Flaum, der weiter nicht besorgniserregend ist, da er mit zunehmendem Alter verschwindet. Oder sie entwickelt sich im Laufe des Lebens, bedingt durch innere oder äußere Ursachen.

Äußere Ursachen der Hypertrichose

Es gibt zwei Arten äußerer Ursachen: Behandlungen auf der Basis männlicher Hormone sowie die mechanische Epilation.*

1. Die Wirkung des männlichen Hormons

Bei gynäkologischen Beschwerden werden oft männliche Hormone oder deren Derivate empfohlen. Es ist üblich, diese

---

* Man unterscheidet drei Arten der Epilation: die mechanische, mit Pinzette oder flüssigem Harz; die chemische mit Enthaarungscremes; die elektrische durch Koagulation der Haarwurzel.

Hormonart bei Fibromen zu verabreichen, bei zu starker und schmerzhafter Menstruation, oder wenn die Brüste anschwellen und sich gleichzeitig harte, fühlbare Zysten bilden. Falls Frauen, die damit behandelt werden, eine *Anlage* zur Hypertrichose haben, wird sich ihre Behaarung verstärken, besonders am Kinn und an der Oberlippe, wo sich der Flaum in Haare verwandelt. Natürlich reagieren nicht alle Frauen so, und manche können ohne weiteres, auch über einen längeren Zeitraum hinweg, mit männlichen Hormonen behandelt werden, ohne daß verstärkter Haarwuchs auftritt. Aber solange man eine solche Behandlung nicht ausprobiert hat, kann man ihr Resultat nicht voraussagen, und es ist besser, sie bleibenzulassen.

2. Die Auswirkungen der mechanischen Epilation
Werden die Beine mit flüssigem Harz enthaart, kann ebenfalls keine Hypertrichose entstehen. Ja die wiederholte Epilation bewirkt auf lange Sicht sogar das völlige Verschwinden der Haare.

Aus unbekannten Gründen wirkt sie sich im Gesicht ganz gegenteilig aus; die mechanische Epilation ist eindeutig der Hauptgrund für Hypertrichose an Kinn und Oberlippe. Und die Verwendung von flüssigem Harz, das keinen Flaum verschont, zieht dabei viel schlimmere Folgen nach sich als der Gebrauch einer Pinzette.

Die Zahl jener Frauen, die mehrere Jahre hindurch die mechanische Epilation anwenden und dann einen richtigen Schnurrbart und harte, spitze „Borsten" haben, nimmt immer mehr zu.

Das Drama spielt sich in fünf Akten ab:
Erster Akt: Marie-Chantal betrachtet sich bei grellem Licht oder in ihrem Vergrößerungsspiegel (der die Wahrheit entstellt, indem er sie übertreibt) eingehend und stellt einen leichten Schatten auf ihrer Oberlippe fest. Wäre sie blond, hätte sie ihn nicht einmal bemerkt; sie ist aber sehr dunkel. Eigentlich ist kaum etwas zu sehen, nur von be-

stimmten Blickwinkeln aus eine Andeutung von Flaum.

Zweiter Akt: Sie geht zu ihrer Kosmetikerin und bittet um Rat. Diese ist voll guter Absichten und völlig ahnungslos; ohne Zögern und mit Bestimmtheit sagt sie: „Das werden wir schon hinkriegen", und im Nu hat sie ein wenig Harz erwärmt, geschickt aufgetragen und den ekelhaften Flaum mit sicheren und genauen Handbewegungen entfernt. „So! Das wär's, das ist ja ganz einfach! Schauen Sie, wie schön glatt und sauber jetzt Ihre Lippe ist..."

Dritter Akt: Drei Wochen bis einen Monat später ist der Flaum nachgewachsen. Marie-Chantal sucht wieder ihre Kosmetikerin auf; die Prozedur wird wiederholt; immer wieder, offenbar ohne die geringsten Schwierigkeiten. Wozu sich ärgern? Der Flaum wächst, man entfernt ihn. Eines Tages jedoch hat Marie-Chantal den unangenehmen Eindruck, daß der verflixte Flaum noch stärker geworden ist. Es scheint fast, als wachse er nun schneller, immer dichter und stärker. Die Epilation erfolgt immer häufiger und wird immer unangenehmer, denn ein dichter Flaum ist schwerer wegzubekommen, aber Marie-Chantal hat keine andere Wahl.

Vierter Akt: Der Flaum ist endgültig verschwunden; es hat einige Jahre gedauert, aber nun ist es so weit; an seiner Stelle befinden sich jetzt wunderbare, starke Haare; sie müssen mit der Pinzette ausgerissen werden, mit Harz läßt sich nicht mehr viel ausrichten, dazu sind die Borsten zu steif. Das bedeutet eine tägliche Arbeit von fünf bis zehn Minuten vor dem Spiegel und führt zu Rötungen, die oft durch kleine Pickel verschlimmert werden; das wiederholte Ausreißen starker Haare ist sehr unangenehm.

Fünfter Akt: Beim Dermatologen. Er sieht sich das Schlachtfeld an. Einige Haare ragen aus der Epidermis heraus; andere, die noch nicht herausgewachsen sind, verleihen der Haut einen grauen Schimmer. Da und dort ein roter Fleck, Überrest einer Pustel, an der natürlich herumgedrückt wurde. Dann legt der Arzt den Finger auf die betroffenen Stellen; sie fühlen sich rauh an.

Er fragt:
„Wie alt sind Sie?"
„Dreißig."
„Entfernen Sie Ihre Haare schon seit langem?"
„Ich weiß es nicht mehr genau, seit ungefähr zehn Jahren."
„Leidet Ihre Mutter an ähnlichen Beschwerden?"
„Nein, gar nicht."
„Haben Sie Schwestern?"
„Ja, eine ältere, es fehlt ihr nichts."
„Haben Sie sonst irgendwelche Haare, die bei einer Frau normalerweise nicht vorhanden sind? Auf den Brüsten, um die Brustwarzen herum, zwischen den Brüsten, oder auf dem Bauch, in der Nabelgegend?"

Innere Ursachen der Hypertrichose

Diese Frage ist wesentlich, denn es ist keinesfalls selten, daß eine Frau, die den Arzt wegen einer Behandlung von Hypertrichose im Gesicht aufsucht, in Wirklichkeit an „Virilismus" leidet; in dem Fall sind die Haare, die sie stören, weil man sie sieht, nur ein Teilaspekt eines viel wichtigeren Ganzen, von dem sie aus Schüchternheit nicht spricht oder an das sie ganz einfach nicht denkt.

„Virilismus" bei einer Frau äußert sich durch das Vorhandensein sekundärer Geschlechtsmerkmale des Mannes: So zum Beispiel sind die Brüste unterentwickelt oder werden kleiner, die Klitoris ist vergrößert, die Menstruation fehlt oder bleibt aus, die Stimme wird tiefer, das subkutane Fettgewebe verändert sich, und damit auch die Figur.

Die Haare gehören zu den sekundären Geschlechtsmerkmalen; beim „Virilismus" entwickeln sich jene Haare, die ich vorher als für den Mann charakteristisch bezeichnet habe. Da diese Haare weniger auffallend sind als die Geschlechtshaare, begnügen sich die Frauen damit, sie während der Badesaison abzurasieren; sie sind jedoch besonders signifikant. Denn im Gegensatz zu den Haaren an Bart und Schnurrbart, deren Wachstum durch unsachgemäße Epilation hervorgerufen werden kann, *wachsen diese Haare immer von selbst;* sehr häufig ist dies ein Anzeichen für eine Drüsenstörung. Wie die Talgdrüsen sind auch die Haare gewissermaßen „Zielscheiben" des männlichen Hormons und alles, was ich über die Rolle dieses Hormons im Zusammenhang mit der Seborrhöe gesagt habe, gilt auch hier. Es ist nicht selten, daß übermäßiger Haarwuchs aufgrund von Virilismus zusammen mit Akne auftritt.

Daher ist es unbedingt notwendig, die Hormonmengen im Harn und eventuell auch im Blut zu untersuchen, wenn diese Symptome auftreten, *besonders dann, wenn noch Menstruationsstörungen und Seborrhöe hinzukommen.* Solche Kontrollen ermöglichen ziemlich genaue Rückschlüsse. Es gibt Laboratorien, die auf diese Art von Analyse spezialisiert sind, denn wie die Ärzte, spezialisieren sich auch die Laboratorien immer mehr, vor allem dann, wenn die Untersuchungen besondere Techniken und Präparate erfordern; und das ist hier der Fall.

Man kann auf diese Weise zunächst feststellen, ob tatsächlich eine Hormonstörung vorliegt. Frauen aus dem Mittelmeerraum sind häufig sehr behaart, bei ihnen ist diese Behaarung jedoch *konstitutionell bedingt,* sie vererbt sich von der Mutter auf die Tochter und hat mit Hypersekretion männlicher Hormone nichts zu tun. Die bloße klinische Feststellung von Haarwuchs, der somit für den Mann charakteristisch ist, erlaubt es also noch nicht, auf Drüsenstörungen zu schließen.

Ist eine Störung wirklich erwiesen, kann man genau untersuchen, worauf sie zurückzuführen ist. Das ist sehr wichtig, denn wenn die Eierstöcke daran schuld sind, muß man eine andere Behandlung anwenden als etwa dann, wenn die Nebennieren nicht ordentlich funktionieren. Schließlich kann man während der Behandlung zeitweise Kontrollen durchführen, beziehungsweise ihre Wirkung beobachten; das ermöglicht eine sehr exakte Dosierung und garantiert dem Kranken Effektivität und Sicherheit.

„Was heißt das?"

„Ich nehme an, daß Sie gekommen sind, weil Sie ein für allemal Haare loswerden wollen, die Ihnen das Leben vergällen. Das Problem der abnormen Behaarung ist aber ganz verschieden, je nachdem, ob sie mit Hormonstörungen zusammenhängen oder nicht."

Die Behandlung von Hirsutismus

Bei entsprechender innerlicher Behandlung kann ein Flaum schwächer werden, *niemals aber Haare;* das ist eine unumstößliche Tatsache. *Ebenso kann man unerwünschte Haare nur durch Elektrokoagulation endgültig zerstören.*

Diese Methode hat aber nur dann eine radikale Wirkung, wenn die Hypertrichose stationär ist, sich nicht weiterentwickelt. Das ist bei Hypertrichosen, die durch mechanische Epilation hervorgerufen werden, der Fall, und ebenso bei den anlagebedingten Hypertrichosen von Frauen südländischen Typs.

Wenn Hirsutismus auf eine Drüsenstörung zurückgeht, ist der Erfolg der Behandlung sehr ungewiß, denn unter der fortdauernden Wirkung des männlichen Hormons wachsen anstelle der entfernten Haare sofort wieder neue.

„Ist deshalb die elektrische Epilation unwirksam?"

„Teilweise. Der Mißerfolg einer elektrischen Epilation kann tatsächlich daher rühren, daß man sich zum gegebenen Zeitpunkt nicht die Mühe gemacht hat, die Sekretion des männlichen Hormons zu stoppen. Er kann natürlich auch auf die Ungeschicklichkeit des Behandelnden zurückzuführen sein."

In Wirklichkeit handelt es sich um eine sehr wirksame und sehr sichere Methode, wenn sie, wie es der Fall sein sollte, mit einer entsprechenden innerlichen Behandlung verbunden und richtig durchgeführt wird.

„Wie geht man dabei vor?"

„Das ist nicht kompliziert. Man verwendet äußerst feine Sonden und Strom mit niedriger Spannung — wie zur Behandlung der Kupferrose —, und dringt mit der Sonde bis in die Haarzwiebel vor, um so die Zone zu zerstören, in der sich die Haare bilden."

„Ist das schmerzhaft?"

„Nein, aber sehr unangenehm. Es gibt allerdings Stellen, die besonders empfindlich sind: Die Oberlippe zum Beispiel und der Hals. Die meisten Patientinnen finden die Behandlung durchaus erträglich. Nur ab und zu ist eine etwas zimperlich und macht Umstände..."

„Wie weiß man, daß die Haarzwiebel erreicht ist?"

„Wenn man nach kurzer Elektrokoagulation die Haare mit der Pinzette anfaßt, müssen sie wie von selbst herauskommen. Wenn sie auch nur im mindesten haften, hat man die Haarzwiebel verfehlt. Man muß es gut sein lassen und noch einmal elektrokoagulieren."

„Das verstehe ich, aber ich habe mich schlecht ausgedrückt. Ich wollte eigentlich etwas anderes wissen. Wie stellt man es an, die Haarzwiebel zu erreichen, ohne danebenzustechen?"

„Indem man die Sonde den Haarschaft entlangführt."

„Muß man die Haare demnach sehen?"

„Natürlich. *Die Frau, die eine elektrische Epilation an sich vornehmen lassen will, darf sich auf keinen Fall mehr die Haare selbst entfernen.* Das heißt aber nicht, daß sie die Haare übermäßig lang werden lassen muß. Ein bis zwei Millimeter genügen. Sie darf sie also von Zeit zu Zeit mit einer Schere kürzen."

„Das ist ja schrecklich, man kann sich gar nicht mehr sehen lassen, das ist unmöglich..."

„Ich gebe zu, daß große Opferbereitschaft dazu notwendig ist, wochen- oder monatelang mit einem ein bis zwei Tage alten Bart herumzulaufen. Aber es gibt keine andere Wahl; man muß es tun oder bleibenlassen."

„Dauert diese Behandlung denn Monate?"

„Alles hängt von der Anzahl der Haare ab. Man kann im Laufe einer halbstündigen Sitzung 100, manchmal 150 Haare entfernen. Bei einer Frau, die ihren Bart mit einer Pinzette auszureißen pflegte, ist eine Menge von 1200 bis 1500 Haaren keine Seltenheit. Ich habe bei einer Frau, die sich wie Sie die Haare zehn Jahre lang mit Harz entfernen ließ, mehr als 10.000 gezählt. Ich muß allerdings dazu sagen, daß die Eierstöcke dieser Patientin sehr viel männliches Hormon produzierten. Die mechanische Epilation, begleitet von der hormonellen Stimulation, wirkte sich unheilvoll aus: Die Frau mußte sich rasieren."

„In welchem Abstand kann man die Sitzungen wiederholen?"

„Dieselbe Stelle soll man erst nach einer Pause von acht bis zehn Tagen neuerlich behandeln. Die Haut muß Zeit haben, sich zu beruhigen."

„Warum? Ist sie entzündet?"

„Ja, ganz leicht. Außerdem bilden sich an jeder Einstichstelle winzige Krusten. Das ist eine unvermeidliche Reaktion, selbst wenn Sonden verwendet werden, die von der Spitze abgesehen mit Isoliermaterial versehen sind. Die Entzündung ist aber ziemlich belanglos. Die kleinen Krusten halten sich nämlich nicht einmal eine Woche. Natürlich darf man sie nicht abreißen."

„Bleiben Spuren?"

„Nein. Außer man versucht, eine Stelle völlig zu enthaaren. Man muß zwischen den einzelnen Stellen, die man epiliert, Abstand halten und darf nur von Herd zu Herd vorgehen. Werden dicht nebeneinanderstehende Haare behandelt, geht jede kleine Brandwunde in die benachbarte über, und es entsteht eine große Brandwunde, die eine Narbe hinterläßt."

Führt man die Epilation richtig durch, bleiben keine Spuren oder wirklich nur minimale, die die Patientinnen im allgemeinen gern in Kauf nehmen, wenn sie dafür von ihren

verhaßten Haaren befreit werden. Dennoch gibt es zwei Fälle, wo selbst bei größter Vorsicht sichtbare Spuren bleiben können:
— Auf der Oberlippe, wo man sehr sorgfältig vorgehen muß und nur eine kleine Anzahl von Haaren auf einmal elektrokoagulieren darf;
— Wenn man es wagt, einen Flaum zu entfernen. Da dieser nur oberflächlich verwurzelt ist, läuft man Gefahr, eher die Hautoberfläche zu verbrennen, als die Wurzel zu erreichen. Daher ist es ein Fehler, einen Flaum zu zerstören, noch dazu, wo dies nicht gerechtfertigt ist; wenn eine Frau eine solche Behandlung verlangt, sollte man es ihr ausreden. Ist der Flaum blond, braucht man gar nichts zu tun, ist er schwarz, kann man ihn bleichen.

Zusammenfassend sei festgestellt, daß die elektrische Epilation nur zur Entfernung von Terminalhaaren angewandt werden soll, deren endgültige Zerstörung auf diese Weise möglich ist und zufriedenstellende Resultate auf dem kosmetischen Gebiet bringt.

Diese Methode läßt sich auf Bauch und Brust ebenso erfolgreich durchführen wie auf dem Gesicht; das sind im übrigen die drei Stellen, an denen es sich fraglos lohnt, sie anzuwenden.

Natürlich steht einer elektrischen Epilation an Armen und Beinen nichts im Wege. Meiner Meinung nach ist das aber Wahnsinn. Doch wenn man weniger an die Behandlung des Kranken als an die Ausbeutung des Marktes denkt, dann bitte, warum nicht?

STÖRUNGEN IM BEREICH DER KOPFHAUT UND KRANKHAFTE VERÄNDERUNGEN DES HAARS

Ich habe bereits hervorgehoben, daß die Eigenschaften von Cremes, verschiedenen Arten von Gesichtsmilch und kosmetischen Lotionen, die von der Werbung so gerühmt werden, selten mit den tatsächlichen Qualitäten übereinstimmen.

Nirgends hält man die Leute so sehr zum Narren wie auf dem Gebiet der Haarpflege; und um das Maß voll zu machen, läßt man sie dafür auch noch bezahlen. Das ist so einträglich, daß sich viele Hersteller solcher Produkte ohne Zögern der Gefahr einer strafrechtlichen Verfolgung aussetzen. Was riskieren sie denn schon? Eine Strafe? Eine Lappalie im Vergleich zum erzielten Gewinn! Die Schließung des Unternehmens? Unter einem Decknamen wird anderswo ein neues eröffnet.

Im Rahmen der derzeitigen französischen Gesetzgebung gibt es keine Handhabe gegen die Tätigkeit derer, die ein „Institut für Haarhygiene" oder einen „Haarkosmetiksalon" führen. Wie sie auch immer heißen, die Vorgangsweise in diesen Instituten ist immer die gleiche: Mit kompliziert aussehenden Apparaten untersucht man vor dem beeindruckten Kunden einige Kopfhaare. Die Apparate sind wichtiger Bestandteil der Inszenierung. Der Kunde füllt ein Formular aus, was vertrauenerweckend wirkt, und schließlich wird eine Diagnose gestellt, deren einziger Zweck darin besteht, auf eine garantiert erfolgreiche „Behandlung" hinzusteuern... Die Amortisation des investierten Materials und die Rentabilität des Unternehmens sind jedenfalls garantiert.

Die Behandlung setzt sich meist aus einer Serie von zwölf Sitzungen zusammen, die pauschal zu bezahlen sind — ich habe mir sagen lassen, daß die Rechnung bis zu 600 Francs (317 DM) betragen kann, die von der Versicherung nicht erstattet werden —, und der Verschreibung von Produkten, die zu Hause anzuwenden sind und natürlich von der Firma selbst hergestellt werden. Selbstverständlich ist ihre Zusammensetzung geheim! Aber das ist ja eigentlich egal, denn wirksam sind sie ohnedies nicht. So kann es einem leicht geschehen, daß man für nichts und wieder nichts um 1000 Francs (530 DM) erleichtert wird. Einem Haarspezialisten in die Hände zu fallen, kommt teuer.

Was an der ganzen Angelegenheit am meisten erstaunt,

ist nicht die Tatsache, daß es diese Scharlatane gibt, die jedem, der sich ihnen anvertraut, Geld aus der Tasche ziehen, sondern daß so unglaublich viele Menschen so naiv, leichtgläubig oder schlecht informiert sind, daß sie ihnen ihr Vertrauen schenken.

Und doch wissen meiner Erfahrung nach die Männer sehr wohl, daß bis jetzt kein sicheres Mittel gegen Kahlköpfigkeit gefunden worden ist. Und wenn sie den Arzt aufsuchen, kommen sie ohne große Illusionen, nur um zu erfahren, ob bei ihnen die Gefahr einer Glatzenbildung besteht, oder ob es vielleicht schon ein neues Mittel gibt, das den Haarausfall verlangsamen kann. Nur selten ist einer erstaunt, wenn man ihm sagt, daß eigentlich nichts zu machen ist.

Der Haarspezialist wird also offenbar in der Hoffnung auf ein Wunder aufgesucht, ganz wie der Kurpfuscher. Leider geschehen auch im Zusammenhang mit dem Haar keine Wunder, und es hat noch keine Glatze gegeben, auf der plötzlich Haare wuchsen, und auch keine Behandlung, die den Haarausfall lange Zeit hindurch aufhalten konnte.

Haarverlust kann vorübergehend oder endgültig sein. Vorübergehender Haarausfall heißt „Alopezie", endgültiger Haarausfall „Kahlköpfigkeit". Das Musterbeispiel einer Alopezie ist der manchmal äußerst starke und erschreckende Haarausfall, der einer Entbindung oder einer fiebrigen Erkrankung wie Grippe, Lungenentzündung oder Typhus folgt.

Oft suchen mich aufgeregte Frauen auf, die zum Beweis ihres Unglücks einen Umschlag vorweisen, angefüllt mit einem Büschel Haare, die beim morgendlichen Kämmen ausgefallen sind. Dann erzählen sie mir, daß sie zwei oder drei Monate zuvor einem gesunden Baby von sechseinhalb Pfund das Leben geschenkt haben und daß alles gut gegangen sei. Ich kann sie völlig beruhigen. Diese Art von „Alopezie" hört von selbst auf, und alle ausgefallenen Haare wachsen nach.

Kahlköpfigkeit bei Männern

Haarausfall, der Kahlköpfigkeit nach sich zieht, verläuft selten so spektakulär. Er ist schleichend und viel heimtückischer, und es dauert Jahre, bis der Haarboden ganz entblößt ist. Es besteht übrigens kein Zusammenhang zwischen dem täglichen Haarausfall und der Geschwindigkeit, mit der sich die Krankheit entwickelt; es kommt lediglich auf das Verhältnis zwischen ausfallenden und nachwachsenden Haaren an.

Bei einem Menschen mit gesundem Haar betrachtet man einen Ausfall von 20 bis 30 Haaren pro Tag als normal. Manchen Menschen fallen täglich 50, 80 und 100 Haare aus, ja sogar mehr, und doch lichtet sich ihr Haar nicht, denn es wächst regelmäßig die entsprechende Anzahl von Haaren nach. Im Gegensatz dazu bildet sich bei manchen Männern eine Glatze, obwohl sie nur 15 bis 20 Haare pro Tag verlieren, was sehr wenig ist, ja unter dem normalen Durchschnitt liegt; bei ihnen aber wird der Ausfall nicht entsprechend kompensiert, das heißt, es wächst nur ein Teil der ausgefallenen Haare nach.

Kurz gesagt, Kahlköpfigkeit ist das Resultat einer negativen Bilanz. Solange sich Ausgaben und Einnahmen die Waage halten, geschieht nichts; hohe Ausgaben machen nichts aus, wenn sie durch gleich große Einnahmen wieder hereingebracht werden. Aber wenn die Ausgaben die Einnahmen übersteigen, kommt es zum Bankrott.

Kahlköpfigkeit tritt übrigens niemals plötzlich auf. Im allgemeinen setzt sie beim Mann ungefähr ab dem achtzehnten Lebensjahr ein, und zwar befällt sie Scheitel und Hinterkopf. Der vordere Haaransatz weicht zunächst an den sogenannten „Ehestandsecken" zurück. Dieses Zurückweichen an sich ist aber noch nicht bedeutsam; der Verlauf der Stirnhaargrenze ist ein sekundäres Geschlechtsmerkmal. Bei allen jungen Männern wird er nach der Pubertät ausgeprägter, erhält die Form eines großen M, dessen gerade Striche durch den Haaransatz an den Schläfen, und dessen Schrägstriche durch die Stirnhaargrenze gebildet werden.

Bei Mädchen bleibt die Stirnhaargrenze gerade, so daß sie zusammen mit dem Haaransatz an den Schläfen ein umgedrehtes U bildet. Deshalb ist Haarausfall in der Schläfenregion beim Mann an sich nicht beunruhigend, bei der Frau jedoch, bezüglich der Prognose ihres Haarwuchses, sehr wohl.

Beim Mann wiederum ist es ein sehr schlechtes Zeichen, wenn sich das Haar im eigentlichen Scheitelgebiet lichtet. Diese Entwicklung verläuft schubweise. Es gibt immer kürzere oder längere Perioden, in denen die Störungen zum Stillstand zu kommen scheinen. Aber von einem zum anderen Mal werden die kahlen Stellen größer; es wachsen zwar auch während dieser unerbittlichen Entwicklung noch Haare nach, aber immer weniger und immer feinere; schließlich ist nur noch ein „Haarkranz" da, der das ganze Leben erhalten bleibt, als Umrahmung der Kopfhaut, und aus zartem Flaum und einigen aus unbekannten Gründen geretteten Haaren besteht.

Die Kahlköpfigkeit beim Mann entwickelt sich ganz verschieden schnell. Manchmal ist mit fünfundzwanzig Jahren der Höhepunkt erreicht, in anderen Fällen erst nach dem dreißigsten Lebensjahr.

Außer dieser klassischen Form, die man die „hippokratische" nennt, weil auch Hippokrates von ihr betroffen war, den man als Vater der Medizin ansieht (noch heute schwören die jungen Ärzte bei der Promotionsfeier seinen Eid), gibt es die teilweise und die spät auftretende Kahlköpfigkeit.

Im ersten Fall ist nur eine der neuralgischen Zonen in Mitleidenschaft gezogen, der Hinterkopf in größerem oder geringerem Ausmaß, oder aber die Scheitelgegend, wo sich das Haar so lichtet, daß der Haaransatz bis hoch über die Stirn zurückweicht.

Im zweiten Fall setzt Haarausfall erst ab dem dreißigsten

Lebensjahr oder sogar noch später ein. Das Haar wird mehr oder weniger schütter, aber im allgemeinen kommt es nicht zu völliger Kahlköpfigkeit wie bei der vorzeitigen Form.

Kahlköpfigkeit bei Frauen

Ganz anders sieht die Kahlköpfigkeit bei Frauen aus. Man spricht übrigens eher von „Alopezie" als von Kahlköpfigkeit, weil der Haarausfall hier nicht unbedingt den Endpunkt einer Entwicklung darstellt wie beim Mann und eventuell zu beheben ist, außer er ist durch den sogenannten „Pferdeschwanz" verursacht.

Der Pferdeschwanz kann nämlich dauernde Kahlheit an der Stirnhaargrenze und an den Schläfen bewirken, das heißt, an jenen Stellen, wo der Haarschaft, weil das Haar straff nach hinten gezogen wird, am stärksten beansprucht ist. Das beständige Ziehen ruft Zirkulationsstörungen in den Gefäßen hervor, die die Haarwurzel versorgen; diese degeneriert daher.

Diese Form der Schädigung läßt sich oft bei Eskimofrauen beobachten, deren traditionelle Frisur der Pferdeschwanz ist. Man nennt sie aus diesem Grunde *Alopecia groenlandica*. In den Nachkriegsjahren war diese Art der Kahlköpfigkeit auch in Europa sehr weit verbreitet; das hat dazu beigetragen, daß diese lustige, aber gefährliche Frisur bald unmodern wurde.

Im allgemeinen läuft der Haarausfall bei Frauen entweder auf eine diffuse Alopezie hinaus, von der das ganze Haar betroffen wird, das sich in geringerem oder stärkerem Ausmaße lichtet, oder auf eine Alopezie, die sich nur an den Schläfen bemerkbar macht. Haarausfall an diesen Stellen kann übrigens nur bei Frauen, niemals bei Männern vorkommen. Das ist eine von den vielen Besonderheiten, für die es keine Erklärung gibt. Außer bei sehr alten Frauen stellt man beim weiblichen Geschlecht niemals Kahlköpfigkeit vom hippokratischen Typ fest. Wie beim Mann, kann der Haarausfall bei der Frau vorzeitig einsetzen, zwischen dem siebzehnten und dem neunzehnten Lebensjahr, oder spät. Der vorzeitige Haarausfall ist im Prinzip diffus; er ist auch der weitaus unangenehmste, denn man kann den davon betroffenen Frauen voraussagen, daß sie mit dem Haar ihr Leben lang größere oder kleinere Probleme haben werden. Der Haarausfall im fortgeschrittenen Lebensalter kann irgendwann zwischen dem dreißigsten Lebensjahr und dem Alter einsetzen; dabei handelt es sich eher um einen bitemporalen als um einen diffusen Haarausfall.

Die Ursachen der Kahlköpfigkeit

Allmählich gewinnt man eine genauere Vorstellung von den Ursachen dieser Krankheit, an der so viele Menschen leiden und der große Bedeutung beigemessen wird.

1. Nervöse Ursachen
Es scheint so, als wäre eine Ursache beiden Geschlechtern gemeinsam. Der kahlköpfige Mensch ist nämlich oft nervös, ängstlich und leicht beunruhigt; denkt, überlegt und stellt sich immer wieder Fragen. Kahlköpfigkeit ist hingegen selten bei primitiven Völkern oder solchen Menschen, die sich keine Sorgen machen und deren Gehirn nicht überanstrengt ist.
Bis zum letzten Krieg gab es nur wenige Frauen, die das Leben eines Mannes führten und alle Belastungen, Aufregungen und Verantwortungen zu tragen hatten, die eine solche Lebensweise mit sich bringt; die Anzahl derer, die ihr Haar vorzeitig verloren, war ziemlich gering. Nun stellte man erstaunlicherweise fest, daß seit fünfundzwanzig Jahren Fälle von später Alopezie beim weiblichen Geschlecht immer häufiger auftreten. Man kann nicht umhin, diese Tatsache mit den entscheidenden Veränderungen in Verbindung zu bringen, die während desselben Zeitabschnittes im Status und in den Lebensbedingungen der Frau eingetreten sind. Alles scheint darauf hinzudeuten, daß die Frau heute den Zugang

zur politischen, sozialen und beruflichen Gleichstellung mit ihrer Haarfülle bezahlt.

Dieser Gedankengang ist faszinierend, denn er weist auf einen Aspekt des Problems hin, der vielleicht bisher nicht genügend Beachtung gefunden hat. Der Fortschritt, in all seinen Formen, hat den Menschen nicht nur Gutes gebracht. Er zieht auch Unfreiheit nach sich, erfordert eine neue Lebensart und einen geänderten Lebensrhythmus; all das hat schwerwiegende Rückwirkungen auf das Gleichgewicht und die Reaktionen des äußerst komplizierten zentralen Nervensystems, dem die Aufgabe zufällt, alle Funktionen des Organismus zu überwachen und zu regeln.

So gesehen wäre die Kahlköpfigkeit gewissermaßen eine „Zivilisationskrankheit". Man wird dem natürlich entgegenhalten, daß in den zivilisierten Ländern nicht alle Menschen, Männer oder Frauen, das Haar verlieren.

2. Hereditäre Ursachen

Hier kommen noch andere Faktoren hinzu.

Der am deutlichsten erkennbare ist beim Mann die Vererbung. Natürlich ist der Knabe, dessen Vater und dessen beide Großväter Glatzen haben, ein Anwärter auf Kahlköpfigkeit. Aber ein Anwärter ist noch kein Verurteilter. In der Tat bedeutet Kahlköpfigkeit bei den Vorfahren nicht unbedingt, daß auch die Nachkommen Glatzen haben müssen; wenn der andere Elternteil aus einer Familie mit gesundem Haar stammt, kann natürlich auch dieses vererbt werden. So gibt es Brüder, Kinder derselben Eltern, von denen einer kahlköpfig ist, der andere nicht.

Dennoch muß es als böses Vorzeichen gewertet werden, wenn ein Jugendlicher, dessen Vater eine Glatze hat, Haare zu verlieren scheint.

Der Erbfaktor tritt bei Frauen weniger stark in Erscheinung; obwohl oft auch unter ihren Vorfahren, bei der Mutter, einer Tante oder einer Großmutter, schwacher Haarwuchs zu finden ist.

3. Hormonelle Ursachen
Dennoch ist bei aller Bedeutung, die den Erbfaktoren im Falle von Kahlköpfigkeit zukommt, die auslösende Ursache dieser Störung das männliche Hormon, ganz wie bei Seborrhöe oder Hirsutismus.

In diesem Zusammenhang wurde von manchen behauptet, daß empfängnisverhütende Pillen eine Gefahr für das Haar darstellen. Diese globale Anschuldigung ist anfechtbar. Sie kann nur für die Pillen geltend gemacht werden, die ein Derivat aus männlichen Hormonen enthalten, wobei auch hier wieder die Veranlagung, auf die ich einmal mehr hinweisen möchte, eine Rolle spielt; denn ebensowenig wie das männliche Hormon nicht bei allen Frauen den Wuchs von Körperhaaren fördert, bewirken die Pillen nicht bei allen, die sie nehmen, Haarausfall. Auch rufen sie niemals — bei einer Person — totalen Haarverlust hervor; das beweist, daß nicht alle Kopfhaare gleich empfindlich sind gegenüber Faktoren, die ihre Entwicklung beeinflussen. Und die sogenannte „Haartransplantation" hat es möglich gemacht, beinahe experimentell aufzuzeigen, daß der Kern des Problems im Haarfollikel selbst liegt.

Vorhin habe ich daran erinnert, daß der „Haarkranz", die letzte Zierde großer Glatzen, für immer erhalten bleibt. Wenn man nun am Hinterkopf einen Haarschopf und den Teil der Kopfhaut, in dem er verwurzelt ist, entfernt und in die kahle Zone verpflanzt, werden die Haare dort weiterwachsen wie an ihrer Ursprungsstelle.

Man kann daraus schließen, daß nicht lokale Ursachen, wie die Durchblutung der Kopfhaut, oder allgemeine, wie die Gesamtmenge der im Blut zirkulierenden Hormone, von sich aus den Haarausfall an den kahlen Stellen bewirkten; ausschlaggebend ist vielmehr die *abnorme Empfindlichkeit, die das Haar in diesen Regionen gegenüber diesen Faktoren entwickelt.*

Sonst könnte man sich nicht erklären, wieso die verpflanzten Haare nicht dasselbe Schicksal erleiden; sie entgehen ihm, weil sie nicht gleichermaßen empfindlich sind.

Wir erkennen also allmählich, welche äußerst komplizierten Mechanismen, die in den Zellen der Haarwurzeln und den Zellen der Talgdrüsen wirksam werden, die Aktivität dieser Organe steuern.

Die Ursachen hingegen, die bei Kopfhaaren einerseits, bei Körperhaaren anderseits ganz entgegengesetzte Wirkungen hervorrufen, liegen völlig im dunkeln; warum etwa bewirkt das männliche Hormon bei der Frau das Wachstum von Körperhaaren auf Bauch, Brüsten und Gesicht, aber den Ausfall von Kopfhaaren?

Ist dies einmal völlig erforscht, wird in der wirksamen Behandlung von Kahlköpfigkeit ein wesentlicher Schritt vorwärts getan sein.

Es ist auch noch unbekannt, warum derselbe hormonelle Reiz bei manchen Menschen eine Reaktion der Talgdrüsen, nicht aber der Haare bewirkt, während er bei anderen den gegenteiligen Effekt hat; und das, obwohl Haare und Talgdrüsen gleichermaßen „Zielscheiben" derselben Hormone sind.

Anatomisch gesehen ist das Leben der Haare mit demjenigen der Talgdrüsen verbunden, ihre Funktionen werden vom selben Mechanismus gesteuert, und doch sind sie, ungeachtet aller Logik, unabhängig voneinander. Daher ist meiner Meinung nach die klassische Vorstellung von seborrhöischer Alopezie hundertprozentig falsch.

Eine Alopezie kann sich ohne jede Spur von Seborrhöe entwickeln, während es viele Menschen gibt, deren Kopfhaut fett ist, die aber kein einziges Haar verlieren. Die zwei Phänomene können nebeneinander bestehen, ohne daß man sie deshalb in einem Verhältnis von Ursache und Wirkung sehen darf.

Man wird mich vielleicht darauf aufmerksam machen, daß mehr Haare ausfallen, wenn auch Seborrhöe vorliegt. Das stimmt, dennoch wird das Phänomen falsch gedeutet; ich glaube nicht, daß Seborrhöe den Haarausfall verschlimmert. Wenn die Kahlköpfigkeit beim Auftreten von Seborrhöe schneller voranschreitet, so deshalb, weil die dafür verantwortlichen Ursachen so intensiv sind, daß sie *gleichzeitig* eine beschleunigte Zerstörung der Haarfollikel und eine Überfunktion der Talgdrüsen bewirken.

Deshalb wird man durch die Behandlung von Seborrhöe auf keinen Fall die Ausbildung von Kahlköpfigkeit beim Mann oder die einer Alopezie bei der Frau verhindern; überdies ist das Problem des Haarausfalls ein ganz anderes als dasjenige des Haarzustands; das Haar kann, ganz wie die Haut, normal, zu fett oder trocken sein, beziehungsweise krankhafte Veränderungen aufweisen.

Die Grundlagen der Behandlung von Haarausfall

Wenn eine Behandlung gegen Haarverlust nicht überhaupt unmöglich ist — langwierig, belastend und schwierig ist sie immer. Sie sollte also nie ohne zwingenden Grund in Angriff genommen werden.

Ist das Haar schon sehr gelichtet, dann ist, klinisch gesehen, ein Motiv für die Behandlung gegeben. Wenn sich aber das Haar des Patienten nur ein wenig lichtet oder überhaupt gesund ist, liegt der Fall ganz anders, denn man sollte dem, was der Betroffene sagt, nur schwer trauen. Die Furcht vor der Kahlheit ist bei vielen Menschen so groß, daß sie die Situation gern übertreiben, aus Angst, nicht ernst genommen zu werden.

Anderseits gibt es Fälle von schütterem Haar, das immer so gewesen zu sein scheint, oder von Haarausfall, der weiter nicht besorgniserregend, aber sehr spektakulär ist. Und der Ratsuchende möchte gern wissen, ob sich sein bereits schütteres Haar noch mehr lichten wird, oder ob sein Haarausfall — im Prinzip vorübergehend — auch wirklich nur temporär ist.

In all diesen Fällen ist eine Antwort nur aufgrund klinischer Beobachtung möglich. Wie bereits erwähnt, sind ja die Haare, die fallen, weniger wichtig, als diejenigen, die nachwachsen. Nun läßt sich immer leicht feststellen, was ausfällt, aber es ist unmöglich zu sehen, was nachwächst, außer am Rande des Haarbodens.

Früher befand man sich da in einer Sackgasse; entweder man wartete ab, was weiter geschehen würde, und das war für einen besorgten Patienten keineswegs angenehm, oder es wurde vorsichtshalber und auf alle Fälle eine Behandlung begonnen, wenn auch ohne offenkundigen Grund. Natürlich war keine der beiden Lösungen zufriedenstellend.

Das „Trichogramm"

Seit einigen Jahren gibt es eine Laboratoriumsuntersuchung, die bei der Lösung dieses Dilemmas hilft und die eine Behandlung auf konkreter und solider Basis ermöglicht. Die Methode beruht auf der Kenntnis der drei Entwicklungsstadien des Haars, Wachstum—Zwischenstadium—Ruhestadium, die ich zu Beginn dieses Kapitels beschrieben habe.

Eine Woche nach der letzten Haarwäsche — diese Frist ist obligatorisch, sollen Irrtümer vermieden werden — zieht man mit einer Spezialzange energisch mehrere Büschel von etwa vierzig Haaren aus dem Haarboden, und zwar aus den wichtigsten Bereichen: Schläfen, Scheitel, Hinterkopf. Jedes Büschel wird auf einer Glasplatte ausgebreitet und unter dem Mikroskop untersucht. Da die Haarzwiebel in jedem Entwicklungsstadium ein besonderes charakteristisches Aussehen hat, läßt sich die Anzahl der wachsenden, ruhenden und im Zwischenstadium befindlichen Haare und somit der Prozentsatz jeder einzelnen Kategorie feststellen. Es ist bekannt, daß sich bei einem Menschen mit normalem Haarwuchs von hundert Kopfhaaren nicht mehr als fünfzehn im Ruhestadium befinden. Dieser Prozentsatz gleicht den Haarausfall in richtigem Maße aus. Es ist demnach leicht, einen vorübergehenden und gelegentlichen Haarausfall von einem echten zu unterscheiden und gegebenenfalls entsprechende Maßnahmen zu ergreifen. Je mehr Haare sich im Ruhestadium befinden, desto schlechter ist die Prognose.

Diese Untersuchungsmethode ist sicher, ihre Resultate sind verläßlich und reproduzierbar; das heißt, daß mehrere Trichogramme, die bei einem Patienten in kurzen Zeitabständen durchgeführt werden, genau die gleichen Resultate ergeben. Sie ermöglichen nicht nur die Erstellung einer präzisen Diagnose in Fällen, in denen das klinische Bild unzureichend ist, sondern auch die Prognose.

Das Trichogramm beseitigt alle Zweifel, wenn sich die Frage erhebt, ob ein junger Mann zwischen fünfzehn und sechzehn Jahren, der noch keine Haare verliert, dessen Vater aber kahlköpfig ist, ebenfalls eine Glatze bekommen wird. Vielleicht ist es nicht angenehm, das Urteil im voraus zu kennen, der Patient weiß aber zumindest, woran er ist und was auf ihn wartet; darüber hinaus zeigt die Menge der im Ruhestadium befindlichen Haare an, ob sich eine Behandlung überhaupt lohnt. Ist ein gewisser Prozentsatz überschritten, dann ist jeder Versuch unnötig, weil er zum Scheitern verurteilt wäre.

Ich entscheide daher nie mehr über eine Behandlung, ohne vorher ein Trichogramm erstellt zu haben, und ich bin auch nicht bereit, eine Behandlung fortzusetzen, ohne ihre Resultate von Zeit zu Zeit mit weiteren Trichogrammen zu kontrollieren. Es gibt nämlich kaum etwas Ungenaueres als die klinischen Beobachtungen im Laufe von Alopezie-Kuren. Es ist praktisch unmöglich, ihre Wirkung vor Ablauf etlicher Monate zu beurteilen, oder im Falle einer Besserung zu wissen, ob diese nicht auf einen plötzlichen, vorübergehenden Stillstand des Haarausfalls zurückzuführen ist, zu dem es bei Kahlköpfigkeit immer kommt.

Mit Hilfe des Trichogramms läßt sich erkennen, ob die Behandlung wirksam ist oder nicht, ob es sich lohnt, sie fortzusetzen, ob es nötig ist, sie zu ändern, oder ob es vernünftiger ist, sie aufzugeben.

Alles muß wohlüberlegt und bedacht werden, denn es geht oft um Leute, die von dem Gedanken an ihr Mißgeschick besessen sind, das ihnen Verdruß bereitet, oder gar zur Ursache von Depressionen wird. Es ist also besonders wichtig, jede Entscheidung reiflich zu überlegen.

Einem jungen Mann zu sagen, daß eine hohe, freie Stirn auf Intelligenz hindeutet, daß Kahlheit ein Zeichen von Männlichkeit ist und erwiesenermaßen kein Hindernis für den Erfolg bei Frauen, wird ihn kaum trösten, wenn er die Theaterlaufbahn einschlagen und als jugendlicher Liebhaber Karriere machen will, oder wenn er mit seiner Vorstellung vom Aussehen eines dynamischen Juniorchefs nicht nur strahlendes Lächeln, einen offenen Blick, ein sonnengebräuntes Gesicht und stramme Haltung verbindet, sondern auch dichtes Haupthaar.

Das Unvermeidliche gelassen hinzunehmen, ist leider meist die einzige Lösung des Problems der Kahlköpfigkeit beim Mann. Beim derzeitigen Stand unserer Mittel läßt sie sich nur mit solchen therapeutischen Versuchen bekämpfen, deren Wirksamkeit nicht erwiesen und fraglich ist, wobei die Hoffnung auf ein günstiges Resultat regelmäßig enttäuscht wird.

Haarverpflanzung

Diejenigen, die nicht resignieren, wenn sich einmal eine Glatze gebildet hat, können Zuflucht zu einer Transplantation nehmen. Unter Lokalanästhesie werden aus dem Hinterkopf kleine, zylinderförmige Haarbüschel im Durchmesser von ungefähr fünf Millimetern entfernt, und zwar mit einem kleinen Instrument, das die Form eines Locheisens hat; damit werden in der Stirnregion kleine Löcher gleicher Größe präpariert, die dazu bestimmt sind, die Transplantate aufzunehmen. Die Kunst des Operateurs besteht darin, sie richtig aufzuteilen. Manchen gelingt es im Laufe einer Sitzung, Hunderte von Büscheln zu verpflanzen und so innerhalb einiger Sitzungen die entblößte Kopfhaut wieder zufriedenstellend zu „bepflanzen".

Im Spenderbezirk vernarben die Löcher, indem sie sich zusammenziehen; sie werden durch die verbleibenden Haare verdeckt, so daß bald keine sichtbare Spur mehr vorhanden ist. Im Empfängerbezirk hingegen hinterläßt die Operation ziemlich lange anhaltende Spuren, und es empfiehlt sich, bis zu ihrem Verschwinden eine Perücke zu tragen.

Die Frauen sind auf diesem Gebiet den Männern gegenüber im Vorteil, denn sie werden ja niemals ganz kahlköpfig, außerdem können sie mit Methoden behandelt werden, die beim Mann nicht in Frage kommen. Allerdings sei auch hier gleich festgehalten, daß sie nicht immer wirksam sind.

Die Pille

Die Grundlage dieser Behandlungen ist die Pille, und zwar dieselbe Art, die auch bei Seborrhöe verwendet wird; sie wird während eines längeren Zeitraumes von achtzehn Monaten bis zu zwei Jahren verabreicht.

Da es sich bei der Frau niemals um definitiven Haarverlust handelt, kann man überdies versuchen, durch Injektionen von Gewebsextrakten (embryonalen oder plazentaren) das Wachstum der vorübergehend fehlenden Kopfhaare zu stimulieren. Auf diese Weise lassen sich manchmal unbestreitbare Erfolge erzielen.

Lokalbehandlungen

Dieselben Extrakte bringen, lokal angewandt, keine Resultate, da sie die Epidermis nicht durchdringen. Und auch keine andere der derzeit bekannten Lokalbehandlungen ist erfolgreicher.

Ich möchte diesen Punkt hervorheben; es gibt gegenwärtig keine Creme, keine Lotion und kein Wässerchen, die auch nur die geringste Wirkung auf Alopezie bei Frauen oder Kahlköpfigkeit bei Männern hätten.

Ich erinnere mich da an eine Reklame, die vor etwa zwanzig Jahren in den Schaufenstern von Apotheken häufig zu sehen war. Die Vorteile eines Haarwuchsmittels wurden angepriesen; zum Beweis seiner Wirksamkeit wurde die Fotografie eines Mannes vor und nach der Behandlung gezeigt. In Wirklichkeit hatte der betreffende Mann nur eine prächtige *Alopezie areata* (Pelade), ein Leiden, das mit Kahlköpfigkeit nichts zu tun hat. Die Pelade ist nämlich das Ergebnis eines radikalen Haarschwunds und äußert sich in Form von Rundherden, die sich an beliebigen Stellen der Kopfhaut ausbreiten können; es ist bekannt, daß sie durch eine Störung der Blutzufuhr in den kleinen Nährgefäßen der Haarmatrix hervorgerufen wird und ihre Ursachen nervöser Art sind. Ebenso ist bekannt, daß die Pelade — von ein paar seltenen, schweren Fällen abgesehen — immer völlig verschwindet, oft ohne Behandlung und um so schneller, je weniger man sich um sie kümmert. Natürlich hat das erwähnte Wundermittel niemals auch nur ein einziges Haar neu hervorgebracht, und es ist zum Glück auch zusammen mit allen Illusionen, die es wohl geweckt hatte, verschwunden.

Massage

Ich glaube schon lange nicht mehr an die Wirksamkeit der Massage. Es ist eine Behandlung, die, richtig ausgeführt, als sehr angenehm empfunden wird, aber das ist auch schon alles. Angeblich wird die Durchblutung der Kopfhaut durch das Hin- und Herschieben der Kopfschwarte verbessert. Dabei ist keineswegs erwiesen, daß eine schlechte Durchblutung, bedingt durch ein zu starkes Halten der Kopfschwarte an ihrer knöchernen Unterlage, für den Haarausfall verantwortlich ist.

Manche behaupten, Resultate dadurch zu erzielen, daß sie

auf chirurgischem Wege die Sehnenplatte durchtrennen, die wie eine Kalotte die Kopfschwarte bedeckt, mit der Kopfhaut eng verbunden ist und diese fest gegen den Schädel preßt.

Gleichzeitig versichern andere ebenso eifrig, daß die eigentliche Ursache der Alopezie eine zu starke Durchblutung ist, der sie abhelfen, indem sie die Schläfenarterie abbinden.

Diese diametral entgegengesetzten Theorien sind in meinen Augen beunruhigend, wegen ihrer Widersprüchlichkeit und wegen der Tatsache, daß die ausgefallenen Therapien, die sich aus ihnen ergeben, die wesentlichen — nervösen und hormonellen — Ursachen der Krankheit überhaupt nicht berücksichtigen. Niemand zweifelt nämlich mehr ernsthaft an diesen Ursachen, bloß zu behandeln versteht man sie nicht.

Natürlich wird man von keiner Lokalbehandlung erwarten, daß sie die Verdünnung oder den Schwund des Haars verhindert, aber man hat doch das Recht, zu verlangen, daß sie keine Störungen nach sich zieht, die Lage nicht kompliziert, und eventuell dazu beiträgt, daß der Haarschaft intakt bleibt.

Die grundlegende Pflege der Kopfhaut und des Haars

Die Wirksamkeit oder Schädlichkeit der Haarpflegemittel beschränkt sich auf die Oberfläche der Kopfhaut und die aus ihr herausragenden Haarschäfte. Ziel der Haarpflege ist es, dem Haar ein normales Aussehen zu verleihen, das heißt, es glänzend und geschmeidig zu machen und sein Abbrechen zu vermeiden; all diese Eigenschaften werden im allgemeinen von „lebendigem" Haar erwartet.

Will man den Zustand der Kopfhaut und des Haars abschätzen — die natürlich eng miteinander verbunden sind —, darf man die Untersuchung nicht kurz nach der Kopfwäsche durchführen. Was ich bezüglich der Hautuntersuchung gesagt habe, gilt auch hier. Seborrhöisches Haar, das gerade gewaschen wurde, sieht praktisch genauso aus wie gesundes Haar. Es braucht ein Minimum an Zeit, vierundzwanzig bis sechsunddreißig Stunden bei besonders schweren Fällen, bis sich der Fettbelag wieder gebildet hat und man seine Beschaffenheit beurteilen kann.

Wenn mir eine Patientin erklärt, sie hätte schrecklich fettes Haar, so überzeugt mich das überhaupt nicht. Bei der folgenden Untersuchung, die ich dann vier bis fünf Tage nach der Kopfwäsche unter den richtigen Voraussetzungen durchführe, stellte ich oft eine nur mäßige oder leichte Seborrhöe fest, die durchaus nicht die gleichen Probleme mit sich bringt wie eine starke.

Die Seborrhöe der Kopfhaut

Die Seborrhöe der Kopfhaut ist der häufigste Grund, warum die Leute den Arzt aufsuchen, besonders Frauen. Sie finden sich mit schwerem, fettigem und durch klebrigen Talg strähnig gewordenem Haar viel weniger leicht ab als Männer. Je dünner das Haar ist, desto problematischer wird die Angelegenheit. Etwas gelichtetes, aber starkes Haar kann noch täuschen, aber schütteres und fettiges Haar nicht mehr; es läßt sich kämmen — eine wahre Katastrophe.

Nun muß die Seborrhöe nicht unbedingt sehr stark sein, damit das Haar unansehnlich wird. Schon eine ganz leichte Seborrhöe genügt. Hier ist Vorsicht am Platz; diese Störung kann ohne weiteres ausschließlich durch falsche Pflege hervorgerufen worden sein, die die Lage nicht verbessert, sondern verschlimmert hat.

Fast immer spielt sich das gleiche ab: Eines schönen Tages entdeckt Madame Dupont, daß ihr Haar sechs Tage nach der Kopfwäsche keinen Glanz mehr hat und etwas strähnig ist. Bis dahin hatte sie sich mit einer Kopfwäsche pro Woche zufriedengegeben und damit einen vernünftigen Rhythmus eingehalten. Aus Eitelkeit beschließt sie, diese Einteilung zu ändern und sich das Haar alle sechs Tage zu waschen. Nach einigen Wochen stellt sie erstaunt fest, daß ihr Haar glanzlos und strähnig ist, wie früher erst am sechsten Tag. Daher geht sie in ihre Parfumerie oder zum Apotheker, vertraut ihm ihre Sorgen an, und zieht mit einem Shampoo für fettes Haar von dannen. Nach der dritten oder vierten Kopfwäsche ist das Haar am fünften Tag noch fetter als früher. Auf einen groben Klotz gehört ein grober Keil — Frau Dupont wäscht sich das Haar alle fünf Tage. Nun wird die Sache wirklich schlimm. Schon nach vier Tagen kann sie sich nicht mehr kämmen; wieder sucht sie ihren Apotheker auf und verlangt ein Haarwasser. Natürlich gibt er ihr eines „gegen fettes Haar", auf Schwefelbasis. Das ist der Gnadenstoß! Ihre Seborrhöe wird durch den Mechanismus der „reaktiven Seborrhöe" wesentlich verschlimmert. Je mehr Madame Dupont das Haar entfettet, desto schneller wird es fett; zu guter Letzt ist ihr Haar vierundzwanzig Stunden, nachdem sie es gewaschen hat, fetter, als es früher zum Zeitpunkt der wöchentlichen Kopfwäsche war.

Der Arzt muß bei Patienten, deren Seborrhöe sich auf die Kopfhaut beschränkt, mißtrauisch sein und darf nicht vorschnell auf hormonelle Ursachen schließen. In einem von zwei Fällen handelt es sich um eine Seborrhöe, die zum Großteil, wenn nicht zur Gänze, durch allzu häufige Kopfwäsche oder die Verwendung zu scharfer Shampoos verursacht wurde. Besonders gefährlich für fettes Haar sind die Kopfwaschmittel, die großsprecherisch als „pflegende Shampoos" angepriesen werden, die ich aber eher „schädliche Shampoos" nennen möchte.

In meiner Naivität dachte ich, dieser Unsinn mit den „pflegenden Shampoos" könne nicht mehr überboten werden. Das war ein Irrtum. Denn mit den „pflegenden Haarlacken" wurde ein neuer Höhepunkt der Dummheit erreicht. Nie hätte ich gedacht, daß Lack das Haar pflegen könne. Bis dahin war ich der Meinung gewesen, er sei ein wunderbares und wirksames Mittel, um der Frisur Halt zu verleihen, ein echter Fortschritt im Vergleich zu den Pomaden der guten alten Zeit. Offenbar sah ich nicht weiter als meine Nase! Der erste Schock nach der Entdeckung der „pflegenden Haarsprays" tat mir gut, denn ich fand etwas Sensationelles heraus. Wenn Haarlack, der ein Polymer ist, pflegend sein kann, so ist nicht einzusehen, warum Nylon, das ebenfalls eines ist, nicht die gleiche Wirkung haben sollte. Ich schlage also vor, demnächst Höschen und Strumpfhosen auf den Markt zu bringen, die dicke, magere oder lahme Hintern pflegen!

Die Moral dieser Geschichte: Ob fett, normal oder trokken, das Haar soll mit einem möglichst milden Shampoo gewaschen werden. Die aufgrund ihrer Zusammensetzung am besten geeigneten Sorten sind die Produkte, die für trockenes und glanzloses Haar empfohlen werden. Allerdings soll man auch diese Shampoos nicht allzu oft verwenden. Man muß versuchen, sechs Tage durchzuhalten, wenn nötig mit Hilfe eines Trockenshampoos, das man am zweiten und vierten Tag nach der Kopfwäsche aufträgt.

Noch besser wäre es vielleicht, überhaupt kein Shampoo zu gebrauchen, sondern sich das Haar mit Mitteln wie lehmhaltigem Schlamm zu waschen, den die tunesischen Frauen benutzen; sie kennen weder die reaktive Seborrhöe noch trockenes Haar.

Zu trockenes Haar

Das Austrocknen des Haars kann mit der ungenügenden Sekretionstätigkeit der Talgdrüsen in der Kopfhaut zusammenhängen; es kann aber auch, und das ist meist der Fall, durch zu häufiges Waschen verursacht werden, was dem Haarschaft Feuchtigkeit entzieht. Auch hier sind übertriebene Reinlichkeit und Pflege schädlich. Wie das Keratin der Hornschicht der Epidermis braucht auch das Keratin des Haars viel Wasser. Die Hornschicht erhält das Wasser direkt von den epidermalen Zellschichten, die sie bedeckt; der Haarschaft hingegen, der sich, abgesehen von einem

kurzen Stück im Follikelkanal, außerhalb der Haut befindet, ist gänzlich auf das Wasser angewiesen, das er durch Schweiß, Luftfeuchtigkeit und entsprechende Pflege erhält.
Die Empfindlichkeit des Haars gegenüber Schwankungen der Luftfeuchtigkeit ist so groß, daß es in Hygrometern verwendet wird, Apparaten, die zum Messen der Luftfeuchtigkeit dienen. Je feuchter das Haar ist, desto länger und weicher wird es. Daher wirkt das Haar von Menschen, die auch nur ein ganz klein wenig schwitzen, schwer, strähnig, und sieht aus, als wäre die Kopfhaut seborrhöisch. Im Gegensatz dazu wird es dünn, steif, widerspenstig und brüchig, wenn es austrocknet. Weist das Haar diese Eigenschaften auf, dann ist es sicher, daß ihm die normalerweise vorhandene Talgschicht, die seinen einzigen Schutz gegen Austrocknung darstellt, entzogen wurde.

An dieser Stelle könnte ich endlich von feuchtigkeitsspendenden Präparaten sprechen, aber es gibt keine, und nur solche sind zu empfehlen, die dem Haarschaft am wenigsten Wasser entziehen, wie etwa die Shampoos auf der Basis von Lipoproteinen.

Schuppen

Die Pflege des Haars sollte sich also darauf beschränken, ihm nicht zu schaden. Dennoch gibt es eine Ausnahme, nämlich die Behandlung von Schuppen.

Ich spreche nicht von jenen, die durch die Schuppen der Kopfhaut nach der Verwendung eines zu scharfen Shampoos entstehen, das die Hornschicht der Kopfhaut ebenso zerstört wie jeden anderen Hautbezirk, unabhängig davon, ob Seborrhöe vorliegt oder nicht.

Schuppenbildung im eigentlichen Sinn wird durch Mikroorganismen hervorgerufen; sie läßt sich mit Flechten vergleichen. Die Verwendung gewisser Shampoos und Haarwässer ist günstig; ihre Wirkung gegen Schuppen beruht auf sehr aktiven antimikrobiellen Stoffen. Das sind die einzigen Präparate im Bereich der Körperpflege und der Kosmetik, die tatsächlich „pflegend" sind und ihrem Namen gerecht werden.

Das Abbrechen der Haare

Abgesehen von der Seborrhöe und den Schuppen, die tatsächlich Störungen im Bereich der Kopfhaut darstellen und sich auf das Haar auswirken, kommen die eigentlichen krankhaften Veränderungen des Haars, nämlich Austrocknen und Abbrechen, nicht so häufig vor, wie das bei der schlechten Behandlung zu erwarten wäre.

Ein Haar kann der Länge nach brechen, dann ist es „gespalten". Dieses Phänomen ist nur bei Haaren von bestimmter Länge zu beobachten, und zwar tritt es an der Spitze auf, also im ältesten Teil des Haarschafts. Es handelt sich eigentlich um keine krankhafte Veränderung, sondern um eine lokale Abnützung, die keineswegs ein Anzeichen für krankes Haar ist. Es genügt, das Haar oberhalb der gespaltenen Stellen abzuschneiden.

Vom eigentlichen Abbrechen des Haars spricht man, wenn es der Breite nach bricht, etwa aufgrund einer schlecht gemachten Dauerwelle, was heutzutage bei der Erfahrung, die Friseure auf diesem Gebiet haben, sehr selten vorkommt. Es kann aber auch durch Bleichmittel verursacht werden, durch das Toupieren, durch das bloße Auskämmen des mit Lack fixierten Haars oder durch die berühmten „Hundert Bürstenstriche". Entgegen aller Erwartung sind aber Schädigungen durch diese Praktiken selten, selbst wenn mehrere davon gleichzeitig angewandt werden. Ich kenne Frauen, die ihr Haar seit dreißig Jahren toupieren und bleichen, ohne daß es einen sichtbaren Schaden davongetragen hätte.

In manchen Fällen läßt diese erstaunliche Widerstandskraft schließlich doch nach. Das Haar sieht dann aus wie Werg und zerfasert. Seltsamerweise denken die Leute nie daran, daß die Behandlung des Haars daran schuld sein könnte, sie machen vielmehr Müdigkeit, ihren schlechten Allgemeinzustand und natürlich die Leber dafür verantwortlich.

Nun muß man aber wissen, daß der Haarschaft, der ein eher robustes Gebilde ist, wegen einer inneren Ursache nicht in einigen Tagen, ja nicht einmal in einigen Wochen in seiner ganzen Länge geschädigt werden kann. Innere Ursachen wirken sich auf die Wurzel aus; daher findet sich die erste sichtbare Schädigung immer nur an der Haarbasis. Wenn ein Haar in seiner ganzen Länge zugrunde geht, kann die Ursache nur eine äußere sein.

Diese Ursache ist niemals das Färben, wie zu Unrecht oft vermutet wird. Gewiß können die in den Haarfärbemitteln enthaltenen Stoffe eine Gefahr darstellen, die Schäden, die sie hervorrufen, sind jedoch ganz anderer Art: Es handelt sich um Substanzen, die sehr leicht Allergien bewirken können und so stark sind, daß der Friseur — rechtlich gesehen — achtundvierzig Stunden vor jeder Färbung einen Hauttest hinter dem Ohr machen müßte.

Ich erinnere daran, daß eine Allergie erworben wird. Sie kann früher oder später zum Ausbruch kommen, je nach den Umständen, der Substanz, von der sie hervorgerufen wird, und der Verfassung des Kranken.

Wenn man ein Produkt jahrelang anstandslos verwendet hat, bedeutet das noch lange nicht, daß es vor einer Allergie schützt, ganz im Gegenteil.

Man kann sich das Haar zehn-, zwanzig-, ja hundertmal ohne jeden Zwischenfall färben lassen, was aber nicht heißt, daß nicht unmittelbar nach dem hundertsten Mal ein akutes Ekzem auftreten könnte. Durch Haarfärben verursachte Ekzeme sind immer mit starkem Juckreiz, Rötungen und Schwellungen der Kopfhaut, des Gesichts und der Ohren sowie mit Schwitzen verbunden.

Das hat mit einer krankhaften Veränderung des Haars nichts zu tun. Es übersteht dieses Abenteuer, ohne Schaden zu erleiden; denn von allen in der Haarkosmetik verwendeten Präparaten sind die Färbemittel am wenigsten schädlich.

5

REGIONÄRE SCHÄDIGUNGEN

Als die Chirurgen die Verletzten aus dem Ersten Weltkrieg operierten, entdeckten sie, daß sie sich in zweifacher Hinsicht nützlich machen konnten, indem sie nämlich nicht nur die Schäden reparierten, die die zerstörerische Wut der Menschen angerichtet hatte, sondern auch die, die auf natürliche Mißbildungen zurückzuführen waren.

Wie viele Gesichter sähen angenehm aus, wären sie nicht durch eine disproportionierte oder unförmige Nase entstellt! Aus diesem Grund entwickelte sich die kosmetische Chirurgie, die zunächst an der Nase erprobt wurde. Ob es nun an den Operateuren lag oder an der damaligen Zeit, die noch nicht reif genug war, diesen Zweig der Chirurgie zu akzeptieren? Tatsache ist, daß man vor fünfzig Jahren mit einer gewissen Herablassung, ja sogar mit gewissem Mißtrauen auf die „Schönheitschirurgen" herabsah.

Obwohl sich die Dinge seither beträchtlich verändert haben und die kosmetische Chirurgie zu einem kleinen Teil einer viel umfassenderen Chirurgie, nämlich der plastischen, geworden ist, haben das breite Publikum und sogar die Ärzte selbst immer noch eine oft ungenaue und verworrene Vorstellung von deren Mitteln und Zielen.

Die plastische Chirurgie verändert die Form und die Konturen des menschlichen Körpers. Da diese von der Haut gebildet werden, steht dieses Organ natürlich im Mittelpunkt dieser Art von Chirurgie. Wir haben an anderer Stelle gesehen, was getan wird, um gegen Falten, die Erschlaffung von Gesicht und Hals sowie die Deformierung der Augenlider anzukämpfen.

Aber die plastische Chirurgie beschränkt sich nicht darauf, an der Haut zu „ziehen", um wiederherzustellen, was die Jahre anscheinend unwiederbringlich dahingerafft haben.

Sie beschäftigt sich auch mit Strukturen, Fett, Knochen, Knorpel und Muskeln, deren Proportionen und Umrisse die Hautoberfläche bestimmen, und befaßt sich mit angeborenen Fehlern oder Mißbildungen, die im Laufe des Lebens durch Unfälle verursacht wurden.

Die plastische Chirurgie dient also gleichzeitig der Korrektur und der Wiederherstellung der Haut und der Formen des Körpers, deren Harmonie mit ihrer Hilfe wiedergeschaffen werden soll.

Sie stellt einen wichtigen Zweig innerhalb der Behandlungsmethoden der Haut dar, so wie die Herzchirurgie eine wichtige Methode zur Behandlung von Herzerkrankungen ist. Und so wie die medizinische Chirurgie und die Herzchirurgie eng miteinander verbunden sind, sollten auch Dermatologen und plastische Chirurgen ständig zusammenarbeiten. Eine solche Kooperation wäre für beide Disziplinen eine bedeutende Quelle des Fortschritts.

Die Rehabilitationschirurgie, deren Ziel einerseits der Ersatz einer zerstörten anatomischen Struktur ist, amputierter Finger etwa, anderseits das Abdecken großer, durch Unfälle oder chirurgische Eingriffe entstandener Wundgebiete durch Hauttransplantate, überschreitet den Rahmen dieses Buches. Wir befassen uns hier nur mit den Möglichkeiten, die dem Menschen unserer Zeit von der „korrektiven Chirurgie" geboten wird, die man allgemein als „kosmetische Chirurgie" bezeichnet. Diesbezügliche Informationen wenden sich im Gegensatz zu allen vorangehenden natürlich nur an eine geringe Anzahl von Menschen. Die kosmetische Chirurgie ist nämlich, von Ausnahmen abgesehen, erst einer privilegierten Minderheit zugänglich, aber wir wollen optimistisch sein und hoffen, daß die Krankenkassen in absehbarer Zeit Leistungen auf diesem Gebiet in weniger begrenztem Ausmaß rückvergüten werden und daß sie daher von allen in Anspruch genommen werden können.

Noch immer gibt es Leute, die über dieses Thema spotten, allerdings sind es immer weniger. Eitelkeit, meinen einige;

warum sollen wir nicht die Züge beibehalten, mit denen die Natur uns ausgestattet hat. Eine solche Meinung ist eine völlige Verkennung der Auswirkungen, die eine Mißbildung auf einen Menschen haben kann, der diese als ein Unglück ansieht.

Niemand hat das Recht, psychologische Faktoren zu unterschätzen. Sie sind eine nicht zu leugnende Tatsache. Umgekehrt darf man psychologischen Motivationen auch nicht zuviel Bedeutung beimessen; es gibt viele mißgestaltete Menschen, deren soziales Verhalten normal bleibt und die keinerlei Komplexe haben.

Daher muß der plastische Chirurg eine beratende Funktion ausüben, wenn er sich einem kosmetischen Problem gegenübersieht, auf dessen Behebung der Patient besonderen Wert legt. Er allein kann die Möglichkeiten und Grenzen seiner Methoden beurteilen, die nicht nur von der chirurgischen Geschicklichkeit, sondern auch vom Geschmack und dem richtigen Blick abhängen; zuweilen muß er imstande sein, einen Patienten abzuweisen.

Am wichtigsten ist die Rolle der kosmetischen Chirurgie im Bereich des Gesichts, der Brust und des Bauches.

PLASTISCHE KORREKTUREN IM BEREICH DES GESICHTS

Zur kosmetischen Gesichtschirurgie gehören: Gesichtsspannung, Hals- und Augenliderkorrektur, auf die ich bereits ausführlich eingegangen bin, die Nasen- und Ohrenplastik.

Während die drei erstgenannten Eingriffe hauptsächlich von alternden Personen verlangt werden, gilt die häufigste Anfrage junger Menschen der Nasenkorrektur.

Nasenplastik (Rhinoplastik)

Es gibt im Bereich der Nase Mißbildungen verschiedenster Art, gleichgültig, ob sie von Geburt an bestehen, oder durch

Unfälle verursacht wurden; sie können den fixen, knöchernen Teil des Organs betreffen oder seinen beweglichen, knorpeligen, äußeren Teil; den Sitz der Nase oder ihre Länge; ihre Krümmung, die Breite der Nasenwurzel, die Spitze und den Nasenrücken; ihr Verhältnis zur Oberlippe oder den Winkel, den sie mit der Stirn bildet.

Theoretisch sollte in einem regelmäßigen Gesicht die Höhe des Teils zwischen Kinn und Nasenwurzel dem zwischen Nasenwurzel und Stirn entsprechen.

Beim Kind ist die Nase rund und aufgebogen. Mit zunehmendem Alter wird die Nase gerade; mit der Zeit wird sie auch länger, und ihre Spitze ist zur Oberlippe hin gerichtet. Deshalb läßt eine Verkürzung der Nase das Gesicht jünger erscheinen; wird ihre Spitze angehoben und abgerundet, bekommt das Antlitz ein kindliches Aussehen.

Richtig geplant und durchgeführt, ist eine Nasenplastik harmlos. Sie gehört aber zu jenen Eingriffen, die vom Operateur besonderes künstlerisches Geschick verlangen.

Früher einmal konnte man den Chirurgen daran erkennen, welche Form er der Nase seines Patienten gab. So spazierte man zum Beispiel mit einer Nase eines gerade bekannten Filmstars herum, wobei das nicht unbedingt die Nase war, die einem am besten paßte.

Zum Glück nimmt die neue Chirurgengeneration die Sache nicht mehr so leicht und schafft statt Standardnasen Nasen nach Maß, was gewiß mehr Geschick und Talent erfordert. Theoretisch können alle Mißbildungen der Nase ausnahmslos korrigiert werden. In der Praxis sollte eine Operation unterbleiben, wenn feststeht, daß eine Nasenkorrektur, so perfekt sie in ästhetischer und technischer Hinsicht auch ausfallen würde, wegen der restlichen häßlichen Gesichtszüge keinen wirklichen Vorteil brächte; es gibt Fälle, in denen eine hübsche Nase die Häßlichkeit des Gesichts noch stärker betonen würde. Von einer Nasenkorrektur soll dem Patienten auch dann abgeraten werden, wenn die betreffende Mißbildung mehr in seiner Vorstellung als in Wirklichkeit besteht, oder wenn der von ihm gewünschte Eingriff nicht empfehlenswert erscheint.

Manchmal dagegen sollte dem Patienten zu umfassenderen Korrekturen geraten werden, als er sie wünscht; eine zu lange und zu stark gekrümmte Nase verschönt ein Gesicht mit einem vorstehenden oder fliehenden Kinn nur sehr wenig, das heißt, die gesamte Physiognomie erscheint kaum harmonischer. In einem solchen Fall muß eine Nasenplastik notwendigerweise mit einer Kinnoperation verbunden werden. Ebenso, wie es möglich ist, das Kinn zurückzuversetzen, indem man den Unterkiefer reseziert, kann man es mit Hilfe einer Knochenverpflanzung stärker betonen. Diese Operationen werden nur bei erwachsenen Personen vorgenommen, um Überraschungen durch etwaige spätere Knochenveränderungen zu vermeiden.

Schönheitsoperationen an den Ohren

Es gibt aber eine Operation, die frühzeitig durchgeführt werden soll, ja muß: die Korrektur abstehender Ohren. Kinder sind furchtbar grausam. Eine stark sichtbare Mißbildung liefert jedes Kind dem Gespött und den Schmähungen seiner kleinen Kameraden aus. Es ist also äußerst wichtig, das von der Natur benachteiligte Kind vor diesem Spott zu schützen, der ihm sein ganzes Leben lang schaden kann. Das richtige Alter für eine Ohrenplastik liegt zwischen dem siebenten und dem achten Lebensjahr. Es handelt sich um eine einfache Routineoperation, die nicht sehr schmerzhaft ist und nur eine Lokalanästhesie erfordert; sie bringt endgültige und ausgezeichnete Resultate.

SCHÄDIGUNGEN IM BEREICH DER BRÜSTE

Das Symbol der Weiblichkeit, die Brust, ist ein Organ mit einer komplizierten Struktur, die seine Empfindlichkeit erklärt. Es handelt sich zunächst um eine Drüse, der die Aufgabe zukommt, nach der Entbindung Milch abzusondern und deren Sammelkanäle in der Brustwarze münden; diese ist ein sensibles und erektionsfähiges Gebilde, das heißt, es kann unter dem Einfluß gewisser Reize, wie etwa dem Saugen des Kindermundes, anschwellen und hart werden. Die Brust stellt auch eine erogene Zone dar, die im Vorspiel zum Geschlechtsakt eine wichtige Rolle spielt.

Die Brustdrüse kann verschieden groß sein; sie ist von mehr oder weniger Fettgewebe umgeben. Drüse und Fett sind in einer Hauthülle eingeschlossen.

Aussehen und Festigkeit der Brust hängen zunächst vom Verhältnis zwischen dieser Hülle und ihrem Inhalt ab. Ist die Hülle ausgefüllt, dann ist die Brust fest und straff; wenn sich die Hauthülle ausdehnt oder die Fettmenge zurückgeht, wird die Brust schlaff und weich.

Aber das Aussehen des Busens wird auch von einer Schicht fibrösen Gewebes beeinflußt, die man das Halteband der Brust nennt; dieses ist durch Bindegewebsfasern mit dem Rand des Schlüsselbeins und der faserigen Hülle des großen Brustmuskels verbunden. Wenn dieses Band straff und mit den Muskeln fest verbunden ist, liegt die Brust eng am Brustkorb an. Wenn dieser Halteapparat locker wird oder der große Brustmuskel erschlafft, gehorcht die schlecht gestützte Brust dem Gesetz der Schwerkraft und gleitet den Brustkorb hinunter.

Die Brust ist nur bei einer normal gebauten jungen Frau vollkommen. Die Frauen, die auch später eine feste und straffe Brust haben, sind Ausnahmen. Gewichtsänderungen, Menstruationsstörungen, Schwangerschaften, mangelnde Muskelbetätigung wirken sich nur allzubald aus; steckt man einer Frau über dreißig einen Bleistift unter die Brust, dann zeigt dieser meist die ärgerliche Tendenz, nicht hinabzufallen.

Bis jetzt habe ich nur von der üblichen Entwicklung von Brüsten gesprochen, die zunächst ganz normal gewachsen waren. Es gibt aber Brüste, die von der Pubertät an so stark entwickelt sind, daß sie ein echtes Gebrechen darstellen, nicht nur in ästhetischer, sondern auch in physischer Hinsicht. Ihr Gewicht zieht den Körper nach vorn; um sie zurückzuhalten, ist ein ständiger Kraftaufwand erforderlich, der durch den Büstenhalter nur wenig erleichtert wird.

Im Gegensatz dazu gibt es zu schwach entwickelte Brüste, eine unmerkliche Erhebung bei einer sonst normal gebauten Frau, die sich von der Männerbrust kaum unterscheidet.

Ob es sich nun um riesige, herabfallende Schläuche, leere, flache und hängende Bettelsäcke oder um mikroskopisch kleine Brüste handelt, all diese Fälle sind Angelegenheit der korrektiven Chirurgie.

Nur durch eine Operation können Form, Volumen und Position schlecht geformter Brüste korrigiert werden. Was immer großsprecherische und lügnerische Reklamen in zahlreichen Frauenzeitschriften versprechen: Weder chemische Mittel in Form von Ampullen, Cremes oder Lotionen, noch mechanische oder elektrische Apparate, die mit Massagen, Duschen oder Vibrationen arbeiten, haben auch nur die geringste Wirkung.

Sie sind für Frauen, die Probleme haben, verlockend: „In zwei Monaten haben auch Sie einen größeren Busen", „In drei Wochen wird Ihre Büste straffer und fester"; im Falle eines Mißerfolgs wird sogar die Rückerstattung der Kosten versprochen. Natürlich bedeutet ein solches Versprechen für keine Firma ein Risiko. Welche Frau wird sich schon darüber beklagen, betrogen worden zu sein? Das hieße ja öffentlich zugeben, daß sie keine schönen Brüste besitzt und sich dummerweise hat ausnützen lassen.

Selbst die medizinischen Therapien mit Medikamenten auf hormoneller Basis, die durch Einreiben lokal angewandt werden, um die Entwicklung der Brustdrüse zu stimulieren, zeitigen nur unbeständige, immer mittelmäßige und niemals dauerhafte Resultate.

Im Gegensatz zur Gesichtschirurgie ist die Brustchirurgie

nicht einfach. Nicht, daß es einem erfahrenen Chirurgen Schwierigkeiten bereitet, zwei gleiche und symmetrische Brüste zu formen. Aber die postoperativen Folgen sind tage-, manchmal sogar wochenlang ziemlich unangenehm, die Sensibilität der Brustwarze kann in Mitleidenschaft gezogen, vorübergehend oder endgültig vermindert oder aufgehoben werden. Schließlich kann es oft zu einer abnormen Narbenbildung kommen.

Hängende oder zu große Brüste

Es gibt verschiedene Methoden der Brustkorrektur. Alle erfordern unbedingt einen Einschnitt, der um die ganze Brustwarze herum geführt wird, die versetzt werden soll.

Je nach Form und Volumen der Brust, der Größe der Drüse und dem Zustand der Haut genügt zuweilen ein Schnitt, der nicht mehr als eine schräge Narbe auf der Außenseite der Brust hinterläßt; meist aber müssen Einschnitte in Form eines Schiffsankers gemacht werden, dessen Schaft von der Brustwarze senkrecht nach unten zur Falte des Brustansatzes hin verläuft und dessen Arme sich unter der Brust fortsetzen, vom Rand des Brustbeins (des Knochens, an dem die Rippen vorne an der Brust angesetzt sind) bis unter die Achselhöhlen.

Dabei entstehen ziemlich auffallende Narben, sie werden aber zweifellos durch die unbestreitbaren Vorteile, die die Operation mit sich bringt, wettgemacht.

Vor der Operation muß die Patientin ausführlich informiert werden. Sie muß wissen, daß sich auf jeden Fall Narben bilden, die niemals ganz verschwinden werden; einige Monate hindurch bleiben sie rot, allmählich werden sie blasser, und schließlich sind sie durchaus annehmbar und wirken kaum entstellend, vorausgesetzt, daß sie sich nicht ausdehnen und verdicken.

Abnorme Narbenbildung

Die zuletzt genannten Erscheinungen kommen ziemlich oft vor. Damit die Brüste richtig sitzen, muß der Chirurg die Hautlappen zuweilen energisch anspannen; die dabei entstehenden Narben, die immer besonders heikel sind, zeigen eine gewisse Tendenz zur Ausdehnung.

Anderseits ist die Brust eine der Gegenden des Körpers, die am ehesten dazu neigt, rote, breite und harte, sogenannte „hypertrophe" Narben auszubilden. Eine hypertrophe Narbe entwickelt sich nicht gleich. Während der ersten sechs bis acht Wochen nach der Operation scheint alles normal und zufriedenstellend zu verlaufen. Dann, auf einmal, ändert sich der Narbenzug. Die Narbe schwillt an und bekommt das Aussehen eines Strangs. Danach gibt es zwei Möglichkeiten:

— Nach einer kurzen Zeit der Umbildung hört die Wucherung auf. Der Strang bildet eine etwas erhabene, zwei bis drei Millimeter breite Wulst und wird nicht mehr größer. Die Narbe zieht ein wenig und stört, ist aber nicht schmerzhaft;
— Die Wucherung hält an. Der Umfang der Narbe nimmt zu, wird, je nach der Stelle, verschieden stark. Die Narbe juckt, wird empfindlich, ja sogar schmerzhaft; es bildet sich ein sogenanntes „Narbenkeloid".

Das Keloid ist viel unangenehmer als eine gewöhnliche hypertrophe Narbe; die hypertrophe Narbe verschwindet meist nach eineinhalb oder zwei Jahren. Ein Keloid kann sich weiterentwickeln und geht niemals von selbst zurück.

Diese abnorme Narbenbildung stellt deshalb ein großes Problem dar, weil sie völlig unvorhersehbar ist. Manche Narben sind nur zu einem Teil hypertroph und keloid, so daß wuchernde Stellen mit unauffälligen abwechseln. Es gibt Menschen, bei denen es niemals zu einer abnormen Narbenbildung kommt, andere entwickeln bei einer ersten Operation keine Keloide, wohl aber bei einer zweiten. So kann es geschehen, daß man eine Narbe, die nur etwas zu groß ist, durch eine andere ersetzt, die dann zu wuchern beginnt.

Ihre Behandlung ist schwierig, aber nicht unmöglich. Je früher sie durchgeführt wird, desto größer sind die Chancen auf einen Erfolg. Vor allem darf ein Narbenkeloid niemals chirurgisch entfernt werden. Das kann katastrophale Folgen haben; in neun von zehn Fällen entsteht ein neues Keloid, das viel stärker ist als das erste.

Zu abnormer Narbenbildung kommt es nicht nur auf der Brust. Auch am Bauch tritt sie öfters auf. Sie ist viel seltener auf dem Gesicht und vor den Ohren, dort, wo bei der Gesichtsspannung besonders stark gezogen wird — hier entstehen meist nur einfache hypertrophe Narben. Die Narben, die sich hinter den Ohren bilden, sind im allgemeinen bloß ausgedehnt.

Aber es gibt auf diesem Gebiet keine absolute Regel. Ich habe bei zwei kleinen Jungen, deren abstehende Ohren korrigiert worden waren, riesige Keloide gesehen; dabei handelt es sich um eine Operation, bei der der Knorpel neu geformt und an der Haut nur wenig gezogen wird.

Es gibt eigentlich nur eine Stelle, an der es niemals zu einer abnormen Narbenbildung kommt, und das ist die Augenbrauengegend.

Von diesen Vorbehalten abgesehen ist die Korrektur der Brüste für manche Frauen ein wahrer Jungbrunnen. Besonders empfehlenswert sind die Eingriffe, die es möglich machen, den tiefen Teil der Brust mit der Brustmuskulatur fest zu verbinden und die daher dauerhafte Resultate zeitigen; das ist sehr wichtig, denn es handelt sich nicht um eine Operation, der man sich gern zweimal unterzieht.

Zu kleine Brüste

Die durch zu kleine Brüste entstehenden Probleme sind ganz anders. Eine unterentwickelte Brust wirkt niemals so entstellend wie eine zu große Brust; außerdem läßt sich ihr geringes Volumen durch die Kleidung kaschieren. Die Motive für eine Operation sind hier vorwiegend psychologischer und sexueller Natur — eine Frau mit zu kleinen Brüsten fühlt sich oft nicht weiblich genug und hat Hemmungen, die sich in der Beziehung zu ihrem Partner auswirken.

Bei der Operation wird unter der Brust eine Prothese entsprechender Größe angepaßt, die aus Substanzen besteht, die vom Organismus angenommen werden, so daß nicht die Gefahr einer Abstoßungsreaktion besteht.

Früher wurden Verfahren erprobt, die darin bestanden, bestimmte Substanzen hinter die Brustdrüse zu spritzen. Das war eine verlockende und theoretisch sehr einfache Methode; die Brüste mußten nämlich nicht geöffnet werden. Es kam aber zu unangenehmen Überraschungen: Dem Gesetz der Schwerkraft folgend, breiteten sich diese Substanzen im subkutanen Gewebe aus und fanden sich schließlich im Unterleib wieder, wo nicht gerade der ideale Platz für Brüste ist!

Im Bereich der korrektiven Chirurgie und Dermatologie sind manchmal Wagnisse erlaubt, wenn es darum geht, der Natur nachzuhelfen; niemals aber dürfen es Abenteuer sein.

SCHÄDIGUNGEN DES BAUCHES

Die korrektive Chirurgie zur Veränderung der Bauchwand wird ebensowenig wie die der Brüste nur bei älteren Patientinnen angewandt.

Wie die Brüste kann auch der Bauch durch wiederholte Schwangerschaften und Abmagerungskuren geschädigt werden; überdies kann er nach einer Operation „nachlassen" (man spricht dann von einem Hängebauch). Auch auf diesem Gebiet bietet nur die Chirurgie einen Ausweg. Es gibt keine Creme, die erschlafftes Gewebe wieder anspannen kann.

Was wünscht die Patientin? Daß der Teil des Bauches,

der zu sehen ist, wenn sie ein Höschen trägt, flach ist und keine Narben aufweist. Was darf sie von einer Operation tatsächlich erwarten? Ihr Bauch kann gewiß wieder glatt werden, aber nicht unbedingt auch flach; ob eine Erhebung vorhanden ist oder nicht, hängt nicht nur von der Menge des subkutanen Fetts ab, sondern auch von der Fettschicht, die im Inneren des Bauchs das Bauchfell umhüllt. Was die Narbenbildung betrifft, so ist sie selbstverständlich je nach Art der Mißbildung und des jeweils erforderlichen Operationsverfahrens verschieden.

In den meisten Fällen muß der Operation eine Abmagerungskur vorangehen, die das Gewicht auf das Idealgewicht senkt. Diese Maßnahme gewährleistet mehr Widerstandskraft während der Operation und eine bessere Narbenheilung. Natürlich muß die Diät auch nach dem Eingriff fortgesetzt werden, damit ein Rückfall vermieden wird.

Die kosmetischen Operationen am Unterleib bringen nicht so viele Schwierigkeiten mit sich wie die der Brüste, mit der sie günstig zu verbinden sind. Nicht sehr empfehlenswert ist es hingegen, sie mit Operationen im Bereich des Gesäßes und der Schenkel zu kombinieren; und das ist sehr bedauerlich, denn die Innenseite der Oberschenkel ist ein schwacher Punkt der Muskulatur und der Hautelastizität. Diese Art des operativen Eingriffs bringt zahlreiche Risiken mit sich, wie die Bildung sichtbarer Narben, eine Verzögerung der Narbenheilung, abnorme Narbenbildung, Hämatome oder Lymphstauungen. Sie soll daher nur in Ausnahmefällen vorgenommen werden. Das führt natürlich zu Problemen.

Ich erinnere mich an eine alte Freundin, die ich vor einigen Jahren am Strand in Cannes traf. Ihre Brust war gut gestrafft worden, ihr Gesicht und Hals waren dank einer gelungenen Spannung glatt und faltenlos, ihre Augenlider wie die eines zwanzigjährigen Mädchens und kunstvoll geschminkt, auch der Bauch war in Ordnung. Man durfte aber nur bis zu ihrem Gesäß schauen, ja nicht weiter; die Innenseiten ihrer Schenkel waren schlaff wie Flaggen bei Windstille, ganz welk, und fielen durch den Kontrast zum übrigen Körper besonders stark auf.

Ich konnte verstehen, daß ihr der Chirurg von dieser zusätzlichen Operation abgeraten hatte. Aber ich habe niemals begriffen, wieso diese intelligente Frau nicht einsah, daß sie mit Hosen eine ungleich bessere Figur gemacht hätte.

SCHÄDIGUNGEN DER BEINE

Die Beine sind sehr heikel; wir wissen, daß sie für Cellulitis besonders anfällig sind, und soeben haben wir gesehen, daß das elastische Gewebe der Dermis in diesem Bereich den geringsten Widerstand leistet. Überdies schwellen die Beine leicht an, auch örtliche Zirkulationsstörungen treten häufig auf.

Anschwellungen müssen immer medizinisch untersucht werden, denn sie können durch verschiedene Ursachen hervorgerufen werden: Durch die schlechte Funktion der Nieren, Herzerkrankungen und Kreislaufstörungen.

Störungen der Zirkulation äußern sich in Krampfadern und Venenerweiterung; diese sind anlagemäßig bedingt. Ihre Entstehung wird jedoch durch bestimmte Umstände gefördert, wie zum Beispiel durch langes Stehen, zu dem Angehörige gewisser Berufssparten, etwa Friseure und Zahnärzte, gezwungen sind.

Krampfadern treten nicht nur bei Frauen auf, obwohl sie beim weiblichen Geschlecht häufiger zu beobachten sind, Männer bleiben keineswegs davon verschont. Krampfadern werden meist noch von anderen Symptomen begleitet; dazu gehört die Erweiterung der Hautkapillaren, die sich auf die Beine wie die Kupferrose auf das Gesicht auswirken. Die feinen rötlichen Netze, die die Schenkel überziehen, sind besonders unangenehm, da sie die Tendenz haben, sich allmählich auszudehnen, zu vermehren und so sehr auszubreiten, daß sie schließlich die ganzen Beine bedecken.

Während Krampfadern nur ausnahmsweise ohne diese Begleiterscheinungen auftreten, trifft das Gegenteil nicht zu — Venenerweiterungen müssen nicht mit sichtbaren Krampfadern kombiniert sein. Störungen der Eierstöcke können sie verschlimmern, ebenso wie zu intensive Sonnenbestrahlung.

Behandlung von Venenerweiterung

Ihre Behandlung ist leichter, wirksamer und weniger unangenehm, wenn sie schon beim Auftauchen der ersten Symptome begonnen wird. Es ist einfacher, drei oder vier feine Kapillaren zu entfernen als eine ganze Gruppe. Abgesehen davon, daß sich der Zustand der drei oder vier Kapillaren mit der Zeit verschlimmern würde, was man besser gar nicht erst abwartet.

Wie bei der Kupferrose wird auch hier mit Elektrokoagulation gearbeitet. Diese Behandlung ist im Winter durchzuführen, denn während die Spuren einer Elektrokoagulation im Gesicht nach acht bis zehn Tagen völlig verschwinden, bleiben sie an den unteren Gliedmaßen viel länger erhalten, selbst wenn Strom mit derselben Spannung und die gleiche Sonde verwendet werden und derselbe Operateur am Werk ist; zunächst bilden sich kleine Krusten, dann kleine rote Punkte, die zwei bis drei Monate brauchen, bis sie verblassen.

Es ist daher nicht empfehlenswert, sich einer solchen Behandlung im Mai zu unterziehen; man wird dann wahrscheinlich seine Beine im August nicht herzeigen können, oder, wenn man es doch tut, hinnehmen müssen, daß jede koagulierte Stelle deutlich pigmentiert erscheint.

Wenn einmal die Vernarbung beendet ist, bleibt eine winzige weiße depigmentierte Spur bestehen, die keineswegs störend wirkt; sie zieht sich die Stellen entlang, an denen ursprünglich die verödeten Kapillaren verliefen.

Was auch immer gelegentlich behauptet wird, es handelt

sich um ein durchaus wirksames Heilverfahren, das wie alle Verfahren dieser Art vom Operateur Geduld und Genauigkeit, vom Behandelten Geduld und Ausdauer verlangt. Nach Meinung derer, die beides ausprobiert haben, ist die Elektrokoagulation an den Beinen unangenehmer als am Gesicht. Das ist ein Grund mehr, die Behandlung nicht erst zu beginnen, wenn die Schädigungen schon sehr stark sind.

Behandlung von Krampfadern

Natürlich muß man sich auch um die Krampfadern kümmern, falls diese gleichzeitig auftreten; sind sie sehr stark, müssen sie vor den Kapillaren behandelt werden.

Ich trete immer mehr dafür ein, sie zu operieren. Es handelt sich um eine Routineoperation mit sehr sicheren und endgültigen Resultaten: Eine entfernte Krampfader kann nicht mehr nachwachsen. Behandlungen, Injektionen hingegen, die die Venen nach und nach veröden, dauern sehr lange, besonders wenn die Stränge dick sind. Ich empfehle daher im Prinzip, die Hauptvenen operativ entfernen zu lassen und die verödenden Injektionen für die abschließende Behandlung aufzuheben, das heißt, für die Zerstörung der Äderchen, die nach der Operation fortbestehen.

Werden diese Behandlungen richtig durchgeführt, dann dienen sie nicht nur der Verschönerung der Beine, die von den bläulichen Streifen der Krampfadern oder die Stränge roter Kapillaren entstellt sind. Sie bringen auch eine physische Erleichterung, da sie die Beschwerden, die mit Durchblutungsstörungen der Venen verbunden sind, beheben.

Die zahlreichen Medikamente, die den Venentonus und den Widerstand der Kapillargefäße erhöhen sollen, ersetzen niemals diese dermatologischen oder chirurgischen Eingriffe. Sie dienen mehr als Ergänzung. Es handelt sich um grundlegende, sicherlich nützliche Behandlungsmethoden, die aber nur wirksam sind, wenn sie regelmäßig und lange Zeit hindurch angewandt werden.

ZUSAMMENFASSUNG

Das durchschnittliche Niveau der Weißen ist, was körperliche Schönheit betrifft, nicht sehr hoch; das Schauspiel, das sich einem bietet, wenn man sich auf einem Strand oder in einer anderen öffentlichen Anlage umsieht, schmeichelt den Augen nicht gerade.

Im Verhältnis dazu gibt es in manchen afrikanischen Stämmen viel mehr gut gebaute Männer, und unter den Eurasierinnen Indonesiens weit mehr schöne Frauen als unter den Weißen gleichen Alters.

Für die meisten Abendländer ist Schönheit etwas Erworbenes, etwas schwer Erworbenes, das mehrere Dinge voraussetzt:
— Die Kenntnis der Mittel, die zu diesem Ziel führen, also ein ständiges Bemühen um Information;
— Willensstärke, denn das Erreichen des Ziels erfordert Anstrengungen;
— Beharrlichkeit, denn nur, wenn man stets wachsam ist, können die erzielten Erfolge auch bewahrt werden.

Dabei drängt sich die Frage auf: Lohnt es wirklich, sich um das Aussehen so sehr zu bemühen, ihm so viel Energie und Zeit zu widmen? Ich glaube, diese Frage ist zu bejahen; wer Schönheit besitzt, ist reich, wer sie sieht, freut sich an ihr.

Wie wichtig Schönheit ist, zeigt sich auch daran, daß jede Epoche ihr eigenes Schönheitsideal hervorbringt, dem dann viele Menschen nacheifern. Auch wenn die Leute damit nicht viel Originalität beweisen, nimmt man es gern in Kauf, daß es zum Beispiel überall von hübschen kleinen Bardots wimmelt.

Schönheit ist jedoch nicht alles, und es wäre zweifellos falsch, sie zum Selbstzweck zu erheben. Schönheit kann mit so viel Perversität und Krankhaftigkeit behaftet sein, daß man sich manchmal geradezu nach Häßlichkeit sehnt; Häßlichkeit wiederum kann mit so viel Herzlichkeit gepaart sein, daß sie der Gefühlskälte so mancher schöner Menschen vorzuziehen ist.

Schönheit ist nur ein Lockmittel, wenn sie nicht in Einklang steht mit körperlicher und geistiger Ausgeglichenheit. Schönheit ohne jenen Zustand des Wohlbefindens, den man Gesundheit nennt, ist niemals vollkommen; dieser hat nämlich in meinen Augen vor allen anderen den Vorrang. Er verleiht Kindern oder gesunden Jugendlichen die gewisse Ausstrahlung, die sie schön erscheinen läßt, selbst wenn sie es nicht wirklich sind.

Und deshalb ist die Jugend für all jene, die sie verloren haben, ein Ideal, ein erstrebenswerter Zustand, allerdings unter der Voraussetzung, daß es sich um eine gesunde Jugend handelt. Denn ohne Gesundheit gibt es keine Schönheit, in keinem Alter. Beim Anblick eines Drogensüchtigen* von zwanzig Jahren wird die Schönheit zu einem traurigen Mythos.

Bedenkt man, daß der Weg zu wahrer Schönheit über die Gesundheit führt, so muß man feststellen, daß einem die Industriegesellschaft, die trotz aller Fortschritte auf medizinischem und sozialem Gebiet auch Verschmutzung und Nervenbelastung mit sich bringt, den Zugang zur Schönheit nicht leicht macht.

Natürlich leben wir Europäer heute anscheinend besser als unsere Vorfahren, da wir über mehr Bequemlichkeit und Sicherheit verfügen. Die Angst vor Epidemien, die zeitweise ganze Völker ausrotteten, ist gewichen; dabei ist es noch gar nicht allzu lange her, daß die letzte Pestepidemie ausbrach, nämlich 1894 in Indien; sie griff dann auf China über, erreichte die Pazifische Küste der Vereinigten Staaten und Nordafrika, wütete dann auch in Portugal und erlosch

---

* Im Anhang ist eine Tabelle angeführt, in der die auf Drogenmißbrauch zurückzuführenden Schädigungen der Haut zusammengefaßt sind.

erst 1912. Wir haben auch keine Hungersnöte mehr zu befürchten, unter denen ein Teil unserer Welt weiterhin leidet.

Dafür aber müssen wir die Nachteile in Kauf nehmen, die wachsende Hektik und zunehmender Lärm mit sich bringen, und die Tatsache, daß unser Lebensrhythmus immer schneller wird. Diese Faktoren bestimmen unser Leben so sehr, daß wir sie selbst in der Freizeit spüren. Wir haben nicht mehr Zeit, zu denken und zu überlegen, das Tam-Tam der Werbung verhext uns völlig, unsere Errungenschaften nützen uns und machen uns gleichzeitig zu ihren Sklaven, wir haben immer mehr Mühe, unser Gleichgewicht zu finden oder zu bewahren.

Man fragt sich also, ob es nicht überheblich ist, die Schönheit in den Himmel zu heben, wo wir doch alle erst — oder erst wieder — lernen müssen zu leben.

Doch wenn wir uns der Geschichte zuwenden, können wir feststellen, daß die Sorge um die Verschönerung des menschlichen Körpers weit ins Altertum zurückreicht und sich in allen Epochen wiederfindet, ungeachtet der Unsicherheit der Existenzbedingungen und der Existenz selbst.

Es ist bewiesen, daß sich die Juden während ihres Exils in Ägypten mit der Kunst des Parfümierens zu beschäftigen begannen und daß ihre Kenntnisse auf diesem Gebiet schließlich ein Niveau erreichten, das es nie zuvor gegeben hatte.

Tausend Jahre vor Christus, im Ägypten der Pharaonen, kannte man das Schminken und die Haarpflege — das Färben und Legen der Haare —, was Kleopatra sicherlich Freude bereitete und später zu ihrem Ruhm beitrug.

Auf ihren Feldzügen im Mittelmeerraum entdeckten die Römer diese Verfahren und brachten sie nach Rom, wo sie weite Verbreitung fanden; alle Kosmetika, die zur täglichen Pflege notwendig waren, wurden im Hause des vornehmen Römers zubereitet und nach einem sorgfältig geregelten Zeremoniell aufgetragen, und zwar von den *cosmetae*, Vorfahren unserer Kosmetikerinnen, und unter Anleitung einer Spezialistin für Gesichtspflege, die den Titel *ornatrix* führte.

Im dritten Jahrhundert v. Chr. schrieb der berühmte römische Dichter Ovid in einem seiner Gedichte, der „Liebeskunst":

„Schönheit ist Gottes Geschenk; wie Wenige rühmen sich dessen!
Gar zu viele von euch, denen es gänzlich gebricht.
Sorgfalt leihet euch Reiz. Nachlässigkeit tötet die Reize,
Wärt ihr wie Göttinnen schön, schön wie Idalia selbst...
Selber ja wißt ihr sogar euch weiß mit Schminke zu färben,
Und, die nicht von Natur blühet, sie blühet durch Kunst.
Kunst lehrt zwischen den Brauen den ledigen Platz euch ergänzen
Und durch ein Häutlein wird sauber die Wange bedeckt.
Fein umzieht ihr die Augen sogar mit zerriebener Kohle
Oder mit Krokus, den du, glänzender Cydnus, erzeugt.
Früher verfaßt' ich ein Buch: Von den Schönheitsmitteln der Frauen;
Klein ist es zwar, doch groß, wenn man die Sorgfalt erwägt.
Das auch fraget um Rat, hat irgend die Schönheit gelitten.
Nie ist unsere Kunst lässig in euerem Dienst."

Zwei Jahrhunderte später widmete Cornelius Celsus, Arzt des Kaisers Augustus, wichtige Abschnitte seiner Abhandlung über die Medizin der plastischen Chirurgie, der Haut und dem Haar.

Das Interesse an Problemen der Schönheitspflege riß nicht ab, im Gegenteil; nach der Anzahl der Schriften zu urteilen, in denen sie behandelt wurden, nahm es sogar zu.

Die *Naturgeschichte* des Schriftstellers und Naturforschers Plinius d. Ä., die einige Kapitel über die chemische und pflanzliche Zusammensetzung von Parfums enthält, stammt aus dem ersten Jahrhundert n. Chr., ebenso wie das Werk des griechischen Arztes Dioskurides, dessen Einfluß bis ins siebente Jahrhundert hinein stark war. Dioskurides beschreibt darin die Verwertung aller damals bekannten tierischen oder pflanzlichen Substanzen in Medizin, Pharmazie und Kosmetik, wobei er Schlammbäder besonders empfiehlt.

Die erste systematische und wissenschaftliche Studie der Kosmetik lieferte Kriton, ein Arzt des Kaisers Trajan. Sie bestand aus vier Büchern: Das erste behandelte das Haar und die Haut, das zweite Bäder und Parfums, das dritte Sommersprossen und Hitzeausschläge, das vierte verschiedene Krankheiten, die die Schönheit zerstören.

Galen aber, der nach Hippokrates der bedeutendste Arzt des Altertums war, und dessen Werk das medizinische Denken bis in die Zeit Ludwig XIV. beherrschte, entdeckt schließlich im zweiten Jahrhundert das „Cerat" (Wachssalbe), eine Wassermischung in Bienenwachs und Öl aus geschmolzenen Oliven; diese Mixtur ist die Ahnherrin aller Emulsionen auf Ölbasis und Prototyp der Cold Creams.

Aus diesen verschiedenen Schriften geht hervor, daß die kosmetischen Kenntnisse der Alten viel umfassender waren, als es diejenigen wahrhaben wollen, die glauben, die Welt hätte erst mit ihnen begonnen. Unsere Vorfahren kannten:
— Für die Hautpflege: Reinigungscremes, Puder, Rouge, schwarze Schminke für Lider und Brauen, Schönheitspflästerchen; Mittel gegen das Austrocknen der Haut, gegen Falten, Sommersprossen, Mitesser, Sonnenstiche, Warzen, Narben, Doppelkinn, überflüssige Haare (Epilationscremes und Schleifmittel), gegen Körpergeruch;
— Für die Haarpflege: Öle, Salben, Bleichmittel, lang oder kurz wirksame Färbemittel, Lotionen für die Kopfhaut, Medikamente gegen Schuppen, Haarausfall, Kahlköpfigkeit.

Alle diese Mittel wurden unter genauer Beachtung der Regeln der Ernährungslehre und der allgemeinen Hygiene, die Hippokrates aufgestellt hatte, angewandt; sie wurden aber lediglich als deren Ergänzung betrachtet.

Natürlich wirkten sich nicht alle sehr günstig aus. Das Schlangenöl, das Viperngift, das Bärenfett, der Harn von Jungfrauen oder die Eselsmilch, die zur Bekämpfung von

Haarausfall empfohlen wurden, waren wirkungslos; die Färbemittel aus Holunderfett oder gekochten Blutegeln, die zwei Monate in einem Bleibehälter voll Rotwein und Essig ziehen und aufweichen mußten, trockneten das Haar aus, ja zerstörten es sogar.

Die Existenz dieser Mittel zeigt jedenfalls, daß Schönheit schon seit undenklichen Zeiten immer mit Gesundheit gepaart war, und daß der Wunsch nach körperlicher Vollkommenheit stets einem natürlichen, allgemeinen und spontanen Bedürfnis entsprach: dem Bedürfnis, zu gefallen und zu verführen.

Und weil die Gewißheit, daß man gefällt (Haltung und die Blicke der anderen verleihen diese Gewißheit), entscheidend zum Wohlbefinden beiträgt, verdient dieses Bedürfnis — mehr als je zuvor —, ermutigt und befriedigt zu werden.

Nun, was kann man dazu tun?

Die kosmetische Industrie hat bei der Erzeugung von Parfums enorme Fortschritte gemacht. Die Färbemittel, die sie verbreitet, schaden dem Haar keineswegs mehr, die Schminken, die heute hergestellt werden, haben hohes Niveau. Die Pflegemittel hingegen, die angeboten werden, um Haarausfall zu bekämpfen, sind kaum wirksamer als die vor zweitausend Jahren verwendeten Schlangenextrakte. Und wenn auch der heutige Vorrat an Cremes und verschiedenen Sorten von Gesichtsmilch im Vergleich zu Galens „Cerat" und den Salben der Vergangenheit viel raffinierter zusammengesetzt ist: ihre Wirkung ist weiterhin unbeständig und bleibt dem Zufall überlassen.

Viele pharmazeutische Firmen haben eigene Produktionssparten für Kosmetik gegründet; doch auch sie waren nicht imstande, etwas wirklich Neues zu finden und ihre Erzeugnisse unterscheiden sich nur durch das Garantiezeichen von denen der Schönheitssalons.

Und abgesehen von der plastischen Chirurgie, deren Leistungen der breiten Masse noch unzugänglich sind, und einigen vereinzelten und schüchternen Versuchen von Professoren, die in ihren Kliniken Abteilungen für Kosmetik einrichteten — in Lyon, München und Prag zum Beispiel — beginnt sich die Medizin erst jetzt mit kosmetischen Problemen zu beschäftigen. Es ist bedauerlich, daß sie so lange dazu brauchte, denn diese Fragen gehören zweifellos und unbedingt zum Bereich der öffentlichen Gesundheit.

Nur die Medizin hat die Kenntnisse und die technischen Mittel, um aus der Schönheitspflege eine Disziplin zu machen, die nicht mehr ein Luxus ist, sondern in den Bereich der Wissenschaft fällt; nur sie bietet die Gewähr dafür, daß die Suche nach Schönheit in Sicherheit, mit Maß und Vernunft erfolgt.

Maß und Vernunft wiederum verweisen darauf, daß Schönheit, trotz der Bedeutung, die ihr zukommt, und aller Aufmerksamkeit, die sie verdient, nur ein Gut unter vielen anderen ist; daß es daneben noch andere Werte gibt, wie Charme, Anmut und Liebreiz; und daß diese viel dauerhafter sind.

ANHANG

TABELLE DER AUF DROGENMISSBRAUCH ZURÜCKZUFÜHRENDEN SCHÄDIGUNGEN DER HAUT

Jede Droge	Marihuana	Opium und seine Derivate	Kokain	Barbitursäurederivate [3]
Pigmentierte Narben (80% aller Fälle)	Rötungen Schwellung der Lider	Juckreiz Nesselsucht	Abszeß Juckreiz	Nesselsucht Hautblasen
Hypertrophe Narben (10% aller Fälle)	Akne Seborrhöe	Infektionen Ödem [1]	Perforation der Nasenscheidewand	Marmorierung Porphyrie [4]
Atrophe Narben (3% aller Fälle)	Seborrhöisches Ekzem Follikulitis vom Typ der Rosazea	Hautnekrosen [2]	Kontaktekzem	Purpura [5]

[1] Das Ödem ist eine diffuse Schwellung der Haut.
[2] Hautnekrosen werden häufig bei impotenten und bettlägrigen Greisen beobachtet.
[3] Die Derivate der Barbitursäure bilden die Grundsubstanz der meisten Schlafmittel.
[4] Die Porphyrie ist eine Krankheit, die durch das Vorhandensein abnormer Substanzen im Blut hervorgerufen wird, die eine besondere Empfindlichkeit gegen Licht bewirken; sie äußert sich durch die Bildung von Feuerblasen und Wunden sowie durch das Altern der Haut.
[5] Die Purpura ist ein Bluterguß in der Haut, der kleine, blutunterlaufene Flecken verursacht.

SACHREGISTER

Abschleifen der Haut 155, 156, 164, 167
Akne 48 ff.; und Antibiotika 91 ff.; Behandlung bei der Frau 78 ff.; Behandlung beim Mann 89 ff.; und Diät 97; bei Erwachsenen 51 f.; und Hormone 78 ff.; bei Jugendlichen 52; *nodulosa* am Kinn 191; und äußerliche Pflege 58 ff., 71 ff.; *rosazea* 183 f.; und Schwangerschaft 55; und Sexualität 53 ff.; und Sonne 76 f.; und nervöse Spannung 49, 53 f.; und Vitamine 97
Allergene 69 f.
Allergie 69, 124; gegen Deodorants 227; gegen Haarfärbemittel 265; durch Bakterien 184 f., 191; gegen Peeling 139
Allergietests 69; diagnostische 69; prophetische 70
Alopezie 245 ff., *groenlandica* 248
Anorexigene 206, 211
Antibiotika und Akne 91 ff.; und Rosazea 184, 188 ff., 193
Appetitzügler *siehe* Anorexigene

Bauch 279 ff.
Behaarung *siehe* Hirsutismus, Hypertrichose
Beine 281—283
Bergamotte-Öl 103, 140, 168
Bräune *siehe* Pigment, Pigmentierung
Brüste 109, 273—276, 278 f.

Cellulitis 194, 207 ff.; Behandlung 211 ff.; Ursachen 210
Chirurgie, plastische, korrektive, wiederherstellende 269 ff.
Chloasma 163, 169 ff.
Cremes 64; zum Bräunen 67, 118; Deck-, 125 f.; Hormon-, 127 f.; hydrierende 123, 125; Öl in Wasser 67, 75, 127; Sonnenschutz-, 76 f., 117 f.; Wasser in Öl 75, 125, 127

Dehnungsstreifen *siehe* Striae
Dehydrierung der Haut 116, 119
Deodorant 227
Dermis 25, 27, 29, 113 f., 145 f.
Diät und Akne 97; und Fettleibigkeit 202 f.; und Kupferrose 179; und Cellulitis 211
Drüsen, apokrine 220 f.; ekkrine 220 f.; endokrine 39 f., 46; Geschlechts-, 40

Eierstöcke 40 f.
Ekzeme 69 ff.
Elektrokoagulation 164, 177 f., 240 f., 282
Emulsionen 63 f.; Öl in Wasser 63 f., 68, 73, 123; Wasser in Öl 63, 75, 127
Epheliden 168
Epidermis 25, 27, 30, 114 f.; 144 f.; Dicke der 41, 113
Epilation 235 f., 240 ff.
Ernährung *siehe* Diät
Erythema 178 ff.

Fettleibigkeit 194 ff., 201 ff., 208
Flaum 235; und Epilation 237; bei Kindern 235
Follikelhormon 41, *siehe* weibliches Hormon

Geruch 221 ff.
Gesichtsröte *siehe* Erythema
Gewebe 25; Binde-, 29, 38, 114, 147, 148; Fett-, 28, 193 f.
Gewebsflüssigkeit 119
Gewicht, Ideal-, 195 ff.; und die Pille 83 f.; Standard-, 195 ff.

Haar 56, 59, 71, 163, 228 f.; Abbrechen 264; Austrocknen 262; Entwicklung 231 f.; bei beiden Geschlechtern 230; Pflege 259; Scham-, 45, 109; Struktur 228; Terminal-, 230 f.
Haarausfall *siehe* Kahlköpfigkeit
Haarfärbemittel 265

Haarlack 261
Haut, Altern, 112 ff., 144; atrophische 116 f., 129; ausgetrocknete 109, 114, 119, 121, 127; braune (siehe Pigmentierung); dehydrierte 116, 119; devitalisierte 115; Elastizität 109, 114 ff., 118; erstickte 115 f.; feste 38, 118; fette 58 f., 123; geschmeidige 120; Hydrierung 119 f., 123; matte 38; normale 38; Reinigung 59, 95 ff.; samtige 38; schlaffe 107, 114, 127; Verjüngung 128 f., 133, 144
Harntreibende Mittel, und Cellulitis 211 f.; und Fettleibigkeit 206
Hirsutismus 233 f., 240; bei der Frau 235; beim Mann 234
Höhensonne siehe Ultraviolette Strahlen
Hormone 28, 39; und Akne 78 ff.; und Cellulitis 210 f.; und Haare 41; und Körperbehaarung 45 f., 239; männliche 41 f., 45 f., 79, 89 ff., 239; Schilddrüsen-, 40, 213; Störungen 239 f.; weibliche 41 f., 78, 109
Horn siehe Keratin
Hornschicht 31, 38, 47, 134; Austrocknen 112, 121, 148 f.; Hydrierung 119 f.; und die Sonne 111 f.
Hornzellen 119 ff.
Hygiene der Haut 225
Hyperandrogenie siehe männliches Hormon
Hyperidrose 221 f.
Hypertrichose 235, 240; und männliches Hormon 235
Hypodermis 25, 27, 28, 193
Hypophyse 39 f.

Kahlköpfigkeit 243 ff.; Behandlung 253, 257; bei Frauen 248; bei Männern 246 f.; hippokratische 247; teilweise 247; spät auftretende 247; und die Pille 251, 257; Ursachen 249 ff.
Kapillargefäße 29, 30, 39, 41
Keratin 31, 118
Keratose, Alters-, oder Sonnen-, 113, 167 f.
Kinn 191 f.
Kohlensäureschnee 133, 164

Komedonenquetscher 96
Körperliche Aktivität 204 f.
Krampfadern 41, 281; Behandlung 283
Kupferrose 41, 163, 178 ff.; und Verdauungsstörungen 179

Lider 152
Lifting des Gesichts 149 f.; Mannequin-, 153; partielles 153 f.
Lipoides Gewebe siehe Gewebe (Fettgewebe)
Lymphe 30

Magerkeit 194 ff., 201
Make-up 76
Massage 205, 214, 258
Melanin 31, 38, 102
Melanom (bösartig) 176
Melanose, Alters-, oder Sonnen-, 111, 113, 164; präkanzeröse 165
Melanozyten 102, 111
Menopause 107 f.
Menstruation 41, 211; und Akne 49
Mikrozyste, bei Seborrhöe 48 ff.; Reinigung 95 ff.; und Sonne 77, 112
Mitesser 48, 77, 96 f.
Muttermal siehe Naevus

Naevus 163, 175 ff.; behaart 235; Behandlung 176 f.; und Krebs 176
Narbe, abnorme 277 f.; atrophische 145, 178; und Schälkur 145
Nase 192 f., 271 ff.

Ohren 273
Östrogen siehe weibliches Hormon

Parfum, Allergie gegen, siehe Bergamotte-Öl
Peeling siehe Salizylsäure, Trichloressigsäure, flüssiger Stickstoff, Kohlensäureschnee, Phenol, Resorzin, ultraviolette Strahlen
Phenol 157
Photosensibilisierung 103, 105, 140, 168
Pigment siehe Melanin
Pigmentierung 40, 104, 110 f., 140; Behandlung 143 f.
Pille 78, 80 ff.; und Akne 79, 86 ff.;

und Gewicht 83 f.; und Haarausfall 86; und Krebs 84; und Mißgeburten 85; und Schwangerschaftsmaske 170; und Seborrhöe 78, 82; und Venenentzündung 82
Progesteron 41, 79
Pubertät 39, 42, 47

Regel *siehe* Menstruation
Reinigung der Haut 73 ff.
Reinigungsmittel *siehe* Seife
Reispuder 75 f.
Resorzin 134, 139; *siehe* Schälkur
Rhinoplastik *siehe* Nase
Rhinophym *siehe* Rosazea der Nase
Röntgenstrahlen 95
Rosazea 183 ff.; der Nase 192 f.

Säure, Salizyl-, 134, Trichloressig-, 134
Schälkur, mit Resorzin 134—148; und Akne 135, 147; und Allergie 139 f.; und Narben 145; und normale Haut 147
Schaumbad 227
Schönheitschirurgie *siehe* korrektive Chirurgie
Schuppen 31, 263
Schwangerschaftsmaske *siehe* Chloasma
Schwefel (Lotionen, Salben mit) 64 ff., 97
Schweiß 30, 32, 163, 218 f.; und Hornzellen 122
Seborrhöe 47, 55; und Hormone 49, 56, 78 ff.; der Kopfhaut 61, 71 f., 260 f.; normale 75; pathologische 47; und die Pille 78 f.; reaktionelle 59, 64, 71
Seife, säurehaltige 61, 64; weiße 62, 72
Sexualität *siehe* Akne
Shampoo 71 f.; für fettes Haar 71, 261; mit Lipoid-Proteinen 73; pflegende 71, 261
Skin-Planing *siehe* Abschleifen der Haut
Sonne *siehe* Ultraviolette Strahlen
Sonnenschutz *siehe* Cremes
Stickstoff, flüssig 133, 164
Stirnfalten 152
Striae 163, 215 ff.

Talg *siehe* Seborrhöe
Tan-O-Tan 67, 118
Teint 38, 50, 90, 127
Tonikum 62, 74
Transplantationen 178, 193, 270; der Haare 251, 256 f.
Trichogramm 254

Ultraviolette Strahlen 64, 76, 97 f., 102 f., 106 f., 110 f., 134

Venenerweiterung 282
Verdauungsstörungen *siehe* Kupferrose
Virilismus (Haare) 238 f.
Vitamine 97, 187, 211
Vitiligo 163, 169, 172 ff.

Wachstum *siehe* Hypophyse
Warzen, gewöhnliche 176; seborrhöische 166; weiche 176

Zellkern 26, 119
Zellmembran 26

INHALT

EINLEITUNG 7

1. WAS IST DIE HAUT 21
Die Struktur der Haut 25
Die Hypodermis (Unterhaut) / Die Dermis (Lederhaut) / Die Epidermis (Oberhaut)
Die Funktionen der Haut 31
Die Einteilung in „Hauttypen" 34
Die normale Haut / Haut und Hormone

2. DIE FETTE HAUT ODER DIE SEBORRHÖE UND IHRE FOLGEN 43
Das männliche Hormon und die weibliche Haut / Das männliche Hormon und die männliche Haut
Ursachen der Seborrhöe 47
Komplikationen der Seborrhöe 48
Eine wesentliche Anomalie: Die Talg-Mikrozyste / Sexualität und Akne / Die Seborrhöe ist immer eine Krankheit / Lokale Pflege, wie sie nicht sein soll / Kleine Zwischenbemerkung über klinische Versuche an Freiwilligen / Ein klassisches Beispiel: Allergietests / Lokale Pflege / Seborrhöe und Pille / Die Französinnen und die Pille / Die Behandlung der Akne beim Mann / Die Reinigung der Haut
TABELLE: Zusammenfassung aller Behandlungsmöglichkeiten bei Seborrhöe und Akne 98

3. HAUTSCHÄDIGUNGEN 99
Die Sonne und ihre Wirkungen / Die Folgen der Menopause
Die Altershaut 113
Sonnenmelanosen / Sonnenkeratosen / Die Runzeln / Der Verlust der Elastizität / Die atrophische Haut
Behandlungsmöglichkeiten der alternden Haut in der Reihenfolge ihrer Bedeutung 119
Erstes Stadium: Die Haut ist ausgetrocknet / Zweites Stadium: Die Haut ist ausgetrocknet, der Teint unrein, und die Festigkeit des Hautgewebes läßt nach / Drittes

Stadium: Die Haut ist ausgetrocknet, schlaff, leblos und sehr runzlig

TABELLE: Zusammenfassung der Behandlungsmöglichkeiten für Altershaut in den verschiedenen Stadien 159

4. BESONDERE SCHÄDIGUNGEN DER HAUT 161
Besondere, vom Altern der Haut abhängige Schädigungen . 164
Sonnenmelanosen / Die präkanzeröse Melanose / Seborrhöische Warzen / Sonnenkeratosen
Besondere, vom Altern der Haut unabhängige Schädigungen . 168
Pigmentstörungen / Das Chloasma / Die Vitiligo / Muttermale (Naevi)
Durchblutungsstörungen 178
Erythema und Kupferrose / Rosazea / Akne am Kinn / Das Rhinophym
Störungen in der Hypodermis 193
Fettleibigkeit und Magerkeit / Die Magerkeit, ein anlagebedingter Zustand / Die Fettleibigkeit, eine durch Übergewicht bedingte Krankheit
Die Cellulitis 207
Wie sich die Cellulitis bildet / Die Ursachen der Cellulitis / Was von innerlichen Behandlungen zu halten ist / Äußerliche Behandlung / Massage / Sport
Striae (Dehnungsstreifen) 215
Störungen der Hautanhangsgebilde 217
Die Schweißabsonderung 218
Die Schweißdrüsen
Die Behaarung 228
Die Struktur der Haare / Die Verschiedenheit der Haare / Das Leben der Haare
Hirsutismus 233
Hirsutismus beim Mann / Hirsutismus bei der Frau / Äußere Ursachen der Hypertrichose / Innere Ursachen der Hypertrichose / Die Behandlung von Hirsutismus
Störungen im Bereich der Kopfhaut und krankhafte Veränderungen des Haars 243
Kahlköpfigkeit bei Männern / Kahlköpfigkeit bei Frauen / Die Ursachen der Kahlköpfigkeit / Die Grundlagen der Behandlung von Haarausfall / Das „Trichogramm" / Haarverpflanzung / Die Pille / Lokalbehandlungen / Massage /

Die grundlegende Pflege der Kopfhaut und des Haars / Die Seborrhöe der Kopfhaut / Zu trockenes Haar / Schuppen / Das Abbrechen der Haare

TABELLEN: Verteilung der körperaufbauenden Elemente je nach Gewicht 193
Idealgewicht des Erwachsenen 197
Durchschnittliches Idealgewicht bei Erwachsenen. . . 198, 199

5. REGIONÄRE SCHÄDIGUNGEN 267
Plastische Korrekturen im Bereich des Gesichts 271
Nasenplastik (Rhinoplastik) / Schönheitsoperationen an den Ohren
Schädigungen im Bereich der Brüste 273
Hängende oder zu große Brüste / Abnorme Narbenbildung / Zu kleine Brüste
Schädigungen des Bauches 279
Schädigungen der Beine 281
Behandlung von Venenerweiterung / Behandlung von Krampfadern

ZUSAMMENFASSUNG 285

ANHANG 294
Tabelle der auf Drogenmißbrauch zurückzuführenden Schädigungen der Haut

REGISTER 295